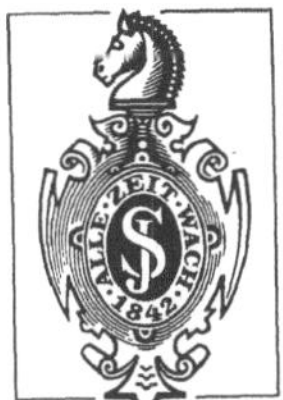

Robert Steffen

# Reisemedizin

Epidemiologie der Gesundheitsstörungen
bei Interkontinentalreisenden und
präventivmedizinische Konsequenzen

Mit 27 Abbildungen und 60 Tabellen

Springer-Verlag
Berlin Heidelberg New York Tokyo 1984

Dr. Robert Steffen
Institut für Sozial- und Präventivmedizin
der Universität, Gloriastraße 30, CH-8006 Zürich

ISBN-13: 978-3-540-12948-6        e-ISBN-13: 978-3-642-69412-7
DOI:10.1007/978-3-642-69412-7

CIP-Kurztitelaufnahme der Deutschen Bibliothek

Steffen, Robert: Reisemedizin: Epidemiologie d. Gesundheitsstörungen bei
Interkontinentalreisenden und präventivmed. Konsequenzen / Robert Steffen. –
Berlin ; Heidelberg ; New York ; Tokyo: Springer 1984



Satz u. Bindearbeiten: G. Appl, Wemding, Druck: aprinta, Wemding
2119/3140-543210

Für μ

# Vorwort

Die Frage nach den gesundheitlichen Risiken der vielen Millionen Fernreisenden in tropische Klimazonen konnte bisher kaum befriedigend beantwortet werden. Es ist seit langem klar, wird aber in der Literatur der Touristik-Medizin zu wenig berücksichtigt, daß das Risiko des europäischen Reisenden nicht zu vergleichen ist mit dem Risiko autochthoner Bevölkerungen. Geomedizinische und epidemiologische Kenntnisse über die Verbreitung von Tropenkrankheiten oder in den Tropen gehäuft vorkommenden Infektionskrankheiten sind nicht nur ungenau, sondern stehen heute nur noch in geringem Zusammenhang mit dem Risiko des Reisenden. Die amtlichen Meldungen über importierte Erkrankungen, wie etwa Malaria, sind lückenhaft, andere meldepflichtige Infektionskrankheiten werden noch weniger exakt erfaßt. Vor allem fehlt zur Einschätzung des Risikos aufgrund von beobachteten Erkrankungen der Bezug zur Grundgesamtheit der Exponierten.

Aus diesem Grund steht die tropenmedizinische Beratung vor allem außerhalb erfahrener Tropeninstitute, aber besonders auch die epidemiologischen Grundlagen für versicherungsmedizinische Fragen auf sehr unsicheren Füßen.

Es ist daher ein nicht hoch genug einzuschätzender Verdienst des Autors, Dr. Robert Steffen, seine seit 1977 systematisch durchgeführten retrospektiven und zuletzt auch prospektiven Untersuchungen zur Epidemiologie der Gesundheitsstörungen bei Interkontinentalreisen durch ausführliche und kritisch beleuchtete Literaturangaben und Meldestatistiken ergänzt in einer Synopsis einem weiteren Leserkreis vorzustellen als es bisher in den vielen Einzelpublikationen möglich war. Wenn man die Schwierigkeiten bedenkt, mit denen diese Daten zusammengetragen, bzw. erhoben wurden, ist es bedauerlich festzustellen, daß die in den Tropeninstituten beobachteten Erkrankungsfälle so selten systematisch und gemeinschaftlich analysiert werden.

Im vorliegenden Werk wird erstmals systematisch über die Frage nach der tatsächlichen Krankheitserfahrung das Risiko des Tropenreisenden untersucht. Es werden nicht nur die zweifellos wichtigen Tropenkrankheiten, sondern auch die ubiquitären Infektionskrankheiten und die allgemeinen Befindlichkeitsstörungen und Erkrankungen erfaßt.

Diese reiseepidemiologische Analyse wird für viele Jahre ein gesuchtes Referenzwerk bleiben. Nicht nur dem Autor ist zu danken, sondern auch dem Verlag, der sich dieses exotischen Themas angenommen hat. Die dem Buch zu wünschenden zahlreichen Benutzer werden es mit großem Gewinn zu Rate zu ziehen wissen.

Heidelberg im September 1983                    H.J. Diesfeld

# Danksagung

Zu danken habe ich in erster Linie Herrn Prof. Dr. M. Schär, der bereits im ersten klinischen Semester mein Interesse an der Epidemiologie geweckt und mich seitdem immer wieder unterstützt hat. Herr Prof. Dr. O. Gsell, der als einer der ersten eingeschleppte Krankheiten systematisch analysierte, hat meine Bemühungen ganz entscheidend gefördert. Freundschaftlich gewährte mir Herr Prof. Dr. F. H. Epstein jeden gewünschten Rat. Wesentliche Hinweise habe ich von Dres. A. Eichmann, A. und M. Erlanger, F. Holdener, M. Rickenbach, E. Scholl, B. Somaini und vor allem G. T. Werner erhalten. Verbunden bin ich zudem Frau C. Gysin-Morgenstern für redaktionelle, sowie Fräulein E. Herold und Frau C. Wyden-Seiferle für sekretarielle Hilfe. Herr H. P. Jauss hat mit viel Sorgfalt den größten Teil der Abbildungen gezeichnet. Ganz besonders danke ich aber auch meinen Angehörigen und Freunden für die gewährte Geduld.

# Inhaltsverzeichnis

XII

**Teil III: Präventivmedizin**

Es sind nicht alle frei, die ihrer Ketten spotten.

Lessing, Nathan der Weise (IV/4)

Teil I

# Grundlagen

# 1 Einleitung

Über Gesundheitsgefährdung auf Reisen und über die zu treffenden prophylaktischen Maßnahmen ist oft berichtet worden. Allerdings widersprechen sich die Angaben bis in die neueste Zeit. Dies sei an 2 Beispielen der Indikation zu Impfungen dargelegt:

Vor allem britische Autoren (Anonym 1976; Manson-Bahr u. Apted 1982; Turner 1978, 1979, 1980) empfehlen 1–3 subkutane TAB(Typhus/Paratyphus A und B)-Injektionen nicht nur für sämtliche Reisen in die Tropen und Subtropen, sondern zusätzlich für Aufenthalte in Zentral-, Ost- und Südeuropa sowie für den Westen und Süden der Vereinigten Staaten. Absolut indiziert sei der Impfschutz für alle Benutzer von Zeltplätzen auf dem europäischen Kontinent. Im Gegensatz dazu rät das U.S. Department of Health and Human Services (1982) Typhusvakzine ohne Beigabe von Paratyphusimpfstoff zu verwenden. Es hält fest, eine solche Immunisierung sei nur für Besucher von Kleinstädten und Dörfern abseits der üblichen Touristenrouten in Afrika, Asien und Lateinamerika angebracht.

Ähnlich uneinheitlich sind die Richtlinien zur Impfung gegen Cholera, sogar wenn sie aus demselben Bundesland stammen: Eine Quelle empfiehlt den Impfschutz u. a. jedem Afrikareisenden (Informationsdienst der Bayerischen Ärzteschaft 1980), die andere nur für Aufenthalte in eigentlichen Endemiegebieten oder bei engem Kontakt mit der Bevölkerung über längere Zeit in fakultativen Epidemiegebieten (Stickl 1980b). Der Widerspruch läßt sich v. a. durch einen Mangel an konkreten Daten in der Reiseepidemiologie erklären. Empfehlungen beruhen bisher weitgehend auf Überlieferung, anekdotischen oder persönlichen Erfahrungen oder auf Hypothesen. Die wenigen auf Untersuchungen basierenden Angaben stammen weitgehend von nichtrepräsentativen Populationen von Studenten, Kongreßteilnehmern, Entwicklungshelfern, Militärpersonen etc. Über 70% der interkontinentalen Reisenden aber sind Touristen (WTO 1980). Deshalb haben wir uns systematisch bemüht, für Interkontinentalreisen folgende Fragen umfassend zu beantworten:

1. Welche Gesundheitsprobleme treten während eines Auslandaufenthalts auf?
2. Welche Gesundheitsstörungen werden nach der Heimkehr beobachtet?
3. Welche präventivmedizinischen Konsequenzen sind aus den Antworten auf diese Fragen zu ziehen, insbesondere:
   - Wem muß von einer Fernflugreise abgeraten werden?
   - Welche Immunisationsprophylaxe ist zu empfehlen?
   - Wem ist eine medikamentöse oder Expositionsprophylaxe nahezulegen?
   - Sind weitere präventivmedizinische Maßnahmen indiziert?

Die Bedeutung einer fundierten Beratung ist aus folgenden Daten ersichtlich: Weltweit unternehmen jährlich 300 Mio. Menschen eine Reise ins Ausland, 12 Mio. Bewohner von Industrienationen besuchen ein Entwicklungsland (WTO 1980). Die Reisefreude der Schweizer wird von keiner anderen Bevölkerung übertroffen (Weise 1982a): 10% der Wohnbevölkerung unternimmt jährlich eine Interkontinentalreise. Deshalb ist die Schweiz der ideale Ort zu emporiatrischer (emporos = an Bord eines Schiffes gehende Person, Schultz 1982), d.h. reisemedizinischer Analyse. Trotz Rezession nehmen Interkontinentalreisen weiterhin eher zu. Dabei verlagert sich aus mannigfaltigen Gründen (Hittmair 1971; Anonym 1981; Toffler 1971) z.Z. der pauschale Chartertourismus zu prestigeträchtigeren Einzelreisen. Bedeutsam ist dabei besonders auch die Verflachung der emotionalen Eindrücke durch sprachliche Vorwegnahme des Erlebnisses in den Reiseprospekten (Leisi 1973).

In den nachfolgenden Kapiteln werden wir ausführlich schildern, wie ein Großteil von Tropentouristen vor, eine Minderheit nach der Reise medizinischen Rat suchen. Allein in der Schweiz konsultieren rund 300000, in der Bundesrepublik gar 1500000 Personen pro Jahr wegen Reisen in Entwicklungsländer einen praktizierenden Arzt oder ein Impfzentrum (s. 3.6). Ziel der vorliegenden Arbeit ist es, die verfügbaren Forschungsergebnisse darzulegen und für die Beratungstätigkeit optimale Unterlagen zu vermitteln.

# 2 Methodik

## 2.1 Definitionen

Die Abgrenzung der geographischen Regionen ist aus Abb. 1 ersichtlich. Sie hält sich mit geringfügigen, durch das Reiseverhalten bedingten Modifikationen und Ergänzungen an eine Vorlage der WHO, in welcher die zugehörigen Länder aufgezählt sind (WHO 1982).

Wenn immer es die Daten erlauben, was in vielbesuchten Ländern häufig der Fall ist, wird die Reiseepidemiologie in Einzelstaaten beschrieben.

Folgende *Reisezwecke* sind zu unterscheiden:
1. Touristen: Ferienreisende ohne Arbeitstätigkeit im Ausland.
2. Geschäftsreisende: Personen mit beruflich bedingtem, wenige Wochen nicht übersteigendem, aber bisweilen wiederholtem Auslandaufenthalt und relativ ho-

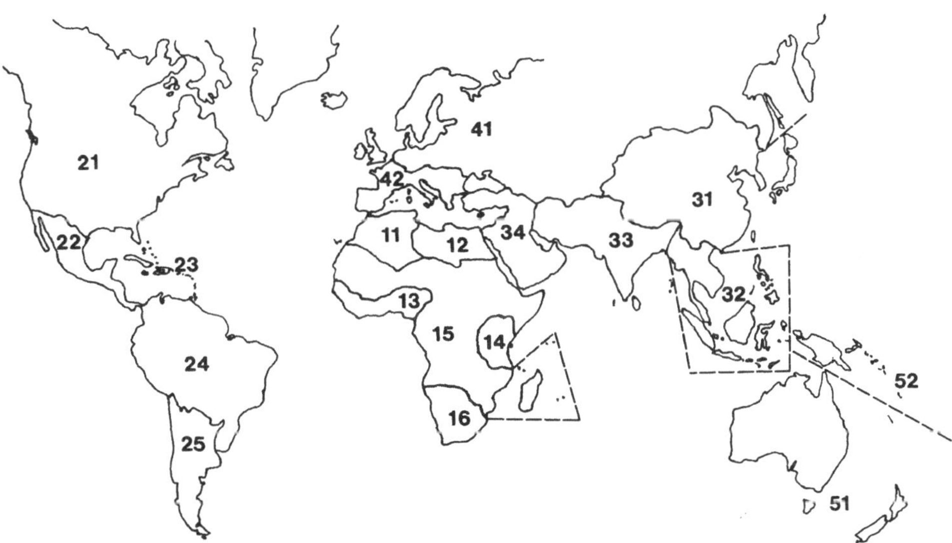


**Abb. 1.** Definition geographischer Regionen. **11** Maghreb (Algerien, Marokko, Tunesien), **12** Nordostafrika (Ägypten, Lybien) (11+12 entsprechen Nordafrika WHO), **13** Westafrika (Küstenländer von Senegambia bis Nigeria), **14** Ostafrika (Kenia, Tanzania, Uganda), **15** zentrales Afrika (entspricht zusammen mit 13+14 Subsahara-Afrika WHO), **16** südliches Afrika WHO, **21** Nordamerika WHO (inkl. Bermuda, Hawaii), **22** Mittelamerika WHO, **23** Karibik WHO, **24** tropisches Südamerika WHO, **25** temperierte Zone Südamerikas WHO (Argentinien, Chile), **31** Ostasien WHO, **32** Südostasien WHO, **33** mittelasiatischer Subkontinent WHO (−Iran), **34** Südwestasien WHO (+Iran), **41** Nordeuropa WHO, **42** Südeuropa WHO, **51** Australien, Neuseeland, (Antarktis) WHO, **52** Melanesien, Mikronesien-Polynesien WHO

hem Unterkunftsstandard. Darin eingeschlossen sind Kongreßteilnehmer, fliegende Besatzungen usw.

3. Fachleute im Auslandsdienst: von Firma oder Organisation für längeren Zeitraum auf einen Arbeitsposten im Ausland delegierte Personen mit meistens relativ hohem Lebensstandard, einschließlich Diplomaten.
4. Entwicklungshelfer: mehrheitlich unter relativ ungünstigen hygienischen Bedingungen in engem Kontakt mit der einheimischen Bevölkerung lebende Personen, einschließlich Missionare. Eine willkürliche Abgrenzung von Fachleuten im Auslandsdienst hat sich nicht immer vermeiden lassen.
5. Besucher von Verwandten oder Bekannten: Diese Gruppe ist nur selten und unter besonderer Erwähnung getrennt erfaßt worden.
6. Fremdarbeiter auf Heimaturlaub: Diese Gruppe ließ sich fast nur bei Berücksichtigung intrakontinentaler Resultate erfassen.

Der UNO-Definition von 1963 entsprechend sind nur Auslandreisen mit mindestens 24 h *Aufenthaltsdauer* in den statistischen Angaben (z. B. WTO) berücsichtigt und Ausflüge kürzerer Dauer eliminiert. In den Daten der World Tourism Organization (WTO) sind alle Reisezwecke, nicht nur Tourismus, eingeschlossen.

Bei den Touristen erweist sich folgende Unterscheidung der *Reisestile* als nützlich:

1. Badeferien: Aufenthalt in einem einzigen Hotel an der Küste.
2. Rundreise: geführte Pauschalreise oder Individualtourismus mit Unterkunft in verschiedenen Hotels.
3. Abenteuerreise: Unterkunft in Zeltlager, Pension, Privatunterkunft in einheimischer Familie o. ä.

In einzelnen, wesentlichen Fällen werden zusätzlich auch die verfügbaren Daten über Immigranten und Flüchtlinge geschildert. Bei diesen handelt es sich um in einem Entwicklungsland ansässige Personen, die zu dauerndem Verbleib in eine Industrienation einreisen.

Die Definitionen der einzelnen *Gesundheitsstörungen* finden sich in den entsprechenden Abschnitten.


## 2.2 Spezifische methodische Probleme in der Epidemiologie interkontinentaler Reisen

Es ist unmöglich, alle Interkontinentalreisenden an einem Ort zu erfassen und von dort aus epidemiologisch zu analysieren. Dies deshalb, weil Reisebüros, Agenturen der Charter- oder Linienfluggesellschaften, Impfstellen, Konsulate, Flughäfen und Zollämter nur je einen Teil der Risikopopulation registrieren und zudem oft nur über ungenügende Aufgaben verfügen. Trotz identischem Reiseziel Nepal ist es beispielsweise unwahrscheinlich, daß sich ein mit Zelt und Rucksack beladener, per Autostop reisender Trekker oder gar ein Entwicklungshelfer und ein Mitglied einer geführten Touristengruppe an einer zentralen, erfaßbaren Stelle begegnen werden.

Zudem können durch Interkontinentalreisen verursachte Gesundheitsstörungen während des Auslandaufenthalts oder auch nach der Heimkehr auftreten, wobei

6

Inkubationszeiten von bis zu 6 Monaten, in seltenen Fällen mehr, möglich sind. Das Erinnerungsvermögen, insbesondere für Details, erstreckt sich aber erfahrungsgemäß nicht über derart lange Zeiträume.

Aus diesen Gründen mußten diverse Methoden angewandt werden, um zu umfassenden Daten zu gelangen. Jede dieser Methoden, v. a. aber die Integration der diversen Studien, weist Fehlerquellen und Grenzen auf, auf welche wir ausführlich hinweisen werden.

Ein zusätzlicher Nachteil ist der Mangel an präzisen Daten über die Aufenthaltsdauer, der es uns oft unmöglich macht, lege artis eine Inzidenz zu berechnen. Die Darstellung der Morbidität mußte zwangsweise auf eine „Häufigkeit pro Aufenthalt" beschränkt werden, wobei aber fast immer eine Schätzung der durchschnittlichen Aufenthaltsdauer beigefügt werden konnte.


## 2.3 Retrospektive Studien

### 2.3.1 Gesundheitsprobleme während des Auslandaufenthalts

Gesundheitsprobleme während des Auslandaufenthalts wurden durch Befragung während des Heimflugs erhoben. Dies geschah mit Hilfe des Kabinenpersonals dreier Charterfluggesellschaften (Balair, SATA, Condor-Flugdienst), welches nach dem Start in den Tropen, Subtropen oder in einer Kontrollzone mit gemäßigtem Klima (Nordamerika) Fragebogen verteilte und vor der Landung in Zürich, Frankfurt oder Genf wieder einsammelte. Von Sammelstellen auf diesen Flughäfen wurden die Fragebogen unter Angabe der Passagierzahl pro Kurs in einem Umschlag verpackt der Auswertung zugeführt. Erfaßt wurden sämtliche von schweizerischen Charterfluggesellschaften regelmäßig angeflogenen interkontinentalen Ziele, die zusammen mit der Zahl der erfaßten Reisenden in Tabelle 1 dargelegt sind. Um unsere Daten besser mit amerikanischen Studien vergleichen zu können, wurde zusätzlich Mexiko einbezogen, das aus dem deutschsprachigen Raum ausschließlich von einem deutschen Charterunternehmen angeflogen wurde.

Die Untersuchungen erstreckten sich auf Charterflügen zwischen Dezember 1975 und März 1977 (Tropen, Anteil Karibik, Nordamerika) und Juli 1980 bis Februar 1981 (Subtropen, Anteil Südamerika). In der ersten Periode enthielt der nur in deutscher Sprache verfaßte weiße Fragebogen auf 7 Seiten der Größe DIN A5 24 mehrheitlich geschlossene Fragen zu folgenden Themen:

Personalien, außer Name (Jahrgang, Geschlecht, Wohnort, Beruf, Nationalität), Zeitpunkt, Ziel und Dauer der Reise, Reisestil (Art der Unterkünfte, Transportmittel, Programmgestaltung), gesundheitliche Störungen und benötigte medizinische Hilfe, getroffene prophylaktische Maßnahmen. Für die mehrheitlich kürzeren Flüge der zweiten Periode beschränkte sich der Fragebogen auf Personalien, Reisedaten und Angaben zur Diarrhö, dies in deutscher und französischer Sprache auf einem beidseits bedruckten gelben Blatt im Format DIN A5.

Die Befragung umfaßte 162 Charterkurse. 16568 Rückkehrer haben verwertbare Fragebogen ausgefüllt, was 60,2% (bei zweisprachigem Text 81,7%) der Passagiere an Bord entspricht (Bereich 18–100%). Niedrige Antwortquoten auf gewissen Flügen scheinen bedingt durch mangelndes Sprachverständnis (z. B. Italiener, Hollän-

**Tabelle 1.** Anzahl Passagiere nach Destinationen in allgemeiner retrospektiver Studie

| Klimazone<br>Region | Region<br>in Abb. 1 | Ziel der Charterflüge | n |
|---|---|---|---|
| **Tropen** | | | |
| Ostafrika | 14 | Nairobi, Mombasa | 2646 |
| Westafrika | 13 | Dakar, Lomé, Banjul | 505 |
| Brasilien | – | Rio de Janeiro | 1305 |
| Südamerika | 24 (+25) | Rio de Janeiro, Lima | 420 |
| Sri Lanka/Malediven | – | Colombo | 1371 |
| Thailand | – | Bangkok | 1838 |
| Fernost | 31+32 | Colombo, Bangkok | 2470 |
| | | | 10555 |
| **Subtropen** | | | |
| Tunesien | – | Monastir, Djerba | 988 |
| Kanarische Inseln | – | Las Palmas | 572 |
| Rhodos | – | Rhodos | 987 |
| Karibik | 23 (–Kuba) | Port au Prince, Fort de France,<br>Pointe-à-Pitre, Antigua, St. Lucia,<br>Barbados | 849 |
| Mexiko | – | Mexico City | 1104 |
| | | | 4500 |
| **Gemäßigte Zone**<br>(Kontrollgruppe) | | | |
| Nordamerika | 21 | New York | 1379 |
| **Weltreisen**<br>(überschreiten<br>Regionengrenzen) | – | Diverse | 134 |
| Gesamt | | | 16568 |

der), Übermüdung bei Verspätung oder Nachtflügen, Kinder im Vorschulalter und mangelhafte Kooperation bei der mittlerweile bankrotten SATA. Vergleichbare Gruppen auf Flügen mit Antwortquoten mit > 90% unterschieden sich nicht signifikant von solchen mit < 50%.

Auf Linienflügen mußte wegen der sehr heterogenen Zusammensetzung der Passagiere auf eine Befragung verzichtet werden. Repräsentativ ist diese Studie somit nur für kooperationswillige, die deutsche Sprache beherrschende Charterflugreisende, bei denen es sich mehrheitlich um Touristen handelt. Die übrigen Reisezwecke sind unterrepräsentiert. Obgleich diese Studie deshalb nicht beanspruchen kann, für sämtliche Interkontinentalreisende aus der Schweiz und einigen Nachbarregionen repräsentativ zu sein, sprechen doch identische Ergebnisse, die mit einem weitgehend gleichen Fragebogen bei viel heterogeneren Probandengruppen im Impfzentrum erreicht wurden (Stransky, unveröffentlicht), für ihre Allgemeingültigkeit.

Die Auswertung der Computerkarten erfolgte nach dem SPSS (Statistical Package for the Social Sciences) Programm Nr. 7 am Rechenzentrum der Universität Zü-

8

rich. Da bei vergleichbaren Reisezielen in den Perioden 1975/76, 1976/77 und 1980/81 fast identische Resultate herauskamen, wurden sie zusammengefaßt. Die Signifikanzangaben beruhen auf dem $\chi^2$-Test.


### 2.3.2 Schwere Krankheiten und Unfälle während des Auslandaufenthalts

Die seltenen schweren Unfälle und Krankheiten während des Auslandaufenthalts, welche zum Tod oder zum Heimtransport mit Linien- oder Rettungsflugzeug führten, konnten naturgemäß in der unter 2.3.1 beschriebenen Studie nicht erfaßt werden. Um die betreffenden Risiken trotzdem beurteilen zu können, wurden zunächst für das Kalenderjahr 1980 die Reiseleiter des größten Reiseorganisators der Schweiz von ihrer Direktion aufgefordert, jeden Zwischenfall mit einem Formular zu melden. Als zweites wurden die bei den zwei bedeutendsten Reiseversicherungen angemeldeten Schadensfälle der Jahre 1980/81 evaluiert. Diese Fälle wurden mit der Summe der begleiteten Reisen bzw. der abgeschlossenen Versicherungen verglichen. Überdies vermittelte uns die Schweizerische Rettungsflugwacht provisorische Daten ihrer interkontinentalen Krankentransporte, seien diese nun mit eigenen Ambulanzflugzeugen oder Linienmaschinen durchgeführt worden.


### 2.3.3 Einschleppung von bedeutenden Infektionskrankheiten

Über bestimmte Zeiträume wurden aus dem Ausland in umschriebene europäische Regionen eingeschleppte Fälle bestimmter Infektionskrankheiten möglichst detailliert erfaßt. In Anbetracht der Fehlerquellen einer retrospektiven Betrachtung wurden die Resultate, insbesondere die Inzidenz, in einer prospektiven Studie überprüft (s. 2.4), wobei naturgemäß in letzterer die Zahl der Krankheitsfälle weit geringer war.


### 2.3.3.1 Hepatitis

Zunächst wurden die Akten von 221 über 15jährigen Patienten aus der Region Zürich gesichtet, bei welchen zwischen dem 1. Januar 1971 und dem 31. Mai 1976 innerhalb von 14–184 Tagen nach einem Auslandaufenthalt eine Hepatitis diagnostiziert wurde. Erfaßt wurden einerseits Erkrankte, die in einem der öffentlichen Krankenhäuser Zürichs (Departement für innere Medizin des Kantonsspitals, Stadtspitäler Waid und Triemli, Spital Neumünster) und dem Kreisspital Männedorf hospitalisiert waren, andererseits Patienten, auf die man während der Kalenderjahre 1974 und 1976 durch das Einsenden von Serum an das immunologische Labor in der Abteilung für klinische Immunologie am Departement für innere Medizin der Universität Zürich aufmerksam geworden war. Letzteres führte speziell in jener Periode den Großteil der $HB_s$-Antigenbestimmungen in der erwähnten Region durch. Detailangaben wurden entweder den Krankengeschichten entnommen oder bei ambulant oder in Privatkliniken behandelten Kranken durch telefonische Rückfrage beim Hausarzt oder Patienten erhoben. Um die Arbeit auf „natürliche

Reiserisiken" zu beschränken, wurden Drogensüchtige ausgeschlossen, ebenso Erkrankte, bei welchen Symptomatik und Laborbefunde an der Diagnose einer akuten Virushepatitis zweifeln ließen. Das Vorgehen zur Bestimmung des $HB_s$-Antigens ist in der betreffenden Originalarbeit geschildert (Steffen et al. 1977). In jener Periode konnten Hepatitis A und die Non-A-non-B-Hepatitis noch nicht differenziert werden.

Um das Infektionsrisiko in einzelnen Zielländern abschätzen zu können, wurde die Anzahl Erkrankter mit der Gesamtzahl der Reisenden verglichen. Als Grundlage dienten Daten der Weltorganisation für Tourismus (WTO), der europäischen Organisation für wirtschaftliche Zusammenarbeit und Entwicklung (OECD) sowie die auf Bevölkerungsumfragen basierende „Studie Reisemarkt Schweiz" des Instituts für Fremdenverkehr der Handelshochschule St. Gallen. Für die erfaßte Region Zürich wurde eine Einwohnerzahl von 600000 Personen geschätzt und deshalb die Daten der ganzen Schweiz durch den Faktor 10 geteilt. In diesen groben Schätzungen sind zahlreiche Fehlerquellen verborgen: Die städtische Population ist reisefreudiger als jene von Bergkantonen (Bundesamt für Industrie, Gewerbe und Arbeit 1979). Daraus würde ein generell zu hohes Risiko resultieren. Anderseits aber sind viele Reisehepatitiden nicht erfaßt worden, nämlich die von Kindern unter 15 Jahren und von Patienten, welche entweder nie einen Arzt aufgesucht haben, ebenso diejenigen, bei welchen dieser kein $HB_s$-Antigen im bezeichneten Labor bestimmen ließ, oder auch diejenigen, bei denen diese Bestimmung negativ ausfiel. Zudem konnten die nichthospitalisierten Patienten der Jahre 1971–73 und 1975 nicht mehr eruiert werden. Aufgrund der Angaben von 1974 und 1976 wurde extrapoliert, daß dadurch ca. 120 Patienten entgangen sind, die das Risiko um rund 50% erhöht hätten. Diese Argumente lassen annehmen, daß das regionale Erkrankungsrisiko an symptomatisch verlaufender akuter Hepatitis sicher nicht übertrieben, sondern eher zu niedrig kalkuliert worden ist. So ließe sich auch das für Südeuropa von anderen Autoren um den Faktor 3 höher bewertete Risiko (Iwarson u. Stenquist 1976; Kendrick 1972 b) erklären. Denkbar ist ferner, daß Westschweizer, französischsprachige, Zürcher hingegen englischsprachige Ferienziele bevorzugen, wodurch sich für einzelne Zonen die Gefährdung verändern würde. Da die Aufenthaltsdauer uneinheitlich und z. T. unbekannt war, ließ sich definitionsgemäß nicht eine Inzidenz, sondern nur die Häufigkeit nach der Anzahl Reisen bestimmen. Diese zahlreichen Unzulänglichkeiten und die mittlerweile verfeinerte Hepatitisdiagnostik haben uns bewogen, die Frage der Importhepatitiden in einer prospektiven Studie zu untersuchen (s. 2.4). Obgleich mittlerweile die Resultate durch eine dänische Arbeit bestätigt wurden (Skinhøy et al. 1981, vgl. Tabelle 34), haben wir im weiteren Laborresultate der Jahre 1977–1981 aus der Abteilung für klinische Immunologie des Universitätsspitals Zürich benützt, um Änderungen in der Häufigkeit und v. a. um die serologische Differenzierung der importierten Hepatitiden erfassen zu können (Apothéloz et al. 1982).

10

### 2.3.3.2 Salmonellosen und Shigellosen

Salmonellosen und Shigellosen sind in Zusammenarbeit mit dem Institut für medizinische Mikrobiologie der Universität Zürich untersucht worden. Dieses Labor führt über 90% der entsprechenden Untersuchungen im Großraum Zürich aus, die ungefähr 1 Mio. Einwohner hat. Die Labortechnik ist in der entsprechenden Originalarbeit (Steffen et al. 1981) enthalten. Zwischen dem 1. Februar 1978 und dem 31. Januar 1979 sind im genannten Insitut Salmonellen und/oder Shigellen in den Untersuchungsmaterialien von 504 Patienten gefunden worden. Bei Mitteilung des bakteriologischen Resultats wurden die betreuenden Ärzte gebeten, einen beiliegenden Fragebogen auszufüllen. In diesem wurden Daten zur Person, zur Reise und zu den getroffenen prophylaktischen Maßnahmen sowie Symptomatik, Therapie und Verlauf ermittelt. Die 411 verwertbaren Fragebogen entsprechen einer Antwortquote von 82%. Im Falle des Imports von Salmonella typhi sind zudem die Unterlagen des Bundesamtes für Gesundheitswesen für die ganze Schweiz (Bulletin Eidgenössisches Gesundheitsamt/Bundesamt für Gesundheitswesen 1974–1981) gesichtet worden. Bekanntlich basieren diese auf der Meldepflicht, die sowohl für mikrobiologische Laboratorien als auch für die betreuenden Ärzte besteht. Dank dieser doppelten Meldepflicht gibt die betreffende Statistik einen relativ zuverlässigen Aufschluß über die symptomatischen Fälle. Zwischen den Meldungen der Ärzte und denjenigen der Laboratorien bestehen Differenzen, die 20% nicht übersteigen. Überdies ist der Anteil einheimischer Typhusfälle in der Schweiz recht hoch (1974–1981 n = 233); nicht alle lassen sich durch Kontakte zu Patienten, Ausscheidern oder durch eingeführte Nahrungsmittel erklären. Möglicherweise verbergen sich hier einige weitere Importfälle, und die Darstellung der Häufigkeit des Auftretens nach besuchten Ländern ist als Größenordnungsangabe, jedoch nicht als präziser Wert zu verstehen.

### 2.3.3.3 Cholera

Da die Cholera höchst selten eingeschleppt wird, mußten die Unterlagen der WHO für ganz Europa und Nordamerika gesichtet werden. Durch Befragung der betreffenden nationalen Gesundheitsbehörden wurden detaillierte Angaben ermittelt. Die Resultate erlauben, die Gefährdung von Besuchern von Entwicklungsländern grob abzuschätzen (Morger et al. 1983).

### 2.3.3.4 Diverse eingeschleppte Krankheiten

Bei diversen anderen bedeutenden Krankheiten, die in dieser Arbeit geschildert werden, wurden die Unterlagen anderer Quellen analysiert und ggf. durch eigene Beobachtungen ergänzt.

## 2.4 Prospektive Studien

### 2.4.1 Bedeutende Gesundheitsstörungen nach Interkontinentalreisen

Angesichts der erwähnten Probleme in der Inzidenzbestimmung lag es auf der Hand, im Rahmen von prospektiven Studien die retrospektiv gewonnenen Erfahrungen zu überprüfen. Dabei wurden Reisende gebeten, uns ihre Heimanschrift kurz vor dem Auslandaufenthalt zwecks späterer Befragung zu überlassen:

1. Charterflugpassagiere erhielten von den Kabinenbesatzungen während des Fluges zum Reiseziel Anmeldeformulare (eine Seite DIN A5, zweisprachig).
2. Linienflugpassagiere füllten von Interviewern verteilte, ähnliche Anmeldeformulare unmittelbar vor dem Abflug nach Übersee in den Gates des Flughafens Kloten aus.
3. Abenteurer wurden bei der Impfung im Institut für Sozial- und Präventivmedizin der Universität Zürich um Ausfüllen einer Adreßkarte ersucht.
4. Reisenden aller Art wurden vor dem Abflug von zahlreichen Reisebüros zusammen mit den Reisedokumenten Adreßkarten mit einer Einladung zur Teilnahme an der Umfrage zugestellt.

Den so gewonnenen Adressaten wurde 7 Monate nach der Abreise ein deutschsprachiger 4seitiger Fragebogen im Format DIN A4 zugestellt, in welchem Personalien, Reisedaten sowie bedeutende Krankheiten während und v. a. nach der Reise ermittelt wurden. Adressaten mit Wohnsitz im Ausland, in der französischen Schweiz und im Tessin wurden nicht angeschrieben. Da die Mehrheit der Reisenden bereits nach einem Monat zurückgekehrt ist und Personen mit einer Aufenthaltsdauer von über 3 Monaten aus der Studie ausgeschlossen wurden, ist eine Inkubationszeit von mindestens 4, meistens aber 6 Monaten berücksichtigt worden.

Bis heute liegen erst vorläufige Resultate vor, die auf Angaben von 6000 der angeschriebenen 10000 Reisenden basieren.


### 2.4.2 Einfluß der Expositionsprophylaxe auf die Inzidenz der Reisediarrhö

Die Inzidenz der Diarrhö war bei dem Teil des Kollektivs (s. 2.3.1), der sich gemäß den üblichen hygienischen Ratschlägen (s. 4.5.7) verpflegte, eher höher als bei jenen, die derartige Vorsichtsmaßnahmen außer acht ließen. Andere Autoren (Loewenstein et al. 1973; Merson et al. 1976; Ryder et al. 1981) haben den beschränkten Nutzen der Expositionsprophylaxe ebenfalls beschrieben. Dies jedoch ist so unlogisch, daß der Verdacht eines demoskopischen Irrtums aufkam. Deshalb wurden Charterflugpassagiere der Balair mit Reiseziel Sri Lanka, Ost- oder Westafrika bereits beim Hinflug gebeten, erste Daten zu Person, Reisestil und -zweck, beabsichtigte prophylaktische oder therapeutische Einnahme von Medikamenten gegen Reisediarrhö in einem Fragebogen einzutragen. Sie wurden zudem ersucht, während der ersten 3 Tage die eingenommenen Nahrungsmittel und Getränke (geschlossene Fragestellung) und außerdem täglich allenfalls aufgetretene Durchfälle zu notieren (Kozicki in Vorbereitung). Die Inzidenz der Reisediarrhö wurde danach mit den Arten und dem Zeitpunkt der eingenommenen Speisen verglichen. 2240

Fluggäste erhielten diesen umfangreichen Fragebogen, 688 (30,7%) haben ihn ausgefüllt zurückgesandt. Da 26 Personen mit vorbestehenden Verdauungsbeschwerden oder Antibiotikaeinnahme ausgeschlossen werden mußten, wurden 662 Reisende erfaßt.

## 2.5 Interventionsstudien

### 2.5.1 Hygienische Empfehlungen an tunesische Hoteldirektionen

In Tunesien sind im Sommer 1980 zwischen einzelnen Hotels erhebliche Unterschiede in der Diarrhöinzidenz beobachtet worden. Um Möglichkeit und Wirkung hygienischer Ermahnungen zu überprüfen, wurden diese Hoteldirektionen in Absprache mit dem Bundesamt für Gesundheitswesen und den tunesischen Gesundheitsbehörden im Frühjahr 1982 über die bei ihren Kunden aufgetretenen Gesundheitsstörungen informiert. Empfehlungen zur hygienischen Sanierung wurden in Form einer WHO-Publikation (Salvato 1977) abgegeben, gleichzeitig drohten die tunesischen Behörden mit betrieblichen Maßnahmen. Im Sommer 1982 ist die Diarrhöinzidenz bei Tunesienurlaubern erneut während des Heimflugs mittels identischem Fragebogen (2.3.1) überprüft worden. Die Antwortquoten lagen 1980 bei 82,5%, 1982 bei 73,6%.

### 2.5.2 Medikamentöse Prophylaxe der Reisediarrhö

Um unwirksame oder gar nachteilige Prophylaktika gegen Reisediarrhö von künftigen Studien oder öffentlichen Empfehlungen auszuschließen, wurden im Rahmen einer randomisierten, doppelblinden Pilotstudie 6 für diese Indikation empfohlene oder in Betracht gezogene Präparate mit 4 Placebos verglichen (Steffen u. Gsell 1981). Die Probanden rekrutierten sich aus 3457 Klienten des größten schweizerischen Reiseorganisators. Nachdem sie zwischen Mai 1979 und März 1980 eine Reise nach Sri Lanka oder Kenia gebucht hatten, erhielten sie zusammen mit den Reisedokumenten eine Einladung zur Teilnahme an der Untersuchung. 690 (19%) wollten sich an der Studie beteiligen. Von diesen mußten 17 ausgeschlossen werden, weil sie außerhalb der Altersbegrenzung von 16–70 Jahren, schwanger oder stillend, Diabetiker oder Polyallergiker waren. Die verbleibenden 653 Reisenden (Tabelle 2) wurden chronologisch nach Posteingang zu einer der Wirksubstanzen- oder Placebogruppen randomisiert. Sie mußten die zugesandten Pillen während der ersten beiden Aufenthaltswochen im Ausland bzw. bis zum Auftreten von Diarrhö oder Nebenwirkungen einnehmen. Die lokalen Vertreter des Reiseorganisators kannten für Notfälle eine Kontaktadresse, mußten aber niemals Hilfe in Anspruch nehmen.

Die zur Beurteilung angewandte Definition der Reisediarrhö ist in Abschn. 4.5.1 festgehalten; Fälle mit der leichteren Form („loose motions") wurden als halber Fall von Reisediarrhö gewertet. Alle für sämtliche Präparate denkbaren Nebenwirkungen wurden in geschlossenen Fragen erkundet, zudem erhielten die Probanden in offenen Fragen Raum, weitere nachteilige Beobachtungen festzuhalten. Nausea und Erbrechen wurden nur gezählt, wenn sie nicht gemeinsam mit einer Diarrhö

**Tabelle 2.** Grundlagen zur Studie über die medikamentöse Prophylaxe der Reisediarrhö

| Wirksubstanzen | | Handelsname Produzent | Dosierung [Tabletten] | Fragebögen ausgesandt | ausgeschlossen | ausgewertet |
|---|---|---|---|---|---|---|
| Bismutum subnitricum | 500 mg | –<br>Hotz, Schweiz | 3 mal 2/Tag | 66 | 36 | 30 |
| Difenoxin<br>Atropin | 0,5 mg<br>0,025 mg | Lyspafen<br>Cilag, Schweiz | 3 mal 1/Tag | 65 | 22 | 43 |
| Ethacridin | 200 mg | Metifex<br>Roussel, Deutschland | 1/Tag | 65 | 17 | 48 |
| Streptomycinsulfat<br>Sulfadimidin<br>Sulfadiazin<br>Sulfadiazol | 65 mg<br>100 mg<br>100 mg<br>100 mg | Streptotriad<br>May & Baker, G. B. | 3 mal 1/Tag | 65 | 28 | 37 |
| Sulfadoxin | 500 mg | Fanasil<br>Roche, Schweiz | 1/Woche | 66 | 24 | 42 |
| Thiamphenicol<br>Nitrofurantoin<br>Sulfafurazol | 100 mg<br>25 mg<br>125 mg | Fultrexin<br>Inpharzam, Italien/<br>Schweiz | 3 mal 1/Tag | 65 | 26 | 39 |
| Placebo | | 4 Sorten | Diverse[a] | 261 | 112 | 149 |
| Gesamt | | | | 653 | 265 | 388 |

[a] Entsprechend den Dosierungen der Tabletten mit Wirkungssubstanz

aufgetreten waren. Entgegen den erteilten Anweisungen setzten einige wenige Probanden die Tabletteneinnahme trotz Auftretens von Diarrhö oder Nebenwirkungen fort.

Die Präparate- und Placebogruppen haben beide Reiseziele in fast identischen Anteilen aufgesucht. Sie waren vergleichbar hinsichtlich Durchschnittsalter (41,7 ± 1,2 Jahre), Geschlecht (52,9 ± 4,7% Männer), Aufenthaltsdauer 18,0 ± 0,6 Tage), Anteil mit früherer Reiseerfahrung in den Tropen (59 ± 6%) oder in der besuchten Region (23 ± 4%), Hotelkategorie und Malariaprophylaxe. Da einerseits beide Reisezielgruppen, anderseits die 4 Placebogruppen untereinander keine signifikanten Unterschiede aufwiesen, wurden sie zusammengefaßt.

265 Probanden (40,6%) mußten von der Beurteilung ausgeschlossen werden: 80 Personen gaben an, sich nicht an die Dosierungsrichtlinien zur Pilleneinnahme gehalten zu haben oder wiesen eine inkorrekte Pillenzahl bei Abschluß des Versuchs nach. Die Compliance war eindeutig schlechter, wenn zahlreiche Pillen pro Tag eingenommen werden mußten. Von 63 Personen konnte kein, von 21 nur ein inkompletter Bericht erhalten werden. 58 Reisende verweigerten schließlich doch die prophylaktische Einnahme kodierter Pillen, in 28 Fällen trafen die Versuchspräparate entweder zu spät ein oder wurden gestohlen oder verloren, 15 Personen mußten aus anderen Gründen ausgeschlossen werden.

14

# 3 Demoskopie

## 3.1 Allgemeine weltweite Reisestatistik

Knapp 300 Mio. Personen haben 1980 das Ausland bereist (Tabelle 3), davon besuchten rund 50 Mio. einen anderen Kontinent (WTO 1976, 1980). Im gleichen Jahr wurden 190 Mio. internationale Flugpassagiere registriert (ICAO), was mit obigen Daten vereinbar ist (WTO 1976). Frühere, bedeutend höhere Schätzungen (Woodruff 1978) scheinen auf Fehlinterpretationen von Daten über Transitpassagiere zu beruhen. Doch bereits diese niedrigeren Zahlen weisen auf die Bedeutung der Emporiatrie. 1950 waren es erst 50 Mio. Personen, die eine Auslandsreise unternommen haben, 1960 71 Mio., 1970 bereits 168 Mio. und 1980 die in Tabelle 3 angeführten 286 Mio.

Naturgemäß sind die rund 12 Mio. Besucher von Entwicklungsländern besonders gefährdet. Europa stellt deren Hauptanteil (Abb. 2), Nordamerikaner besuchen v. a. Mexiko, die anderen Ziele spielen für sie eine untergeordnete Rolle.

Angesichts ihres hohen Bruttosozialprodukts überrascht es nicht, daß die Schweiz bei der Anzahl der Interkontinentalreisen pro Einwohner die führende Stellung einnimmt und sich damit als idealer Ort für reiseepidemiologische Beobachtungen erweist: In den Pro-Kopf-Ausgaben für internationalen Tourismus 1980 liegt die Schweiz mit 463 US\$ an erster Stelle, gefolgt von Saudi-Arabien (421), Österreich (417), Norwegen (361), der Bundesrepublik Deutschland (339), Belgien/ Luxemburg (333), Holland (329), Dänemark (304), den Bahamas (300) usw. (Weise 1982a).

**Tabelle 3.** Internationale Reisen 1980 (in Mio. Reisen, nach WTO)

| Von<br>Nach | Afrika | Amerika | Asien und Ozeanien | Europa | Mittlerer Osten | Gesamt |
|---|---|---|---|---|---|---|
| Afrika | 1 | < 1 | < 1 | 4 | < 1 | 6 |
| Amerika | < 1 | 39[a] | 2 | 12 | < 1 | 53 |
| Asien und Ozeanien | < 1 | 4 | 8 | 3 | < 1 | 16 |
| Europa | 2 | 20 | 5 | 180 | 1 | 208 |
| Mittlerer Osten | < 1 | < 1 | < 1 | 1 | < 1 | 3 |
| Gesamt | 4 | 64 | 16 | 200 | 2 | 286 |

[a] Davon 26 Mio. Reisen von den USA nach Kanada und umgekehrt

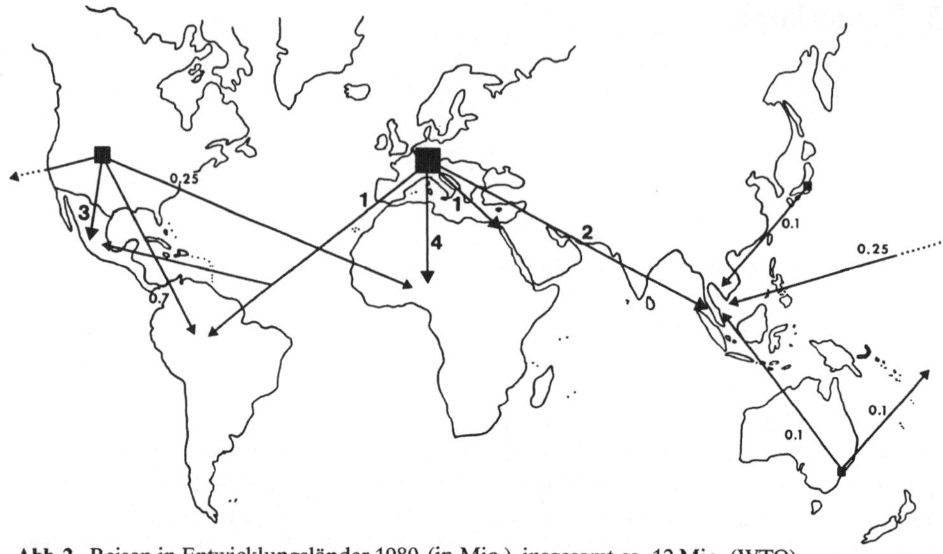


**Abb. 2.** Reisen in Entwicklungsländer 1980 (in Mio.), insgesamt ca. 12 Mio. (WTO)

Die kontinuierliche Zunahme der interkontinentalen Reisetätigkeit ist in Abb. 3 dargestellt. Nach vorläufigen Berechnungen der wesentlichsten Reiseorganisatoren für 1982 nimmt in der Schweiz die Zahl der Interkontinentalreisen weiter leicht zu.

### 3.2 Reiseziele der Einwohner Deutschlands, Österreichs und der Schweiz

In Abb. 4 sind die Reiseziele der Einwohner deutschsprachiger Länder dargestellt. Eindrucksvoll ist dabei, wie einleitend erwähnt, daß jährlich rund 10% der Schwei-

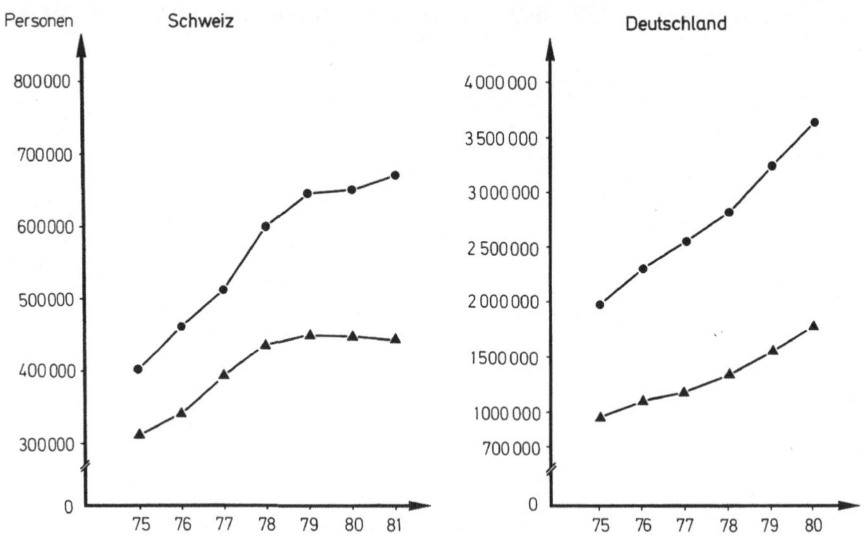


**Abb. 3.** Zunahme der Interkontinentalreisen in Deutschland und in der Schweiz wohnhafter Personen 1975–1980/1981; ●——● alle Interkontinentalreisen, ▲——▲ Reisen in Entwicklungsländer

16

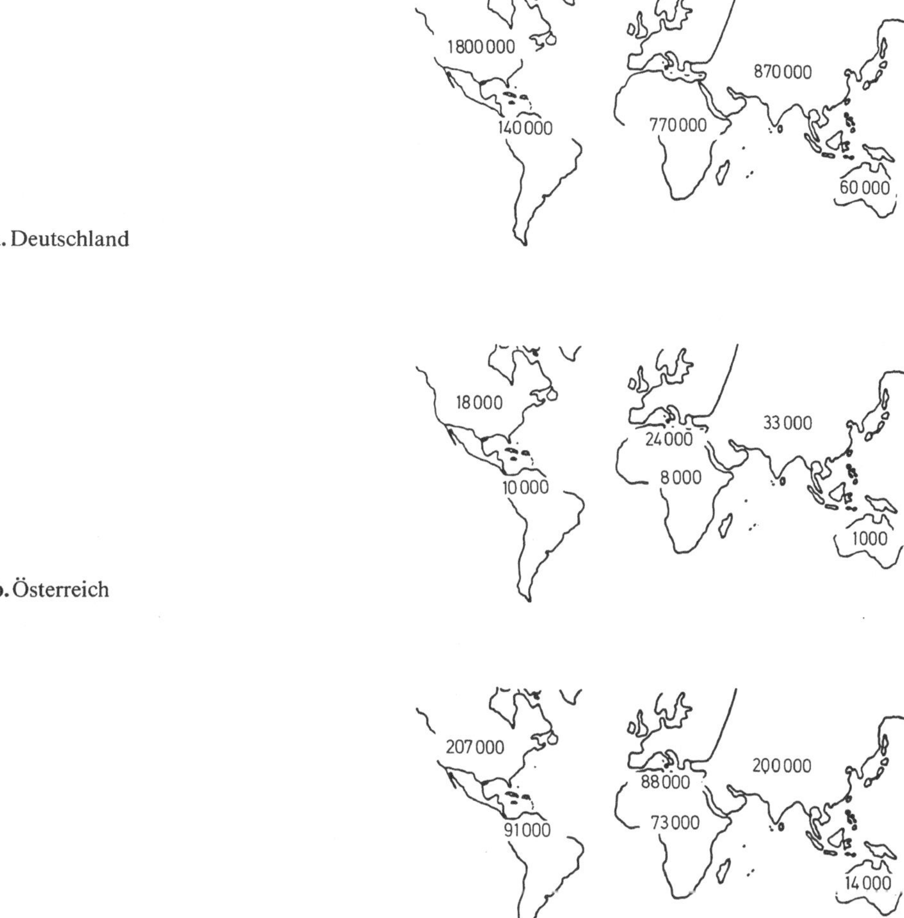


**Abb. 4a–c.** Auslandsreisen der Einwohner Deutschlands, Österreichs und der Schweiz. **a** Deutschland 1980. Bei 61340000 Einwohnern wurden insgesamt 13140000 Auslandreisen gemacht, davon 9500000 in Europa, 3640000 Interkontinentalreisen und 1840000 in Entwicklungsländer. **b** Österreich 1978. Bei 7510000 Einwohnern wurden insgesamt 1615000 Auslandsreisen gemacht, davon 1483000 in Europa, 94000 Interkontinentalreisen, 76000 in Entwicklungsländer und 38000 in verschiedene andere Länder. **c** Schweiz 1981. Bei 6400000 Einwohnern wurden insgesamt 5424000 Auslandsreisen gemacht, davon 4751000 in Europa, 673000 Interkontinentalreisen und 466000 Reisen in Entwicklungsländer. Die Zahlen in den Landkarten geben die Anzahl der Reisen in die jeweiligen Zielgebiete an

zer eine Interkontinentalreise unternehmen und etwa 7% ein Entwicklungsland besuchen. Diese Quoten beruhen auf Angaben der WTO und der OECD (Bundesamt für Statistik). Andere Quellen (HHSG), die sich allerdings auf nur einige Tausend Interviews stützen, kommen zu geringfügig niedrigeren Zahlen. Die österreichischen Daten basieren auf dem Mikrozensus 1978, es ist nur eine Reisedauer von 5–61 Tagen berücksichtigt (Österreichisches Statistisches Zentralamt). Für Deutschland hingegen wurden die Daten über Flugpassagiere benutzt (Weise 1982b). Derartige Daten sind angesichts bestehender Erfassungslücken und der dadurch erforderlichen ergänzenden Schätzungen ungenau. Sie sind als Größenordnung zu verstehen.

## 3.3 Reisezweck

Laut WTO (1976) sind über 70% der internationalen Reisenden Touristen, wobei je nach Reiseziel ein kleiner oder größerer Anteil einen Charterflug benutzt. Der Tourismus hat den drittgrößten Umsatz in der Weltwirtschaft und wird nur vom Öl- und Getreidehandel übertroffen (Lee u. Kean 1978; Gangarosa et al. 1980). Bei Reisen aus Industrienationen in Entwicklungsländer erreicht die Quote der Ferienreisenden oft 80%, bei den Inselstaaten im Indischen Ozean gar bis 99% (WTO 1976). Dies steht in Einklang mit Resultaten unserer retrospektiven Studien, sind doch 80% der Hepatitiden (Steffen et al. 1977) und 77% der Salmonellosen und Shigellosen (Steffen et al. 1981) bei Touristen aufgetreten. Das ist einer der Gründe, weshalb v. a. Touristen, und nicht wie früher vorwiegend Randgruppen untersucht werden müssen.

Andere Arten von Reisenden, wie Geschäftsleute, Fachleute im Auslandsdienst, Entwicklungshelfer und Gastarbeiter sind bei Reisen in zahlreiche Entwicklungsländer anteilmäßig weniger bedeutend. Dies bestätigt sich auch durch Erhebungen des Amtes für Luftverkehr auf den schweizerischen Flughäfen. Zuverlässige und umfassendere Angaben über den jeweiligen Reisezweck zu den einzelnen Zielgebieten fehlen unseres Wissens. Wir selbst und die Autoren zweier späterer Arbeiten (Chang 1978; Plentz 1978) haben diesen Aspekt aus methodischen Gründen nicht untersuchen können. Kendrick hat seine diesbezüglichen Resultate nicht veröffentlicht. Der Reisezweck von Amerikanern in Europa (Gangarosa et al. 1980) unterscheidet sich möglicherweise beträchtlich von demjenigen unseres Kollektivs.

## 3.4 Reisestil der Touristen

Charterflugtouristen – und diese Angabe läßt sich nicht auf andere Reisende übertragen – haben die in Tabelle 4 zusammengestellten Reisestile.

Der Besuch tropischer Entwicklungsländer wird meistens mit einer Rundreise verbunden. Die in der Tabelle nicht enthaltenen Anteile von Reisenden haben sich nicht eindeutig einordnen lassen. Erfahrungsgemäß dominieren in Tunesien und auf den subtropischen Inseln die Badeferien, in Mexiko die Rundreisen.

**Tabelle 4.** Reisestil je nach tropischem Reiseziel (europäische Charterflugtouristen 1975–1977) [%]

| Reiseziel | Badeferien | Rundreise | Abenteuer-reise |
|---|---|---|---|
| Ostafrika | 12,1 | 72,9 | 1,9 |
| Westafrika | 22,0 | 32,3 | 1,4 |
| Sri Lanka/Malediven | 8,3 | 73,4 | 6,6 |
| Thailand | 7,1 | 62,8 | 2,6 |
| Fernost | 2,8 | 80,8 | 5,6 |
| Brasilien | 13,3 | 55,6 | 11,1 |
| Südamerika | 1,2 | 75,4 | 16,7 |
| Gesamt | 8,9 | 68,3 | 4,9 |
| Mittlere Aufenthalts-dauer | 17,2 Tage | 20,9 Tage | 40,6 Tage |

**Tabelle 5.** Demographische Daten der 16568 erfaßten europäischen Charterflugtouristen (1975–1977, 1980/81)

| Reiseziel | Mittleres Alter [Jahre] | Mittlere Aufenthalts-dauer [Tage] | Anteil Männer [%] | Anteil mit früherer Reiseerfahrung in den Tropen [%] |
|---|---|---|---|---|
| **Tropen** | | | | |
| Ostafrika | 42,0 | 15,0 | 52,2 | 53,1 |
| Westafrika | 42,8 | 14,8 | 57,0 | 61,9 |
| Sri Lanka/Malediven | 38,3 | 15,2 | 50,1 | 57,2 |
| Thailand | 35,7 | 15,5 | 74,9 | 55,6 |
| Fernost | 37,0 | 21,7 | 59,6 | 60,3 |
| Brasilien | 36,9 | 21,4 | 59,8 | 57,3 |
| Südamerika | 34,6 | 26,9 | 64,4 | 61,9 |
| Gesamt | 37,4 | 15,8 | 59,3 | 56,9 |
| **Subtropen** | | | | |
| Tunesien | 29,6 | 14,1 | 40,2 | – |
| Kanarische Inseln | 37,2 | 14,0 | 45,8 | – |
| Rhodos | 40,1 | 13,2 | 40,6 | – |
| Karibik | 33,9 | 14,6 | 51,2 | – |
| Mexiko | 40,2 | 20,7 | 51,5 | – |
| Gesamt | 36,3 | 15,6 | 45,8 | – |
| **Gemäßigtes Klima** | | | | |
| Nordamerika | 38,6 | 14,6 | 51,4 | – |

**Tabelle 6.** Altersverteilung der erfaßten europäischen Charterflugtouristen je nach Reiseziel (n = 16476, 1975–1977, 1980/81)

| Reiseziel | Altersgruppen [%] | | | | | | |
|---|---|---|---|---|---|---|---|
| | < 20 | 20–29 | 30–39 | 40–49 | 50–59 | 60–69 | > 70 Jahre |
| **Tropen** | | | | | | | |
| Ostafrika | 3,3 | 19,6 | 23,9 | 18,8 | 19,2 | 12,4 | 2,9 |
| Westafrika | 0,3 | 20,4 | 23,5 | 22,0 | 21,6 | 10,2 | 2,2 |
| Sri Lanka/ Malediven | 1,4 | 27,4 | 25,4 | 18,7 | 14,7 | 9,8 | 2,6 |
| Thailand | 1,7 | 31,5 | 29,5 | 18,5 | 11,9 | 5,6 | 1,3 |
| Fernost | 1,2 | 28,7 | 27,7 | 15,7 | 16,2 | 8,6 | 1,7 |
| Brasilien | 0,5 | 26,9 | 33,8 | 15,0 | 12,9 | 8,3 | 2,7 |
| Südamerika | 1,6 | 29,7 | 34,5 | 15,2 | 8,2 | 7,8 | 2,9 |
| Gesamt | 1,6 | 26,1 | 27,5 | 17,6 | 15,6 | 9,2 | 2,2 |
| **Subtropen** | | | | | | | |
| Tunesien | 12,7 | 37,2 | 18,6 | 17,9 | 9,2 | 3,2 | 1,3 |
| Kanarische Inseln | 5,3 | 32,5 | 17,0 | 14,5 | 16,3 | 11,3 | 3,2 |
| Rhodos | 5,6 | 26,6 | 17,6 | 17,0 | 18,9 | 10,3 | 4,0 |
| Karibik | 2,1 | 36,4 | 21,2 | 18,0 | 15,9 | 5,3 | 1,1 |
| Mexiko | 0,8 | 23,3 | 25,1 | 24,6 | 15,7 | 9,6 | 0,8 |
| Gesamt | 5,3 | 30,7 | 20,3 | 18,9 | 15,1 | 7,8 | 2,0 |
| **Gemäßigtes Klima** | | | | | | | |
| Nordamerika | 7,9 | 22,9 | 22,1 | 19,8 | 14,7 | 10,0 | 2,5 |

## 3.5 Persönliche Daten

In unserer retrospektiven Studie über Gesundheitsstörungen während des Auslandsaufenthaltes (s. 2.3.1) haben wir ausschließlich Charterflugtouristen erfaßt. Die persönlichen Daten der im Impfzentrum des Instituts für Sozial- und Präventivmedizin der Universität Zürich erfaßten Kollektive, in welchen sich ein breiteres Spektrum aus sämtlichen Reisezwecken findet (Hänny 1979, Menzi und Rickenbach, persönliche Mitteilung; Stransky u. Schwarzenbach 1979), sind mit den unsrigen aber fast identisch. Laut Tabelle 5 bestehen, was Geschlecht, Alter und Reiseerfahrung betrifft, je nach Reiseziel wesentliche Unterschiede. Männer bevorzugen ferne Reiseziele, wobei sich die Vorliebe für Thailand mittlerweile zu den Philippinen verlagert. Frauen entschließen sich eher für näher gelegene Badestrände. Die Altersdifferenzen an den einzelnen Zielen (p < 0,001) scheinen durch eine Vielzahl von Faktoren beeinflußt. Die Altersverteilung zeigt Tabelle 6. Der Altersbereich beträgt 2–91 Jahre, wobei der Anteil über 75jähriger auch bei Tropenreisen immerhin 0,5% beträgt. Die Aufenthaltsdauer ist an denjenigen Reisezielen, wo häufig Rundreisen unternommen werden, besonders lang. Bei 8% der Tropenreisen, 1% der subtropischen Aufenthalte und 4% der Besuche in Nordamerika dauerte die Reise über 30 Tage. Bei den Nationalitäten dominierten Schweizer (64%) vor Deutschen (19%), Österreichern (8%), Holländern (4%), Belgiern (2%), Franzosen (1%), diversen anderen Europäern (2%).

## 3.6 Medizinische Beratung vor der Reise

Die Mehrheit der Europäer informiert sich vor einer Reise in die Tropen über Gesundheitsrisiken und erforderliche Maßnahmen. Abgesehen von unseren eigenen Erhebungen wurde dies auch von Plentz (1978) untersucht (Tabelle 7):

Die von über 70% der „Tropenreisenden" befragten Ärzte oder ärztlich geführten Stellen erbringen somit in Deutschland rund 1,5 Mio., in der Schweiz 300 000 Konsultationen pro Jahr zur Beratung vor oder nach dem Auslandaufenthalt. Bei Berücksichtigung unterschiedlicher Fragetechnik haben beide Studien sehr ähnliche Quoten ergeben. Die Apotheker sind durch die offene Fragestellung in der Kategorie „Diverse" untervertreten. Von Bedeutung ist sicher die adäquate Information durch Hausärzte, die bisher nicht gewährleistet ist: In Lausanne ergab eine Studie, daß nur 20% der Ärzte und 9% der Apotheker umfassende und korrekte Empfehlungen abgeben (Raeber et al. 1982). Ein Teil dieses alarmierenden Resultats mag durch die rigorosen Beurteilungskriterien, die mit den unserigen nicht ganz übereinstimmen, bedingt sein. Die Antwortquote von 22% bei Apothekern, 39% bei Ärzten spiegelt aber auch das geringe Interesse und die Unsicherheit der angeschriebenen Berufsgruppen. Auch wiederholte Instruktion von Mitarbeitern der Reisebranche muß aufgrund dieser Daten fortgeführt und ausgebaut werden, zumal da einzelne Prospekte den Kunden noch 1982 Impfungen gegen Pocken, Paratyphus und Tuberkulose empfehlen. Die mündliche Beratung der Reisenden ist von beschränktem Nutzen, nachdem eine an unserem Impfzentrum durchgeführte Kontrolle unmittelbar nach der Beratung und Impfung zeigte, daß wesentliche Angaben sofort vergessen werden (Hänny 1979).

Eine Bewertung der Qualität der erhaltenen Informationen hat in diversen (Menzi u. Rickenbach, persönliche Mitteilung; Plentz 1978, Steffen, nicht veröffentlicht, s. 2.3.1) Studien stattgefunden. Die mehrheitlich gute Bewertung ist irrelevant, da die Reisenden dies nur subjektiv beurteilen können.

**Tabelle 7.** Vor Tropenreisen in Anspruch genommene Beratung (%)

| Informationsquellen | Nach Steffen, Schweiz (n = 10 166) | Nach Plentz, BRD (n = 348) |
|---|---|---|
| Fachleute | | |
| Hausarzt | 35,8 ⎫ | 34,4 |
| – Andere Ärzte, Tropenarzt | 6,9 ⎬ 36,8 | 9,2 |
| – Impfstelle, Gesundheitsamt, Medizinaluntersuchungsamt, Tropeninstitut | 33,6 | 37,7 |
| Reisebüro | 40,4 | – |
| Drucksachen | | |
| – Reiseprospekt | 24,2 ⎫ | – |
| – Merkblatt | 18,4 ⎬ 34,4 | – |
| Diverse (Apotheke, Konsulat, Bücher, Landesbewohner, selbst Arzt) | 1,1 | – |
| Gesamt | 85,5 | 79,9 |

Teil II

# Epidemiologie

# 4 Gesundheitsstörungen unterwegs

Die Unterteilung in Gesundheitsprobleme auf der Hin- und Rückreise, während und nach dem Auslandsaufenthalt ist willkürlich und artifiziell. Trotzdem drängt sie sich aus Gründen der epidemiologischen Methodik (s. 2.2) auf. Überdies ergeben sich einzelne didaktische Vorteile, denn Reisewillige müssen insbesondere für die Dauer des Auslandsaufenthaltes ausgerüstet und beraten werden. Der in einer Industrienation praktizierende Arzt hingegen will v. a. wissen, an welche Krankheiten er bei Rückkehrern besonders denken muß.

## 4.1 Gesundheitsstörungen während der Flugreise

Über 95% der interkontinentalen Reisenden erreichen ihr Ziel mit dem Flugzeug (WTO 1976). Nur Vereinzelte benutzen dazu Schiff, Motorfahrzeuge, z. T. als Autostopper, über Teilstrecken auch die Bahn. Dies veranlaßt uns, Gesundheitsstörungen bei Flugpassagieren zusammenfassend zu beschreiben, obgleich wir dies nicht systematisch untersucht haben und in unseren Resultaten, außer Kinetosen und seltenen Fällen von Barotraumen, keine Hinweise für derartige Zwischenfälle gefunden haben. Die pathophysiologischen Ursachen seien an dieser Stelle detaillierter erläutert als in den übrigen Abschnitten, da Flugmedizin in den üblichen Lehrbüchern der inneren und Tropenmedizin nicht beschrieben wird.

Schwere Zwischenfälle sind selten (Editorial 1975a): An Bord stirbt einer von 1,3–6,4 Mio. Passagieren (Pasquet 1977; Bargman u. Wolfe 1981, AMA Commission 1982, Mills u. Harding 1983a). Unter Berücksichtigung der durchschnittlich 2stündigen Aufenthaltsdauer in der Kabine (IATA, unpublizierte Daten), der Altersstruktur und der Quote von 3% „kranken" Passagieren (Armstrong, persönliche Mitteilung) erscheint dieser Wert im Vergleich zur Inzidenz des plötzlichen Todesfalls (Kuller 1980) nicht wesentlich erhöht. Auf Bahnfahrten sterben bei gleicher Reisedauer mindestens einer von 5 Mio. Passagieren (Wirth, persönliche Mitteilung). Todesfälle treten offenbar im Streß, Gehetze und Gedränge unmittelbar vor dem Abflug häufiger auf als während des Fluges (Beighton 1968, Gartmann 1977). Nur einer von 10000 Flügen muß aus medizinischen Gründen eine außerplanmäßige Landung vornehmen (AMA Commission 1982).

*Hypoxie.* Diese Folge des Fliegens ist seit 1783 bekannt, als der französische Physiker Charles im Ballon rasch bis knapp 3 000 m aufstieg und dabei mehrere Messungen vornahm. Bereits 1874 wurden auf Veranlassung des Physiologen Paul Bert erste Luftfahrzeuge mit Sauerstoff versorgt. Die modernen Verkehrsflugzeuge sind meistens mit Druckkabinen ausgerüstet, in denen sich der barometrische und der Sauerstoffpartialdruck nur bis zu einem Druckäquivalent von rund 2 200 bis maximal 2600 m ü. M. vermindern (Aldrete u. Aldrete 1983; Alter u. Mohler 1980; AMA Commission 1982). Die Sauerstoffsättigung des Hämoglobins beträgt normalerweise noch rund 95%, wie bei einer Paßfahrt im Reiseomnibus. Ein Sauerstoffmangel kann somit auf Linienflügen höchstens bei technischen Störungen auftreten (Dhenin 1978; McLaren 1977), oder wenn schwere vorbestehende Krankheiten vorliegen (Lomazzi u. Gurtner 1981). Für jedermann bedeutsam ist die Hypoxie aber in kleinen Flugzeugen ohne Druckkabine, insbesondere bei Höhenflügen in den Anden und im Himalaja. Patienten mit arterieller Sauerstoffsättigung von $<90\%$, arteriellem $pO_2 < 80\,mmHg$ ($10{,}7\,kPa$) und einer maximalen spontanen Ventilation, die $40\,l/min$ nicht übersteigt, vermögen Höhe (ohne Sauerstoff und Druckausgleich) allgemein schlecht zu ertragen (U.S. Dept. Transportation). Zusätzlich beachtenswert ist, daß bereits bei geringer Hypoxie Alkoholkonsum zu höherem Blutspiegel mit verlangsamtem Metabolismus führt (McFarland 1975). Die relativ häufig beobachtete Hyperventilation ist nur in einer Minderheit der Fälle durch Hypoxie bedingt (Harding u. Mills 1983).

*Druckveränderung.* Die Ausdehnung wasserdampfgesättigter Körpergase um den Faktor 1,2–1,5 kann sich gelegentlich unangenehm bemerkbar machen. Es kann, insbesondere nach dem Konsum von kohlensäurehaltigen Getränken und blähenden Speisen, zu Meteorismus, Flatulenz, gelegentlich auch zum sog. Roemheld-Syndrom kommen. Abnorme Druckveränderungen in den Nasennebenhöhlen können zu Blutungen führen. Vor der Landung wird der Kabinendruck entsprechend einem simulierten Sinkflug von bis $100\,m/min$ komprimiert (Dhenin 1978). Ist der Druckausgleich durch die Tuba Eustachii gestört, wie bei Katarrh oder anderen Krankheiten im Nasen-Rachen-Bereich, so kann der Druckausgleich ins Mittelohr ausbleiben, es kommt zum Barotrauma mit Druckgefühl und Schmerzen in den Ohren. Aus der Militärfliegerei sind sogar Trommelfellrisse bekannt geworden. Wenn sich Luft in erkrankten oder schlecht versorgten Zähnen ausdehnt, kommt es zur Aerodontalgie (Thom Love u. Caruso 1978).

Schwerwiegende Gefahren, die teilweise sogar Ambulanzflüge verbieten, bestehen nach Vitrektomie mit Gasfüllung, nach retinalen Blutungen und Neovaskularisation (Hushaw 1979), nach Verschlüssen der zentralen Retinagefäße (Trojan 1978), in der ersten Woche nach Pneumenzephalographie und bei Pneumothorax ohne Entlastungsmöglichkeit während des Fluges. Dysbarismus gefährdet sowohl Scuba-Taucher als auch v. a. Personen, die nach tieferem Tauchgang einen Flug antreten (Balldin 1980; Speckhard 1977).

*Lufttrockenheit.* Da die Luft in der Druckkabine allgemein in amerikanischen Flugzeugtypen gar nicht, in britischen nur teilweise angefeuchtet wird, fällt die Luftfeuchtigkeit auf Langstreckenflügen auf 1–10% (Alter u. Mohler 1980). Es kommt zu vermehrter Flüssigkeitsabgabe durch Exspiration und Transpiration, zudem bei langem Sitzen zu einer Verschiebung der Flüssigkeit in die unteren Körperteile (Daintree Johnson 1973). Vermehrter Konsum von Alkohol (Hemmung der Sekretion von antidiuretischem Hormon), Tee und Kaffee trägt durch Förderung der Diurese zur Dehydrierung bei. Letztere läßt sich am Ende eines Langstreckenfluges durch gesteigerte Urinkonzentration nachweisen (Carruthers et al. 1976; Weller 1980). Dehydrierung und Bewegungsarmut während des Fluges können bei ent-

26

sprechenden konstitutionellen Faktoren das Auftreten von Phlebothrombosen (Beighton u. Richards 1978; May u. Mignon 1981), z.T. mit Lungenembolien (Thomas et al. 1981; Thomas u. Kashavarzian 1983), von arteriellen Embolien (Collins et al. 1979) sowie Koliken der ableitenden Harnwege (Preston 1970) auslösen.

Ebenfalls vorwiegend durch die Trockenheit der Luft bedingt sind ophthalmologische Probleme: Zunehmend werden leichte Reizungen des Auges gemeldet und eine konjunktivale Injektion beobachtet, dies sowohl bei Besatzungsmitgliedern mit wie auch ohne Visuskorrektur (Eng 1979). Dies mag teilweise bedingt sein durch Sparmaßnahmen mit vermindertem Einsatz von Kompressoren: Die Luftumwälzung erfolgt mehr durch Fan. Die übermäßige Reizung bei Trägern von Kontaktlinsen scheint trotz uneinheitlicher Beurteilung (Draeger et al. 1980; Eng 1979; Jagermann 1973) gering.

*Erhöhte Ozonkonzentration.* Seit der Einführung der besonders hoch fliegenden Boeing 747SP und Concorde wurde v.a. bei transpolaren Flügen die „Ozonkrankheit" beobachtet: Sie äußert sich durch Reizung der Luftwege mit Husten, konjunktivaler Reizung, Kopfschmerzen, Müdigkeit und retrosternalem Druck (Lategola et al. 1980). Kohlefilter, Katalysatoren aus Eisenoxyd zur Ozonvernichtung und Flugdienstanweisungen, ozonreicher Luftschicht auszuweichen, haben dieses Problem weitgehend beseitigt. Dauerschäden sind unbekannt (Higgins et al. 1979; Mills u. Harding 1983c).

*Kosmische Strahlung* ist bei Flügen im Unterschallbereich von untergeordneter Bedeutung, auch für Besatzungen (Alter u. Mohler 1980) und für häufig fliegende Passagiere, wie beispielsweise diplomatische Kuriere (Booth 1977). Bei Concorde-Flügen hingegen wird in 15000 bis 18300 m ü. NN eine mittlere Strahlendosis von 1 mrem/h (maximal 6,5 mrem/h) gemessen, wobei diese Werte ansteigen, je näher man sich dem geomagnetischen Pol nähert (Lavernhe et al. 1978). Vergleichsweise beträgt die Strahlung nahe vor einem Farbfernseher 0,5 mrem/h. Da sogar Besatzungen sicher nicht mehr als 500h pro Jahr Flugdienst leisten, liegt die Belastung innerhalb der Toleranzgrenzen.

*Kinetosen* sind altbekannt, sie wurden bereits in der griechischen Mythologie beschrieben, und die Nausea wird vom griechischen Wort für Schiff abgeleitet, welches sich im Ausdruck Nautik erhalten hat. Caesar, Nelson und auf dem Kamel auch Lawrence von Arabien haben darunter gelitten. Die Inzidenz pro Einzelflug beträgt in Düsenflugzeugen rund 0,1% (Turner 1975). Kleinkinder, Frauen (Lentz u. Collins 1977) und Personen nach üppiger Mahlzeit sind besonders anfällig. Reisekrankheit kann in sämtlichen Verkehrsmitteln auftreten, aber auch bei Zuschauern in Breitwandkinos. Das Auftreten wird gefördert durch Turbulenz, Angst, vegetative Labilität, aufrechtes Sitzen, unangenehme Gerüche, z.B. Rauch. Vor allem steigt aber die Inzidenz drastisch auf 10–30%, wenn andere Personen in der Kabine sich übergeben müssen (Dhenin 1978; Turner 1972). Nur Reisende mit beidseitigem Ausfall des Innenohrs, sind auch bei extremer Aktivierung des Vestibularapparates davor gefeit. Unser Tropenkollektiv hat je nach Reiseziel zu 1,2–2,2% (nicht signifikant) an Reisekrankheit gelitten, wobei dies teilweise durch Ausflüge in Booten oder Fahrzeugen bedingt war. Klinisch äußert sich die Kinetose in Übelkeit und Erbrechen, Blässe und kaltem Schwitzen. Zudem kann es zu Anstieg oder Abfall des Blutdrucks und der Pulsfrequenz kommen, beobachtet werden ferner erhöhte Atemfrequenz, Gähnen, Temperaturabfall. Der Patient ist üblicherweise bedrückt, indifferent und inaktiv.

*Vibration und Lärm* haben im modernen Luftverkehr für den Passagier nur eine untergeordnete Bedeutung.

*Zirkadiane Dysrhythmie,* auch transmeridianer Dyschronismus oder unter Fluggewohnten „jet lag" genannt, äußert sich v. a. in Störungen des Schlaf-Wach-Rhythmus durch Müdigkeit, Verminderung der geistigen und körperlichen Leistungsfähigkeit, Verdauungsstörungen. Die Anpassungszeit nach einer Reise in den Westen ist bis zu 50% kürzer als in der Gegenrichtung (Arendt u. Marks 1982). Objektivieren läßt sich dies durch Messungen von Körpertemperatur, Palmartranspiration, Elektrolyten, Steroiden, Glukose, Lipiden, Prolactin-, Adrenalin- und Noradrenalinausscheidung, durch EKG und EEG-Veränderungen und Verschiebung des Menstruationszyklus (Carruthers et al. 1976; Désir et al. 1982; Ghata et al. 1971; Mills 1973).

Von besonderer Bedeutung ist die Zeitverschiebung bei der Notwendigkeit zu regelmäßiger Einnahme von Medikamenten, z. B. von Antikoagulanzien (Barth 1974) oder auch niedrig dosierten Ovulationshemmern (vgl. 6.1, Baark 1979), oder bei Diabetikern (Lawee 1978; Sorokin u. Payda 1975; Tashima et al. 1974). Abgesehen davon gibt es keine Anhaltspunkte für durch Zeitverschiebung bedingte erhöhte Morbidität oder Mortalität bei Flugzeugbesatzungen (Arendt u. Marks 1982).

*Klimawechsel* können den Flugpassagier zusätzlich belasten (Diesfeld 1971; Turner 1975). Ein Hitzschlag, bei Truppen oder Mekkapilgern beschrieben, scheint aber bei Touristen selten (Khogali 1983). Wir werden darauf später (s. 6.1) zurückkommen.

*Epidemien* während und unmittelbar nach dem Flug (WER 89/78) wie auch auf Kreuzfahrten (Berkelman et al. 1983; Dannenberg et al. 1982; Merson et al. 1975) sind mehrfach beschrieben worden. Verantwortlich war eine Vielzahl von Erregern, wie Vibrio cholerae (Sutton 1974), Vibrio parahaemolyticus (Lawrence et al. 1979; Peffers et al. 1973; Peloux et al. 1981; PHLS 1972c), Salmonella typhi (Anonym 1977; Davies et al. 1972), diverse Salmonellen (Bäck et al. 1977; Böttiger u. Romanus 1977; Burman et al. 1977; Schindel u. Plentz 1977; Steffen et al. 1981; WER 254/78), Shigellen (MMWR 217/74), Escherichia coli (Gork 1976; Lumish et al. 1980; MMWR 229/76), Staphylococcus aureus (Eisenberg et al. 1975; WER 254/78; MMWR 294/83), Norwalk-Virus (Gunn et al. 1980), Influenza (Moser et al. 1979). Auch Botulismus ist vorgekommen (BAG 21/74; Frey, persönliche Mitteilung). Nach Lebensmittelvergiftungen im zivilen Flugverkehr sind 7 Todesfälle verzeichnet (Gork 1976, WHO 1976). Angesichts bedenklicher hygienischer Verhältnisse in den Küchen einzelner Flughäfen (Vadhanasin et al. 1976) und der mangelhaften Hygiene bei der Toilettendesinfektion selbst in Großflugzeugen (Winkle u. Rohde 1979) ist dieser Sachverhalt nicht verwunderlich. In den USA, wo Masern kaum mehr vorkommen, ist deren Übertragung auf internationalen Flughäfen bedeutsam (MMWR 210/83).

## 4.2 Übersicht über Gesundheitsstörungen während des Auslandsaufenthalts

Wir haben diesbezügliche Daten für Reisen in die Tropen und bei der Kontrollgruppe, die Nordamerika besucht hat, erhoben. Folgende Schweregrade der Gesundheitsbeeinträchtigung lassen sich definieren:

1. *Beschwerden* sind aufgetreten bei Reisenden, die den exotischen Aufenthalt nur mit medizinischer Hilfe bzw. Medikamenteneinnahme (außer Prophylaktika und Therapie vorbestehender Krankheiten) absolvieren konnten oder bei denen subjektives Krankheitsgefühl bzw. umschriebene neue oder verschlimmerte, bereits früher vorhandene gesundheitliche Störungen oder Bettlägerigkeit vorlagen.
2. Als *subjektiv krank* gelten diejenigen, welche die Frage „Haben Sie sich auf dieser Reise je krank gefühlt?" bejaht haben.
3. Die *Bettlägerigkeit* ist ohne weitere Präzisierung, z. B. über deren Dauer, erfragt worden.
4. Als Personen, die *medizinische Hilfe* beansprucht haben, wurden diejenigen bezeichnet, die von begleitenden oder ortsansässigen Ärzten oder Krankenschwe-

**Tabelle 8.** Schweregrade der Gesundheitsbeeinträchtigung während des Auslandsaufenthalts bei 11 886 europäischen Charterflugtouristen 1975–1977

| Kriterien | Schweregrade der Gesundheitsbeeinträchtigungen [%] | | | |
|---|---|---|---|---|
| | Beschwerden | Subjektiv krank | Bettlägrig | Medizinische Hilfe |
| *Reiseziele* | | | | |
| Ostafrika | 73,6 | 16,9 | 3,8 | 4,0 |
| Westafrika | 82,0 | 26,2 | 5,7 | 4,4 |
| Sri Lanka/Malediven | 80,4 | 23,2 | 4,3 | 5,9 |
| Thailand | 68,4 | 17,4 | 3,3 | 5,3 |
| Fernost | 77,8 | 23,8 | 4,8 | 6,5 |
| Brasilien | 71,5 | 27,3 | 6,0 | 6,0 |
| Südamerika | 82,7 | 31,5 | 7,1 | 6,6 |
| Tropen insgesamt | 74,9 | 21,5 | 4,5 | 5,3 |
| Nordamerika | 46,6 | 8,3 | 0,9 | 1,1 |
| Signifikanz | $p < 0,001$ | $p < 0,001$ | $p < 0,001$ | $p = 0,006$ |
| *Reisestil (Tropen)* | | | | |
| Badeferien | 73,0 | 19,7 | 4,7 | 5,8 |
| Rundreise | 75,5 | 21,4 | 4,2 | 5,2 |
| Abenteurer | 78,0 | 27,4 | 7,7 | 12,3 |
| Signifikanz | $p < 0,04$ | $p < 0,001$ | $p < 0,001$ | $p < 0,001$ |
| *Geschlecht (Tropen)* | | | | |
| Männlich | 73,3 | 20,8 | 4,0 | 5,5 |
| Weiblich | 77,1 | 22,7 | 5,2 | 5,1 |
| Signifikanz | $p < 0,001$ | n. s. | $p < 0,01$ | n. s. |

stern beraten oder behandelt wurden, sowie alle, die hospitalisiert werden mußten.

Laut Tabelle 8 haben nur 25% der Reisenden den meist kurzen Tropenaufenthalt frei von irgendwelchen Beschwerden überstanden. Auf den ersten Blick wirkt dieses Resultat alarmierend. Die Detailanalyse jedoch zeigt, daß nur ein geringer Anteil der Beschwerden bedeutsam, der größere Anteil aber in keiner Weise bedrohlich, sondern mehrheitlich banal ist. Konstitutionelle Faktoren bedingen wohl die bei Frauen geringfügig vermehrten Klagen. Erfahrung durch frühere Tropenreisen vermochte überraschenderweise das Vorkommen von Beschwerden oder schwerwiegenderen Gesundheitsstörungen nicht signifikant zu vermindern. Ein abenteuerlicher Reisestil erhöhte v. a. die bedeutenderen Parameter, was weitgehend mit einer durchschnittlich längeren Aufenthaltsdauer zu erklären ist. Für die fundierte Beratung Reisewilliger können wir zudem festhalten, daß das Alter per se kein Grund gegen Fernflugreisen ist. Im Gegenteil, die Jüngeren erscheinen eher etwas empfindlicher (p < 0,001, Abb. 5, vgl. 4.5.2).

Dasselbe gilt für Kreuzfahrten (Jäger 1980) und ist auch, allerdings auf kärglichen Daten basierend, für Überlandrundreisen beschrieben (Carp 1972; Denes 1977).

Ganz generell wurde beim Besuch von Westafrika und Südamerika das Wohlbefinden am häufigsten beeinträchtigt. Die unterschiedliche Anfälligkeit je nach Reiseziel (Tabelle 8) ist sowohl durch Differenzen in den hygienischen Verhältnissen, als auch in der Verhaltensweise bedingt.

Vergleichsweise haben 21,6% amerikanischer Fluggäste bei der Heimkehr aus ausländischen Aufenthaltsorten (Kendrick 1972a) und 19,5% nach der Landung aus Europa (Kendrick 1972b) angegeben, unterwegs erkrankt zu sein. Auch in die-

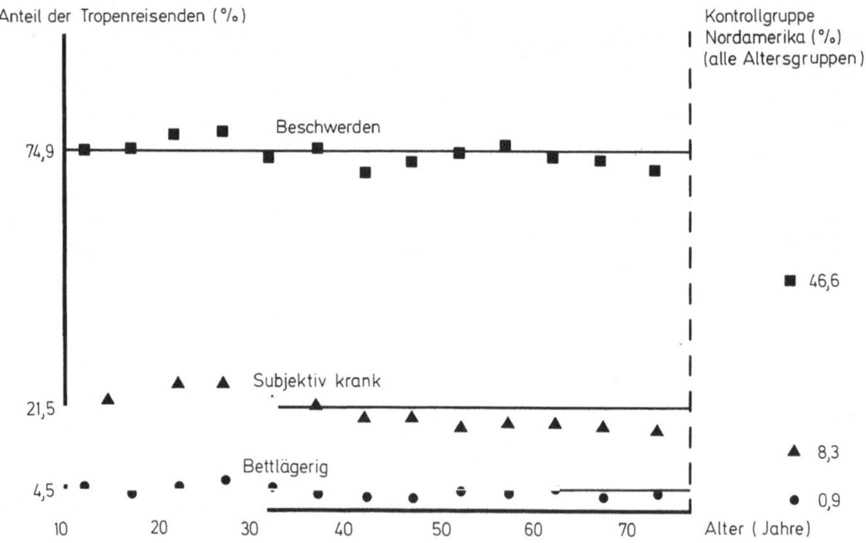


**Abb. 5.** Verschiedene Grade von Gesundheitsstörungen bei Tropenreisenden (n = 10 498) und Besuchern von Nordamerika (n = 1367)

sem Kollektiv hat die Aufenthaltsdauer rund 3 Wochen betragen (Gangarosa et al. 1980). Rund 20% der Erkrankten hatten ärztliche Hilfe beansprucht, 4mal mehr als unser Kollektiv. Dies mag bei den Amerikanern auf einer geringeren Neigung zur Selbsttherapie oder auf einem größeren Vertrauen zur europäischen als zur ortsansässigen tropischen Medizin beruhen. Unter 934 deutschen heimkehrenden Tropenurlaubern haben 8,6% angegeben, „durch Gesundheitsstörungen im Reiseablauf wesentlich beeinträchtigt" worden zu sein (Plentz 1978). Auch in dieser Studie haben aber rund 75% des Kollektivs meist nur unter geringfügigen Beschwerden gelitten (Diesfeld 1980). Dagegen sind in einer kleinen deutschen Studentengruppe nur 50% aus Italien, 18% aus Rumänien „gesund" heimgekehrt (Stille et al. 1968).

## 4.3 Beeinflussung vorbestehender Krankheiten während des Auslandsaufenthalts

Die Beeinflussung vorbestehender Krankheiten während des Auslandsaufenthalts haben wir bei 10929 Tropenrückkehrern erfaßt, die zu den in Abschn. 2.3.1 und 2.5.2 erwähnten gehören. Die gleichen Fragen wurden zusätzlich auch den 1379 Heimkehrern aus Nordamerika gestellt.

2,5% der aus den Tropen (und Subtropen) zurückfliegenden Touristen, aber nur 1,2% der Heimkehrer aus den USA und Kanada gaben an, ihre Beschwerden hätten sich im Laufe der Reise verändert. Wie Tabelle 9 zeigt, hat sich in den Tropen ein größerer Anteil von Leiden gebessert, während in der gemäßigten Zone der ungünstige Effekt eher überwiegt. In der Gruppe, welche den Nordatlantik überquerte, erwies sich die Zahl von 17 Fällen für eine Unterteilung in diagnostische oder andere Untergruppen als zu gering. Es schien jedoch, daß sich das gemäßigte Klima v.a. bei Rheuma und bei chronischen Infekten der oberen Atemwege weniger günstig auswirkte als die Tropen.

1,6% der unter 30jährigen, 2,7% der 30- bis 59jährigen und 3,0% der über 60jährigen meldeten eine während des Tropenaufenthalts aufgetretene Veränderung ihrer Beschwerden. Dabei war die Besserungsquote 62–90% (durchschnittlich 70%, n = 221) für alle Lebensjahrzehnte über 30 Jahre, jedoch nur 32% (n = 50) für jüngere Reisende, die selten unter rheumatologischen, hingegen relativ häufig unter weitgehend ungünstig beeinflußten dermatologischen Problemen und solchen des Verdauungstraktes litten. Geschlechtsspezifische Unterschiede (p = 0,03; Steffen u. van der Linde 1981) beruhen darauf, daß die bei Männern vorherrschenden Beschwerden des Respirationstrakts sich eher besserten, während die fast ausschließlich von

**Tabelle 9.** Beeinflussung vorbestehender Leiden durch Fernflugreisen (1975–1977, 1980)

| Reiseziel | Reisende mit beeinflußten Leiden [%] | | |
|---|---|---|---|
| | Gesamt | Verbessert | Verschlechtert |
| Tropen<br>n = 10929 | 2,5 | 1,6 | 0,9 |
| | | p = 0,002 | n.s. |
| Nordamerika<br>n = 1379 | 1,2 | 0,5 | 0,7 |

Frauen gemeldeten orthostatischen Hypotonien und Knöchelödeme sich eher verschlimmerten (Mohr u. Haas 1971).

Eindeutig ungünstig beeinflußt durch einen Tropenaufenthalt wurden vorbestehende Verdauungsstörungen. Dies mag durch Kostwechsel bedingt sein, jedenfalls sind z.B. hämorrhagische Gastritiden nach Genuß von Capsicum (Chili) objektivierbar (Viranuvatti et al. 1972). Möglicherweise spielen auch die reichlich genossenen eisgekühlten Getränke eine Rolle. Bereits früher ist ein gesunder Magen-Darm-Trakt als Voraussetzung für Arbeitsaufenthalte in den Tropen postuliert worden (Röllinghoff 1980). Eine zuverlässige Differenzierung der einzelnen Dermatosen war nicht möglich; aber Engel (1980) erwähnt den ungünstigen Einfluß auf Psoriasis und schwere Akne. Unter diversen Leiden bedeutsam sind wie in Abb.6 ersichtlich 3 Fälle von Rezidiven einer Urolithiasis. Die Kalziumausscheidung steigt unter intensiver Sonneneinstrahlung (Parry u. Lister 1975). Bereits früher ist auf den ungünstigen Einfluß der Tropen bei Patienten mit dieser Diagnose hingewiesen worden (Mohr 1968; Röllinghoff 1964). Badeferien wirkten sich, ausgenommen bei den erwähnten Kreislaufstörungen, günstiger aus als Rundreisen (Steffen u. van der Linde 1981). Die Erfahrung aus früheren Tropenreisen spielte keine Rolle.

Keine Veränderung vorbestehender Leiden meldeten 4,3% der Befragten. In dieser Gruppe fanden sich alle Fälle von Diabetes mellitus, die meisten neurologischen und malignen Leiden sowie einige der in Abb.6 aufgeführten Beschwerden.

Der Grad der Verschlimmerung wurde nur in der größeren der beiden Studien erfaßt. Von den 94 Patienten mit aggravierten Leiden konsultierten nur 14 einen ansässigen oder die Gruppe begleitenden Arzt, 10 wurden vorübergehend bettlägerig und 3 wurden für kurze Zeit in einer lokalen Klinik aufgenommen, davon 2 wegen gastrointestinaler Komplikationen. Die Verschlechterung war somit nur selten schwerwiegend.

Trotz aller Zweifel über die Zuverlässigkeit der durch Patienten beschriebenen Diagnosen, schließen wir aus diesen Beobachtungen, daß chronisch Kranke durchaus eine Tropenreise unternehmen können. Fälle, in denen von dieser Grundregel

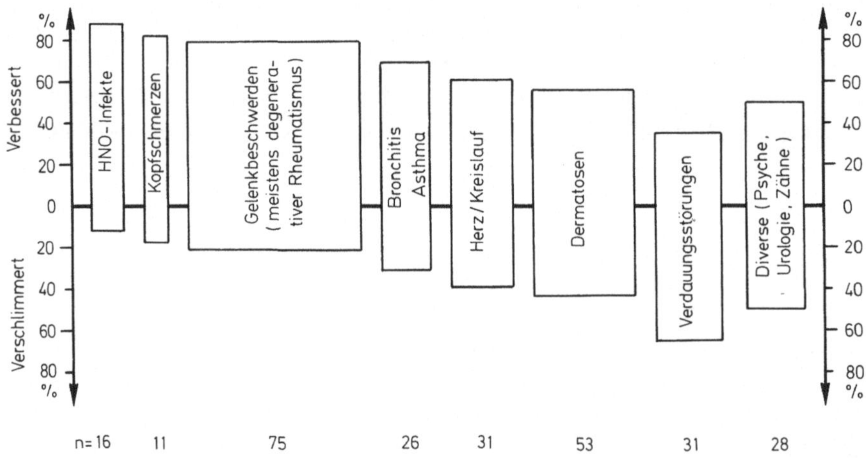


**Abb.6.** Beeinflussung vorbestehender Krankheiten unter 10929 Tropentouristen (1975–1977, 1980)

abgewichen werden muß, sind meistens offensichtlich (Sorokin u. Payda 1975). Weitere Schlüsse aus diesen Resultaten finden sich in Teil III: Präventivmedizin.

Die letalen Komplikationen vorbestehender Krankheiten (s. 2.3.2) betreffen etwa eine unter 15000–50000 Personen, wobei die Angaben je nach Herkunft erheblich differieren. Dies ist nur z. T. durch die kleinen Fallzahlen bedingt; weitere Untersuchungen sind angebracht. Für diese Todesfälle verantwortlich ist mehrheitlich koronare Herzkrankheit mit Zustand nach Myokardinfarkt. Diesbezüglich wird von Reiseleitern v. a. das Hochland der Anden (Cuzco, Macchu Picchu, La Paz) bei Südamerika-Rundreisen gefürchtet, obgleich Daten über die Gefährdung fehlen. Gelegentlich unternehmen schwerkranke Patienten eine Fernreise, ohne ihren Arzt zu konsultieren.

Etwa einer unter 10000 Interkontinentalreisenden muß mit dem Ambulanzflug oder einem Krankentransport im Linienflug in die Heimat zurückgeflogen werden. Bei etwas über der Hälfte der Fälle handelt es sich um Unfallpatienten. Innerhalb der Gruppe der Erkrankten liegen zu einem Drittel Komplikationen vorbestehender Krankheiten (z. B. Schizophrenie, Depression, Koronarinsuffizienz) vor, bei einem Drittel bedingen neu aufgetretene Leiden (z. B. Amöbiasis, Gastrointestinalblutung) den Heimtransport. Das letzte Drittel der Fälle ließ sich nach diesen Kriterien nicht sicher unterteilen.


## 4.4 Auftreten einzelner neuer Gesundheitsstörungen

*Reisediarrhö.* Wie erwartet erwies sich die Reisediarrhö als die häufigste Gesundheitsbeeinträchtigung, sie wird im nächsten Abschnitt ausführlich besprochen.

*Obstipation* (Tabelle 10) haben Frauen und Personen mit gedrängtem Rundreiseprogramm besonders häufig empfunden. Die Inzidenz für die Dauer des Aufent-

**Tabelle 10.** Neue oder verstärkt aufgetretene Gesundheitsstörungen oder Symptome bei 10507 europäischen Charterflugtouristen 1975–1977 (geschlossene Fragestellung)

| Art der Gesundheitsstörung | Anteil der betroffenen Tropentouristen [%] | | | | Vergleich des Gesamtkollektivs Tropen mit der Kontrollgruppe Nordamerika | | |
|---|---|---|---|---|---|---|---|
| | Geschlecht | | | | Tropen | | Nordamerika |
| | Männer | | Frauen | | | | |
| Diarrhö | 34,2 | ns | 33,4 | | 33,9 | ** | 5,8 |
| Obstipation | 9,9 | ** | 19,9 | | 14,0 | ** | 19,8 |
| Erkältung | 11,5 | ns | 12,5 | | 11,9 | ** | 8,2 |
| Insomnie | 9,4 | ** | 12,5 | | 10,6 | ** | 7,0 |
| Kopfschmerzen | 6,2 | ** | 10,1 | | 7,8 | ns | 7,6 |
| Dermatosen | 4,9 | ** | 6,9 | | 5,7 | ** | 3,4 |
| Fieber | 4,0 | ns | 3,4 | | 3,8 | ** | 1,2 |
| Kinetosen | 1,0 | ** | 2,1 | | 1,4 | ns | 1,3 |
| andere (Details s. Tabelle 11) | 10,5 | ns | 11,7 | | 11,0 | ** | 4,4 |

*ns,* nicht signifikant; *, p < 0,01; **, p < 0,001

haltes variierte nur unbedeutend unter den einzelnen Reisezielen in den Tropen. Die Verstopfung war die einzige Beeinträchtigung des Wohlbefindens, die in Nordamerika im Vergleich zu den Tropen vermehrt vorkam. Obstipation trat bei 52,5% der befallenen Tropen- und 62,8% der Nordamerikatouristen im ersten Aufenthaltsdrittel auf. Auf maximal 4 Tage beschränkt war sie in 82% der Fälle mit südlichen Zielen und in 84% der Kontrollgruppe. Die durchschnittliche Verstopfungsdauer wird mit 3,5, bzw. 3,4 Tagen angegeben.

Über die Gründe dieser regionalen Unterschiede und zeitlichen Verteilung können wir von epidemiologischer Warte aus höchstens spekulieren. Das überwiegende Auftreten in der Frühphase des Aufenthaltes und die Häufung bei gedrängtem Reiseprogramm mag auf psychische und vegetative Faktoren deuten, wie sie bereits bei Inlandsreisen vorkommen. Die in Südamerika leicht vermehrte Inzidenz erklären wir dementsprechend durch die speziell in den Anden üblichen langen Ausflüge, wo hygienisch befriedigende Toiletten rar sind. Bei den Badeferien ist der Gang ins eigene Hotelzimmer weniger problematisch und fast jederzeit möglich. Überdies könnten wohl die Prophylaxe mit unnötigen Darmmitteln und das Meiden schlackenreicher Kost zur Verstopfung beitragen. Begünstigend wirken evtl. auch mangelnde körperliche Bewegung bei dem Teilkollektiv, welches für lange Rundreisen im Bus sitzt, sowie die Dehydrierung durch Klima oder vorausgegangene Diarrhö. Die hohe Inzidenz in Nordamerika mag hypothetisch durch die dort geringere Tendenz zur Verflüssigung der Stühle und die große Zahl von Rundreisen erklärt werden.

Eindeutig dritthäufigste Gesundheitsstörungen unterwegs (s. Tabelle 10) sind die *respiratorischen Infekte,* die aber nur bei 12% der Tropenfälle und bei 20% der Erkrankungen in Nordamerika von Fieber begleitet waren. Ausschließlich febrile Fälle betrafen somit 1,6% bzw. 1,7% des Gesamtkollektivs und unterschieden sich somit in der Inzidenz nicht von einer Klimazone zur anderen. Patienten mit Infekten der Atemwege während Aufenthalten in Ostafrika (Cunningham 1972), Fidschi (Sorokin u. Payda 1975) und ganz besonders in China (Haung XC, persönliche Mitteilung) konsultierten am häufigsten einen Arzt. Offenbar fehlen Antikörper gegen Erreger, wie sie in Gegenden, die nur selten besucht werden oder deren Bewohner selten reisen, auftreten. Das hat sich auch bei Kontakten mit Bewohnern der Antarktis und der abgelegenen Insel Tristan de Cunha gezeigt (Tyrell 1975). Anhaltspunkte für gravierende Folgen wie Pneumonien haben sich in unserer Studie nicht gefunden. Gelegentlich sind aber Epidemien beschrieben worden, in denen Legionella pneumoniae gesichert oder retrospektiv angenommen wurde (Grist et al. 1979, 1982; Pönkä u. Pettersson 1980; Reid 1982; Wallace u. MacDonald 1980; WER 73/78, 233/79). Allein 1980 waren 4 Heimkehrer deswegen in Birmingham hospitalisiert (Geddes u. Gully 1981). Ob diese „neue" Krankheit Reisende vermehrt gefährdet, ist noch ungewiß (PHLS 1983 c; WER 261/83). Das überwiegende Auftreten der banalen Erkältungen bei Reisen in Wintermonaten läßt eine Mitverursachung durch große Klimaunterschiede erahnen (Diesfeld 1971). Ob die im Vergleich zum amerikanischen Probandengut (Kendrick 1972a) höhere Rate dadurch oder durch die geschlossene Fragestellung zu erklären ist, muß dahingestellt bleiben. Den Einfluß von Klimaanlagen, die offenbar die Gefährdung erhöhen (Iwanoff et al. 1975), vermochten wir nicht zu beurteilen.

Die Quoten der *Schlafstörungen* gehen keineswegs mit der Zahl übersprungener

Zeitzonen parallel (Tabelle 10). Die hohe Anzahl in Westafrika (19%) spiegelt sich in fast jedem Charterflug und ist somit nicht durch besondere Umstände einer einzelnen Reise oder eines Hotels zu erklären. Die älteren Jahrgänge waren von Insomnie besonders häufig betroffen.

Die neu aufgetretenen *Kopfschmerzen,* in den Anden durch den Soroche, wie die Höhenkrankheit dort bezeichnet wird, nicht signifikant vermehrt, könnten angesichts der bei der Kontrollgruppe fast identischen Resultate eher auf Spannung oder vegetativen Störungen als auf Insolation beruhen.

Naturgemäß vermochten die Probanden ihre *Dermatosen* nicht sicher zu differenzieren (Grosshans et al. 1980).

Die im Vergleich zu anderen Studien (Turner 1972) vermehrten *Kinetosen* sind durch die in unserem Kollektiv offenbar häufigeren Busfahrten, Safariausflüge etc. bedingt.

Unter den weiteren erstmals aufgetretenen gesundheitlichen Störungen, nach denen in einer offenen Frage gefahndet worden ist, nehmen laut Tabelle 11 „Herz- und Kreislaufbeschwerden" den ersten Rang ein. Dies ist vorsichtig zu beurteilen, da besonders in dieser Sparte die Selbstdiagnostik von Laien unzuverlässig ist. Mehrheitlich scheint es sich um venöse Stasen als Folge der Reise (Daintree Johnson 1973; Gissane 1973; May u. Mignon 1981) oder der Klimabelastung (Mohr u. Haas 1971) gehandelt zu haben.

Im Hochland der Anden ist keine Zunahme der kardialen Komplikationsrate gemeldet worden. Ist dies dadurch bedingt, daß jene Reisenden, durch Betreuer ent-

**Tabelle 11.** „Andere", neu oder verstärkt aufgetretene Gesundheitsstörungen oder Symptome bei 10 507 europäischen Charterflugtouristen 1975–1977 (offene Fragestellung)

| Art/Organgruppen | Anteil [%] | | | Dominierende Einzeldiagnosen, Bemerkungen |
| --- | --- | --- | --- | --- |
| | Tropen | | Nordamerika | |
| Zahn-/Kieferschmerzen | 0,19 | ns | 0,36 | |
| Sinnesorgane | 0,84 | ns | 0,58 | Otitiden häufiger bei Männern, Konjunktivitis |
| Infekt der oberen Luftwege | 1,35 | ** | 0,29 | Pharyngitis, Tonsillitis, Bronchitis |
| Herz-/Kreislaufbeschwerden | 1,58 | ns | 1,16 | Ödeme, Hypotonie. In Andenländern nicht vermehrt |
| Gastrointestinale Beschwerden | 1,43 | * | 0,44 | Vomitus, Gastritis, Appetitverlust |
| Niere/ableitende Harnwege | 0,32 | ns | 0,29 | Zystitis, Urolithiasis |
| Venerische Krankheiten | 0,64 | * | 0,07 | Gonorrhö, selten Lues (vgl. Text) |
| Zyklusstörungen | 0,10 | ns | 0,07 | |
| Rheumatische Leiden | 0,31 | ns | 0,29 | |
| Dermatosen | 0,81 | ** | – | Ekzem |
| Insolation | 0,82 | * | 0,15 | |
| Verletzungen | 0,26 | ns | 0,07 | Distorsion, Zerrung, nur 1 Fraktur |
| Insektenstiche | 0,39 | ns | 0,07 | |
| Diverse | 0,41 | ns | 0,36 | |
| Ohne Detailbeschreibung | 1,55 | ns | 0,80 | |
| Total | 11,00 | ** | 5,20 | |

*ns,* nicht signifikant; *, p < 0,01; **, p < 0,001

sprechend vorbereitet, die Wirkungen der ungewohnten Höhe als nicht erwähnenswert empfunden haben? Oder vermochten die Betreffenden dies nicht mehr zu melden (vgl. 4.3). Jedenfalls ist dem Autor eine Fülle von Klagen und auch von gravierenden Zwischenfällen in Reisegruppen bekannt. Die kurze Aufenthaltsdauer reicht kaum aus, um zu beschriebener Hypotonie (Marticorena et al. 1969) zu führen.

Untervertreten sind sicher die venerischen Leiden, da zum Zeitpunkt der Befragung die Inkubationszeit noch nicht abgelaufen war. Sie werden in Abschn. 5.5 gesondert besprochen.

Auch *psychiatrische Erkrankungen* konnten bei der angewandten Methodik nicht der Sachlage entsprechend beurteilt und gemeldet werden. Aus retrospektiven Untersuchungen schließt Ohasi et al. (1981) auf Auslösung von endogenen Depressionen und Schizophrenien durch Reise und Urlaub, doch die Begründung, die Psychose sei durch und nicht einfach während der Reise aufgetreten, darf nicht verallgemeinert werden. Bezeichnenderweise werden seit der Antike therapeutische Reisen für chronische psychiatrische Patienten empfohlen (Ackerknecht 1967; Bolk-Weischedel 1980). Differenzierter beurteilen andere Gruppen (Barnes 1980; Chmiel et al. 1979; Strelzer 1979) Persönlichkeitsstruktur und Einzelaspekte einer Ferienreise.

Gefährdet sind v. a. Personen, die wegen emotioneller Probleme von Wohn- und Arbeitsplatz fliehen. Beispielsweise kennt man auf Hawaii – auf die Illusion eines sorgenfreien Lebens mit Überfluß an Nahrungsmitteln hinweisend – das „coconuts and banana syndrome". Andere können sich fern von der Arbeit keine Freude und Ruhe gewähren. Eine dritte Gruppe verschließt sich neuen Eindrücken aus Furcht, dadurch überwältigt zu werden. Nicht flexible Charaktere haben Mühe, sich anzupassen. Einige erliegen dem Drogenkonsum, und einige unternehmen die Reise gezielt, um Suchtmittel zu beschaffen. Eine Reise bringt nicht nur Freude, sondern auch Belastung; man beachte den gemeinsamen Ursprung von (engl.) „travel" und (frz.) „travail". Das Tragen von Gepäck, Schlangestehen und Warten, Unsicherheit über knappe Anschlüsse, den zu wählenden Weg oder Schalter, Formalitäten, unliebsame Reisebegleiter, die Unterkunft, Unkenntnisse der Sprache, Sitten und Gebräuche, Verlust der gewohnten Umgebung, Übermüdung, insbesondere bei Verspätungen und bei zirkadianer Dysrhythmie (Tec 1981), und anderes mehr frustriert, verunsichert und verärgert. Reisende berichten über vermehrten Muskeltonus mit Kopf- und Rückenschmerzen, es kommt zu erregten Tiraden, zu Mißtrauen gegenüber Fremden. Gelegentlich erfolgt ein völliger Verlust der Selbstkontrolle, es kann eine Psychose ausgelöst werden. Angeblich werden jugendliche Teilnehmer von Reisegesellschaften besonders leicht überlastet (Prokop 1970). Gelegentlich wird eine Reise nur zum Zweck unternommen, fern von unüberwindbaren Hindernissen Suizid zu begehen (Prokop 1970). Bezeichnenderweise verteilen sich die Diagnosen bei 50 Touristen, die auf Oahu notfallmäßig und mehrheitlich erstmals psychiatrisch betreut werden mußten, folgendermaßen (Strelzer 1979):

Angstreaktionen:         20 Patienten, davon 1 hospitalisiert;
Alkoholabusus:           13 Patienten, davon 3 hospitalisiert;
Schizophrenie:            9 Patienten, davon 5 hospitalisiert;
Verwirrtheit:             7 Patienten, davon 5 hospitalisiert;
Endogene Depression:      1 Patient, nicht hospitalisiert.

Die Bedeutung psychischer Erkrankungen bei längeren Aufenthalten in den Tropen hat Bertrand erfaßt, der 187 Heimtransporte von Europäern aus Schwarzafrika nach Frankreich untersuchte: Die größte Gruppe (17%) stellten psychisch Kranke, mehrheitlich junge Entwicklungshelfer, welche ihren Problemen nicht zu entfliehen vermochten. Kardiovaskuläre Aggravation (12%), Hepatopathien (11%), neurologische Leiden (10%) oder gar Tropenkrankheiten (3%) spielten eine geringere Rolle (Sankalé 1980). Bei deutschen Entwicklungshelfern erfolgte die vorzeitige Rückführung in erster Linie wegen Hepatitis (18%) und Unfällen (17%), aber bereits an 3. Stelle rangierte vegetative Labilität (10%); Depression und Schizophrenie waren für weitere 5% verantwortlich (S. Joo 1979).

## 4.5 Reisediarrhö

Die Bedeutung der Diarrhö bei Reisen ist von alters her bekannt, was Kean (1963) mit den Versen 15 und 16 aus dem 22. Psalm belegte: „Wie Wasser bin ich hingeschüttet, . . . trocken wie Scherben ist mein Gaumen und meine Zunge klebt an meinem Schlund." Das Übel wurde v. a. in der Kolonialzeit mit einer Vielzahl von Namen (Tabelle 12) klangvoll umschrieben.

Thukydides und Peter Bamm haben die in Kriegen der Antike und der Neuzeit entscheidende Rolle der Ruhr geschildert; offenbar hat sie den Ausgang der Schlacht um El Alamein wesentlich beeinflußt (Gear 1944). Militärmedizinisch sind

**Tabelle 12.** Synonyma der Reisedurchfälle

| *Afrika* | *Mittelamerika* |
|---|---|
| Canary Disease | Aztec Two-Step |
| Casablanca Crud | Montezuma's Revenge |
| Gyppy (Egyptian) Tummy | Turista |
| | |
| *Naher und Mittlerer Osten* | *Europa* |
| Aden Gut | Greek Gallop |
| Basra Belly | Malta Dog |
| Delhi Belly | Rome Runs |
| Maladie de la Mer Rouge | Trotzky's (UdSSR, Lamblien) |
| Poonah Pooh | Zermattitis (Typhus abdominalis 1963) |
| Turkey Trot | |
| | |
| *Ferner Osten* | *Diverse* |
| Hongkong Dog | Backdoor Sprint |
| Ho Chi Minh | Coeliac Flux |
| Rangoon Runs | Emporiatric enteritis |
| Tokyo Trot | G. I.'s |
| | Passion |
| | Squitter |
| *USA* | Summer Complaint |
| San Franciscitis | Tourist Trot |

die akuten und chronischen Formen der Diarrhö bis in neuste Zeit einschließlich des Vietnamkonflikts von Bedeutung geblieben (Bulmer 1944; Echeverria et al. 1978 a, b; Haneveld 1960; Klipstein 1981; Sheehy 1968; Svennerholm et al. 1977; Tomkins et al. 1974). Muschg (1980) hat in seinem Roman *Bayiun* die Beeinträchtigung des modernen Touristen durch diese Erkrankung dargestellt.

Früher hat man als Ursache eine Vielzahl von Faktoren angeklagt, wie psychische Belastung, allgemeiner Streß (Dandoy 1966; Fernex 1962; Kean 1963; Krampitz 1975; Viranuvatti 1973), Hitzestreß (Wessenberg 1974), Unterkühlung des Abdomens durch kalte Getränke oder Ventilatoren (Kershaw 1947), Klimawechsel oder Sonneneinstrahlung (Liersch 1973), Reizung des Darmes durch Staub oder Sand (Turner 1972; Schneller 1977), Diätwechsel (Lux 1977; Marth 1968; Viranuvatti 1973), Dysbiose der normalen Darmflora (Malot u. Jaouen 1971), Vitaminmangel (Fernex 1962), billige Weine und Olivenöl (Turner 1979), Zeitdifferenzen (Werner 1978 b). Heute ist die infektiöse Genese mindestens für die Mehrzahl der Fälle unbestritten (DuPont 1981; Gorbach u. Hoskins 1980). Obgleich es über die Thematik dieser Schrift hinausgeht, sei erwähnt, daß die gleichen Diarrhöen sich in der dritten Welt fatal auswirken: Man schätzt, daß sie jährlich 1 Mrd. Krankheits- und 5 Mio. Todesfälle bedingen (Snyder u. Merson 1982). In zahlreichen Entwicklungsländern sind sie v. a. bei Kindern, die häufigste Todesursache überhaupt (Snyder u. Merson 1982, WER 354/82). Möglicherweise werden die intensiven Bemühungen um die Reisediarrhöen auch zu einer Lösung dieses Problems beitragen.


### 4.5.1 Definitionen

In Anlehnung an Merson et al. (1976) und D. A. Sack et al. (1977) ist die *Reisediarrhö* („travelers' diarrhea") definiert als das Auftreten von drei oder mehr wässerigen oder ungeformten Stühlen pro Tag oder einer beliebigen Zahl derartiger Stuhlgänge, sofern diese von Fieber, abdominellen Krämpfen oder Erbrechen begleitet sind. Die Fälle mit nur 1–2 wässerigen oder ungeformten Defäkationen ohne die erwähnten Begleitsymptome werden als *leichte Reisediarrhö* („loose motion") bezeichnet. Den Ausdruck *Reisedurchfälle* benutzen wir für die Summe der Reisediarrhöen und der leichten Reisediarrhöen. Blut- und Schleimbeimischung zu Fäzes wurden in den betreffenden Studien erfragt, aber zur Definition nicht miteinbezogen. Unsere Fragetechnik schloß Personen aus, welche bereits vor der Reise an Diarrhöen desselben Schweregrades litten. Wiederholtes Auftreten von Reisedurchfällen wurde nicht einzeln notiert.

Es sei betont, daß es sich bei den Reisedurchfällen teilweise nicht um die „richtige Diarrhö" der Gastroenterologen handelt (Ammann 1980; Goldfinger et al. 1976), da bei weitem nicht immer sämtliche dafür erforderlichen Kriterien, d. h. zu häufig, zu flüssig und mengenmäßig zu viel, erfüllt sind.

## 4.5.2 Inzidenz

Die Inzidenz der Reisediarrhö hängt davon ab, wer man ist, wohin man geht und wie man reist (Nye 1979). Von diesen Faktoren scheint das Reiseziel der wichtigste zu sein.

*Reiseziel.* Rund ein Drittel aller Tropenreisenden, aber nur einer von 20 Besuchern Nordamerikas waren laut Tabelle 13 von Reisediarrhö betroffen. Allerdings bestehen selbst zwischen einzelnen tropischen Reisezielen signifikante Unterschiede in der Inzidenz der Reisediarrhö, nicht aber der leichten Reisediarrhö.

Togo wies mit 53% den höchsten Anteil von tropischen Reisedurchfällen auf. Den Rekord von 56% erreichten aber 782 Besucher der subtropischen Region Monastir (Tunesien), obgleich ihre Aufenthaltsdauer eher kürzer war als anderswo. Innerhalb der Karibik traten in Haiti 33% Reisediarrhöen auf, auf allen anderen erfaßten Inseln betrug diese Quote nur 15–19%. Bei Reisen, die sich auf die mexikanische Hauptstadt beschränkten, war im Vergleich zu Reisen in die Provinzen die Durchfallinzidenz nur ganz unwesentlich vermindert.

Um die Inzidenz während eines 14tägigen Aufenthalts zu erfassen, wurden alle Personen mit kürzerer Aufenthaltsdauer und diejenigen, bei welchen eine Diarrhö erst später aufgetreten war, ausgeschlossen. Auswertbar blieben 14489 Interkontinentalreisende (Abb. 7), wobei die Resultate sich gegenüber der Häufigkeit pro Aufenthalt nicht wesentlich unterschieden (Steffen et al. 1983).

Diverse andere Forschungsgruppen haben die Häufigkeit der Reisedurchfälle ebenfalls erfaßt (Tabelle 14). Beim Vergleich ist folgendes zu berücksichtigen:

Erstens wurde das Krankheitsbild unterschiedlich definiert (Dandoy 1966; DuPont et al. 1977b; Gangarosa et al. 1980; Gorbach 1982; Hyllner u. Heinlaid 1964; Kean 1969; Loewenstein et al. 1973; Merson et al. 1976; Ryder 1981). Zweitens

**Tabelle 13.** Häufigkeit der Reisedurchfälle an einzelnen Reisezielen während des Auslandaufenthaltes von 16568 europäischen Charterflugtouristen (1975–1977, 1980/81)

| Reiseziel (vgl. Tabelle 1) | Reisediarrhö | | Leichte Reisediarrhö | |
|---|---|---|---|---|
| | n | [%] | n | [%] |
| Ostafrika | 797 | 30,1 | 94 | 3,6 |
| Westafrika | 197 | 39,0 | 17 | 3,4 |
| Sri Lanka/Malediven | 477 | 34,8 | 46 | 3,4 |
| Thailand | 409 | 22,3 | 47 | 2,6 |
| Fernost | 775 | 31,4 | 94 | 3,8 |
| Brasilien | 431 | 33,0 | 34 | 2,6 |
| Südamerika | 152 | 36,2 | 17 | 4,0 |
| Tunesien | 478 | 48,4 | 59 | 6,0 |
| Kanarische Inseln | 114 | 19,9 | 20 | 3,5 |
| Rhodos | 126 | 12,8 | 33 | 3,3 |
| Karibik | 168 | 19,8 | 29 | 3,4 |
| Mexiko | 342 | 31,0 | 40 | 3,6 |
| Nordamerika | 71 | 5,1 | 10 | 0,7 |
| Weltreisen | 35 | 26,1 | 7 | 5,2 |

**Tabelle 14.** Epidemiologische Studien der Reisedurchfälle (ab 1953, n > 50)

| Autor | Jahr der Studie | Population | | | | | Diarrhö | | | Vermehrte Inzidenz |
|---|---|---|---|---|---|---|---|---|---|---|
| | | Ursprung | Art | Reiseziel | Aufenthalts-dauer | n | n | % | |
| Kean u. Smillie 1954 | 1953 | USA | Studenten | Nordeuropa | 6–9 Wochen | 26 | 9 | 35 | |
| Kean u. Smillie 1954 | 1953 | USA | Studenten | Südeuropa | 6–9 Wochen | 127 | 85 | 67 | |
| Kean u. Waters 1958 | 1957 | USA | Touristen | Mexiko | > 7 Tage | 1004 | 326 | 33 | Junge Leute |
| Kean u. Waters 1958 | 1957 | USA | Touristen | Hawaii | > 7 Tage | 210 | 16 | 8 | |
| Kean 1969 | 1968 | Diverse | Kongreß | Teheran | ? | 393 | s. Abb. 8 | | |
| Varela et al. 1959 | ca. 1957 | USA | Studenten | Mexiko | 3 Wochen | 208 | 68 | 33 | |
| Haneveld 1960 | 1958 | Diverse | Militär | Libanon | ? | 576 | s. Abb. 8 | | Offiziere |
| Hyllner u. Heinlaid 1964 | 1962/63 | Schweden | Touristen | Kanar. Inseln | 14 Tage | ? | 371 | 65–70 | |
| Dandoy 1966 | 1964 | USA | Studenten | Los Angeles | 3–4 Wochen | 238 | 20 | 8 | |
| Dandoy 1966 | 1964 | Diverse | Studenten | Los Angeles | 3–4 Wochen | 215 | 30 | 14 | |
| Turner 1967 | ca. 1967 | Groß-britannien | BOAC-Personal/ Familien | Afrika | ? | total 1 104 | ? | 26 | |
| | | | | Mittlerer Osten | ? | | ? | 24 | |
| | | | | Südeuropa | ? | | ? | 17 | |
| | | | | Nord-/ Zentraleuropa | ? | | ? | 16 | |
| | | | | Asien | ? | | ? | 15 | |
| | | | | Südamerika | ? | | ? | 13 | |
| | | | | Australasien | ? | | ? | 11 | |
| | | | | Nordamerika | ? | | ? | 8 | |
| Stille et al. 1968 | 1967 | Deutschland | Studenten | Sardinien | 19–21 Tage | 169 | 35 | 21 | |
| | | | | Jugoslawien | 19–21 Tage | 156 | 37 | 24 | |
| | | | | Rumänien | 19–21 Tage | 63 | 48 | 76 | |
| Gangarosa et al. 1980 | 1969/70 | USA | Touristen | GB/Skandinavien | Variabel | 1551 | 65 | 4 | |
| | | | | Westeuropa | Variabel | 1465 | 82 | 6 | |
| | | | | Europ. Mittel-meerländer | Variabel | 1498 | 181 | 12 | |

| | | | | | | | | | |
|---|---|---|---|---|---|---|---|---|---|
| Loewenstein et al. 1973 | 1970 | Diverse | Kongreß | Mexiko DF | 9 Tage | 990 | s. Abb. 8 | | |
| Gorbach et al. 1975 | 1973 | USA | Studenten | Cholula (Mexiko) | 18 Tage | 133 | 38 | 29 | |
| Freedman 1977 | 1974 | Groß-britannien | Kongreß | London | ? | 143 | 4 | 3 | |
| Freedman 1977 | 1974 | Kontinental-europa | Kongreß | London | ? | 309 | 2 | 1 | |
| Hackett et al. 1976 | 1975 | Diverse | Trekker | Nepal | Variabel | 278 | ? | 25 | |
| Ryder et al. 1977 | ca. 1976 | Diverse | Kongreß | Miami | ? | 147 | 3 | 0–5 | |
| Chang 1978 | 1977 | USA | Touristen | Acapulco | 7 Tage | 162 | 133 | 82 | |
| Chang 1978 | 1977 | USA | Touristen | Peru | 8 Tage | 65 | ? | 60 | |
| Steffen et al. 1978 | 1975–77 | Schweiz (+) | Touristen | Diverse | Variabel | 16 568 | s. Tab. 13, Abb. 7 | | |
| Plentz 1978 | 1977 | Deutschland | Touristen | Brasilien | ? | 93 | 41 | 44 | Männer |
| | | | | Kenia | ? | 148 | 75 | 51 | (in 57% Diar- |
| | | | | Mexiko | ? | 88 | 44 | 50 | rhödauer |
| | | | | Sri Lanka | ? | 168 | 92 | 55 | 1 Tag) |
| | | | | Thailand | ? | 259 | 109 | 42 | |
| Ryder et al. 1981 | 1978 | Panama | Touristen | Mexiko | 15 Tage | 64 | 23 | 36 | Hoher Sozial status |
| Peltola et al. 1983 | 1979/80 | Finnland | Touristen | Spanien | ? | 1685 | ? | 8 | |
| | | | | Nordafrika | ? | 706 | ? | 36 | |
| | | | | Thailand | ? | 217 | ? | 25 | |
| | | | | Weltreise (Schiff) | ? | 57 | ? | 37 | |
| Wolfisberg (pers. Mitteilung) | 1983 | Deutschland Schweiz | Touristen (Pkw) | Italien | Variabel | 564 | 93 | 16 | |

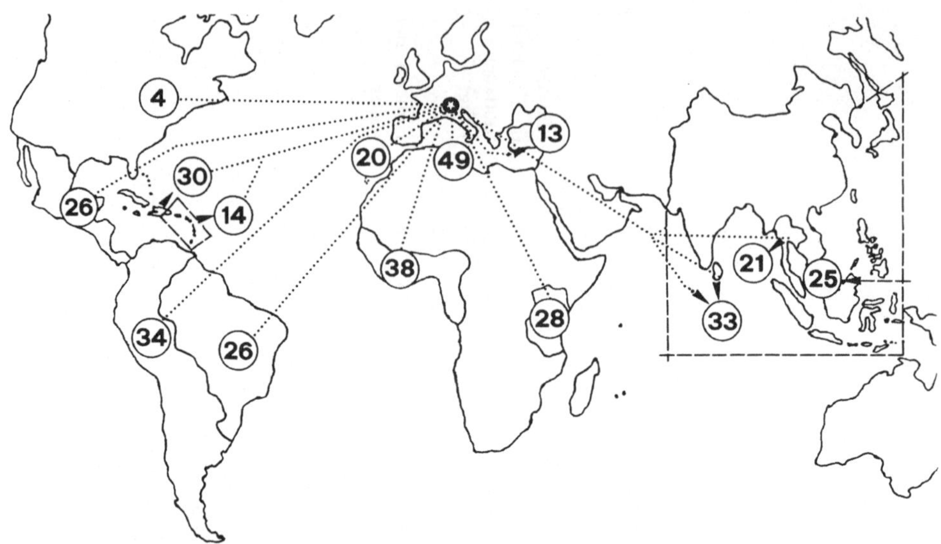


**Abb. 7.** Inzidenz der Reisediarrhö bei 14 489 Touristen während eines 14tägigen Aufenthalts an verschiedenen Reisezielen. Die Zahlen geben die Inzidenz in Prozent an. Zusätzlich gemeldet wurden je 1–6% leichte Fälle („loose motions")

sind unterschiedliche Erfassungstechniken zu beachten: Tägliche Beurteilung (DuPont et al. 1977 b) oder ein Diarrhötagebuch (Sack DA 1978) sind wohl zuverlässig, würden aber von Reiseorganisationen nie toleriert. Drittens ist der Zeitpunkt der Studie wichtig, da beispielsweise seit dem 2. Weltkrieg sich in Südeuropa die hygienischen Verhältnisse gebessert, in anderen Regionen aber, z. B. aus politischen Gründen (Libanon), verschlechtert haben. 4. ist die Aufenthaltsdauer ganz uneinheitlich. Unter Berücksichtigung dieser Faktoren stimmen die Resultate unserer weltweiten Erfassung mit denen regional beschränkter Studien gut überein.

Es lassen sich drei Risikoklassen der Reisediarrhö, die weit mehr von hygienischen als von klimatischen Faktoren abhängen, für einen 2wöchigen Aufenthalt von Reisenden aus entwickelten Ländern unterscheiden (DuPont 1981; Nye 1979):

1. Niedrige Inzidenz, meist unter 8%, besteht für Reisen innerhalb von Nordeuropa, den Vereinigten Staaten, Australien und Neuseeland.
2. Mittlere Inzidenz findet sich in Südeuropa, in der Karibik und in den rege besuchten Inselstaaten des Pazifiks, sowie, auf beschränkten Daten unserer Studie basierend, in Israel, Japan und Südafrika.
3. Hohe Inzidenz, d. h. über 20% bei Touristen und bis über 50% für Personen mit engem Kontakt zur einheimischen Bevölkerung, findet sich in allen Entwicklungsländern.

*Zeit.* Die Inzidenz der Reisedurchfälle wurde durch den Kalendermonat, in dem der Aufenthalt stattfand, nicht beeinflußt.

*Individuum.* Die Häufigkeit der Reisediarrhö ist abhängig vom Alter des Reisenden und in unbedeutendem, obgleich signifikantem (p < 0,001) Maße auch von dessen früherer Tropenerfahrung. Geschlechtsspezifische Unterschiede hingegen bestehen bei der eigentlichen Reisediarrhö nicht; die Fälle von leichter Reisediarrhö finden sich bei Männern gehäuft (p < 0,001). Diese mildere Form zeigte keine signifikanten Unterschiede nach Altersgruppe oder Tropenerfahrung (Tabelle 15).

Jugendliche sind anfälliger für eine eigentliche Reisediarrhö. Dies erwies sich als weder durch den abenteuerlicheren Reisestil der jüngeren noch durch die größere Tropenerfahrung der älteren Jahrgänge bedingt. Diese früher widersprüchlich geschilderte Altersdifferenz (Haneveld 1960; Kean u. Waters 1958) ist kaum einer jugendlichen Neigung zum Übertreiben zuzuschreiben, da Defäkationsfrequenzen keine altersspezifische Unterschiede aufweisen. In Betracht ziehen müssen wir den vermehrten Appetit junger Leute und die daraus bedingte größere Zahl aufgenommener pathogener Keime. Überdies wird durch große Mengen eingenommener Nahrungsmittel Magensäure eher neutralisiert, und evtl. auch lokale Antikörper verdünnt (Lee u. Kean 1978). Möglicherweise könnte auch vermehrtes Schwitzen zu einem Elektrolytverlust führen, der die Magensäureproduktion vermindert. Bisher ist dieses Phänomen aber erst nach mehr als 10 Tagen Tropenaufenthalt nachgewiesen worden (Jungmann u. Witte 1968). Die generelle Gefährdung von Individuen ohne oder mit geschwächter bakterizider Magensäurebarriere (Bartle u. Harkin 1925; Buchin et al. 1980; Editorial 1981a) ist hinlänglich bekannt, sei dies nun bedingt durch Gastrektomie (Nordbring 1962), Antazida (Steffen 1977; Editorial 1978), Cimetidin (Ruddell et al. 1980), Cannabis (Nalin et al. 1978b) oder durch Vorliegen eines Magenkarzinoms (Gatehouse et al. 1978), einer perniziösen Anämie (Gianella et al. 1972) oder Hypochlorhydrie anderer Ursache (Editorial 1975b; Jungmann u. Witte 1968) vor. Möglicherweise werden sich diese Risikopatienten künftig mittels sondenloser Sekretinbestimmung erfassen lassen. Nach Stimulation

**Tabelle 15.** Inzidenz der Reisedurchfälle nach persönlichen Kriterien bei 16 568 europäischen Charterflugtouristen (1975–1977, 1980/81)

| Kriterien | | n | Reisediarrhö | | Leichte Reisediarrhö | |
|---|---|---|---|---|---|---|
| | | | n | [%] | n | [%] |
| Geschlecht | Männlich | 6290 | 1900 | 30,2 | 254 | 4,0 |
| (Tropen) | Weiblich | 4319 | 1355 | 31,4 | 99 | 2,3 |
| Altersgruppe | < 19 | 177 | 53 | 29,9 | 10 | 5,6 |
| (Tropen) | 20–29 | 2795 | 1023 | 36,6 | 97 | 3,4 |
| | 30–39 | 2911 | 905 | 31,1 | 109 | 3,7 |
| | 40–49 | 1858 | 501 | 27,0 | 53 | 2,9 |
| | 50–59 | 1641 | 464 | 28,3 | 38 | 2,3 |
| | 60–69 | 974 | 250 | 25,7 | 35 | 3,6 |
| | > 70 | 232 | 53 | 22,8 | 13 | 5,6 |
| Frühere | Ja | 5851 | 1701 | 29,1 | 175 | 3,0 |
| Tropenreisen | Nein | 4426 | 1431 | 32,3 | 170 | 3,8 |
| Reisestil | Badeferien | 935 | 261 | 27,9 | 26 | 2,8 |
| (Tropen) | Geführte Rundreise | 3299 | 1009 | 30,6 | 124 | 3,8 |
| | Individuelle Rundreise | 3922 | 1253 | 31,9 | 121 | 3,1 |
| | Abenteuerreise | 522 | 178 | 34,1 | 14 | 2,7 |

mit   Pentagastrin zeigte das  Plasma-Sekretin eine gute Korrelation zur Säuresekretion, aber vorläufig verbietet mindestens der hohe Preis dieses Tests eine breite Anwendung (Kehl et al. 1983).

Der geringe Einfluß früherer Tropenreisen wäre mit einer kurzen Dauer der erworbenen Immunität erklärbar (Bulmer 1944; Higgins 1955). Frühere Besuche in derselben Region wurden nur in einer Studie (s. 2.5.2) erfaßt. Übereinstimmend mit obigen Resultaten zeigten Reisende keine drastisch verminderte Inzidenz, auch wenn sie sich mehr als 2mal am gleichen Ort aufgehalten hatten.

Von Bedeutung hingegen ist die Herkunft der Reisenden. Wir stützen uns hier auf die in Abb. 8 zusammengefaßten Untersuchungen. Diese Synopsis sei an einem Beispiel erläutert: In Australien findet sich die Zahl 57 in einem Quadrat. Laut Legende bedeutet dieses Quadrat Reiseziel Mexiko, in Mexiko ist dieses Zeichen ebenfalls aufgeführt. Die aus Australien zum Kongreß nach Mexiko gereisten Personen litten somit in 57% an Durchfall. Allgemein zeigt sich, daß aus Industrienationen stammende Reisende weit mehr gefährdet sind als Vergleichsgruppen aus Entwicklungsländern. Ein klarer Unterschied in der Inzidenz besteht auch zwischen Nord- und Südeuropa. Bei panamaischen Touristen in Mexiko erwiesen sich zudem die aus höheren sozialen Schichten stammenden Personen als gefährdeter als Vergleichspersonen niedrigerer sozialer Herkunft (Ryder et al. 1981).

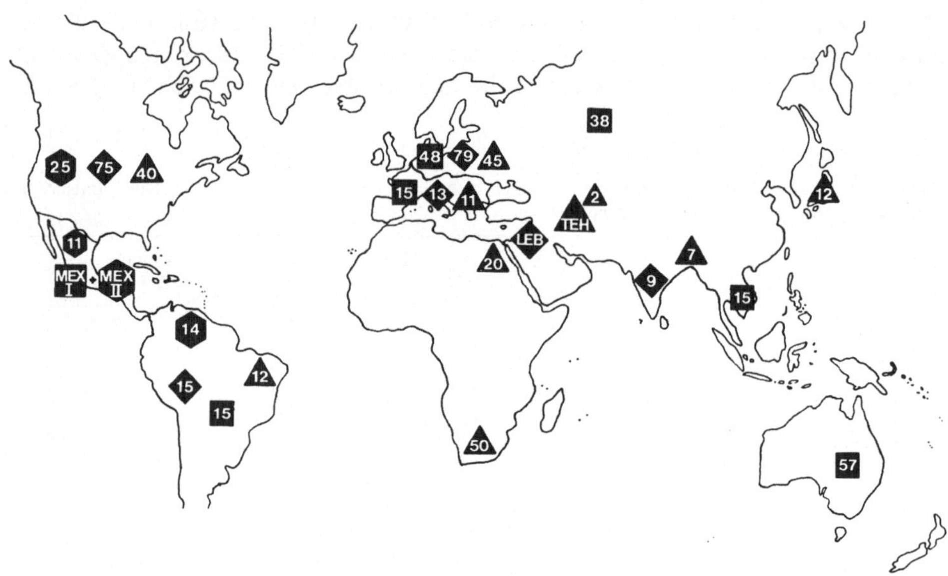


**Abb. 8.** Diarrhöhäufigkeit je nach Ursprungsland der Besucher verschiedener Entwicklungsländer (%).
Die Untersuchungen fanden statt:
◆ LEB, im Libanon bei UNO-Truppen, Aufenthaltsdauer unbekannt (Haneveld 1960),
  LAX, in Los Angeles bei Studenten, Aufenthaltsdauer 3–4 Wochen (Dandoy 1966, s. Text),
▲ TEH, in Teheran bei Medizinerkongreß, Aufenthaltsdauer 10 Tage (Kean 1969),
■ MEX I, in Mexiko bei Medizinerkongreß, Aufenthaltsdauer 8 Tage (Loewenstein et al. 1973),
● MEX II, in Cholula bei Studenten, Aufenthaltsdauer 30 Tage (DuPont et al. 1976)

*Aufenthaltsbedingungen.* Der Reisestil hat die Inzidenz der Reisediarrhö nur geringfügig beeinflußt, aber Abenteurer erwiesen sich doch (p = 0,03) als vermehrt gefährdet (Tabelle 15).

Anderseits erlaubte die Feststellung, daß in den Subtropen (außer Mexiko) die überwiegende Mehrheit der Touristen Badeferien, von höchstens eintägigen Exkursionen unterbrochen, verbringt, die Inzidenz nach einzelnen Hotels zu vergleichen. In 21 tunesischen Hotels, die im Juli/August 1980 von über 20 Probanden belegt waren, schwankte die Inzidenz zwischen 26 und 89% (p < 0,001). Diese Touristen unterschieden sich nicht nach Aufenthaltsdauer (meistens 14 Tage) und Geschlecht, aber der Altersdurchschnitt war in einigen Häusern mit niederer Inzidenz etwas höher. Viersternehotels und solche, die internationalen Ketten angehörten, fanden sich nicht durchwegs in der besseren Hälfte der Liste. Auf Rhodos und den Kanarischen Inseln war die Häufigkeit von Durchfällen in den einzelnen Hotels nicht in signifikantem Maße verschieden. Primitivere Verpflegungsstätten, wie z.B. Straßenhändler führten in Lateinamerika zu erhöhter (p < 0,005) Diarrhöinzidenz (Ericsson et al. 1980a; Tjoa et al. 1977). Mahlzeiten in Privatwohnungen gelten als die ungefährlichsten (Gangarosa et al. 1980), wobei dies kaum auf Besuche bei einheimi-

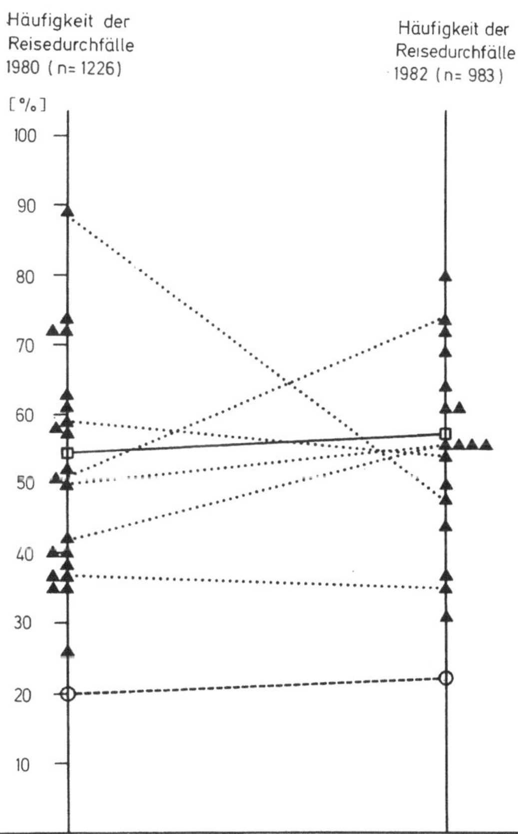


**Abb. 9.** Häufigkeit der Reisedurchfälle in einzelnen tunesischen Hotels 1980 und 1982; ▲······▲ einzelne Hotels in Tunesien, □———□ Durchschnitt aller Hotels in Tunesien, ○------○ Durchschnitt der Kontrollgruppe auf den Kanarischen Inseln

schen Familien zutreffen dürfte, sondern nur auf jene bei aus Industrienationen stammenden Personen.

Angesichts der großen Zahl der Tunesienbesucher und der dortigen hohen Diarrhöinzidenz wurde der Versuch gemacht, die Inzidenz durch hygienische Maßnahmen zu senken. Die entsprechenden Empfehlungen wurden auf den Verpflegungsbereich konzentriert (Salvato 1977). Trotz aktiver Mitarbeit der tunesischen Gesundheits- und Fremdenverkehrsbehörden im Frühjahr 1982 ist dieser Versuch fehlgeschlagen. Die Diarrhöquote der Region Monastir blieb im Sommer 1982 (n = 812) unverändert gegenüber dem Sommer 1980 bei 56%, in Djerba stieg sie im gleichen Zeitraum sogar von 46 auf 57% (n = 414). Nur in dem Hotel, das 1980 die höchste Quote verzeichnete, waren deutlich weniger Personen betroffen, in den übrigen Hotels blieb der Befall recht konstant (Abb. 9). Da die Reiseorganisatoren zahlreiche neue Häuser belegten, war ein Vergleich nur vereinzelt möglich. Gleichzeitig wurde auf den Kanarischen Inseln bei einer Kontrollgruppe ohne hygienische Instruktionen die Inzidenz überprüft. Sie blieb dort unverändert (1980: 20%, 1982: 22% bei n = 434). Die Ursachen des Mißerfolgs dieser Aufklärungskampagne sind unbekannt. Es kommen in Frage:

1. Die Kampagne wurde von den tunesischen Behörden nicht oder unzureichend durchgeführt.
2. Die empfohlenen Maßnahmen wurden in den Hotels (trotz der durch die Behörden angedrohten Konsequenzen) nicht befolgt.
3. Die empfohlenen Maßnahmen im Bereich Küche/Service waren unzulänglich, denn die Feriengäste könnten auch z. B. beim Schwimmen (Meyer HE 1971; Rosenberg et al. 1976 b) infiziert werden.


### 4.5.3 Chronologie

*Krankheitsbeginn.* Reisedurchfälle beginnen üblicherweise bald nach der Ankunft im Gastland (Abb. 10). In den Tropen traten 62% der Fälle innerhalb der ersten 7 Tage auf. In jeder untersuchten Region, einschließlich Nordamerika, zeigte der 3. Tag den höchsten Anteil an neuen Fällen. Bezeichnenderweise traf dies sowohl für die Reisediarrhö, als auch für die leichten Reisediarrhöen zu sowie für jede einzelne Gruppe mit Begleitsymptomen, wie Fieber, Erbrechen, Bauchkrämpfe, Schleim- und Blutbeimischung zum Stuhl. Diese auch in etlichen anderen Studien beobachtete Spitze am 3. Tag war in Westafrika (mit 21,8% aller neuen Fälle) am höchsten, am niedrigsten war sie bei den sich mehrheitlich auf städtische Gebiete beschränkenden Rundreisen im Fernen Osten (11,4%, p < 0,001). In allen Regionen folgte (Abb. 10) gegen Ende der ersten Woche ein geringfügiger 2. Gipfel; dies besonders bei Besuchern von Sri Lanka und den Malediven und bei Patienten mit Bauchkrämpfen. Ob dieser erneute Anstieg durch ein demoskopisches Artefakt bedingt ist oder auf eine Untergruppe mit längerer Inkubationszeit oder auf Zweitinfektionen hinweist, läßt sich von unserer epidemiologischen Warte aus nicht beurteilen. Andere Autoren haben ein ähnliches 2. Anschwellen des Leidens beim Übergang von der 2. zur 3. Woche des Auslandsaufenthalts beobachtet (DuPont et al. 1977 b).

46

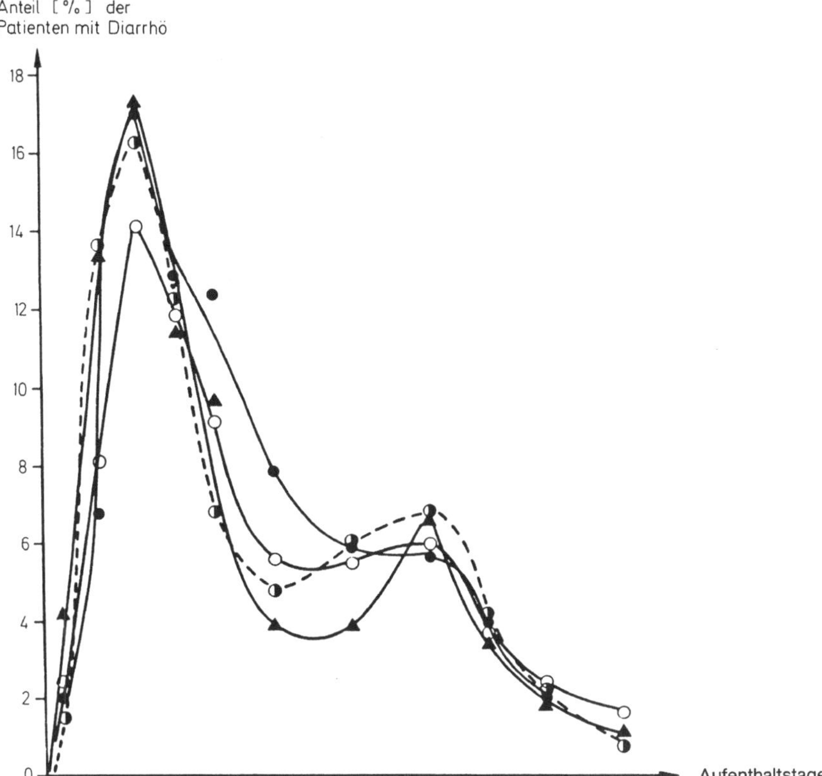


**Abb. 10.** Tag des Beginns der Reisedurchfälle in verschiedenen Klimazonen 1975–1977, 1980/81 (n = 3 238), O——O Reisediarrhö (Tropen), ▲——▲ Leichte Reisediarrhö (Tropen), ●——● Reisediarrhö (Subtropen), ◑------◑ Reisediarrhö (Gemäßigte Zone)

*Krankheitsdauer.* Üblicherweise dauern Reisedurchfälle nur kurz. In den Tropen sind über 55% der Betroffenen nach 48 h wieder beschwerdefrei (Abb. 11). In den Subtropen variiert dieser Anteil von 42% im stark betroffenen Tunesien bis 61% auf Rhodos, wo nur eine geringe Inzidenz vorherrscht. In Nordamerika sind 65% nach der genannten Frist symptomfrei. In den Tropen lag die mittlere Dauer für alle Reisedurchfälle ohne Begleitsymptome bei 3,2 ± 0,2 Tagen, bei Vorliegen irgendeines der in Abschn. 4.5.1 genannten Symptome dagegen bei 4,0 ± 0,3 Tagen. Für tropische Reisediarrhöen betrug die mittlere Dauer 3,6 ± 0,1 (Median 2,3) Tage, für tropische und leichte Reisediarrhöen 2,9 ± 0,3 (Median 2,0) Tage. Keine der tropischen Regionen zeigte eindeutig davon abweichende Werte. In Nordamerika dauerten die Reisedurchfälle 2,9 ± 0,5 (Median 1,8) Tage. Diese Daten zeigen nicht den natürlichen Verlauf der Reisediarrhö, denn die Mehrheit der Touristen (s. 4.5.8) hat diverse Medikamente zur Vorbeugung oder Behandlung eingenommen. Allerdings unterschied sich die Krankheitsdauer von 4,1 ± 0,2 (Median 2,4) Tagen bei den 918 unbehandelten tropischen Diarrhöen nur unwesentlich von den Werten des Gesamtkollektivs.

47

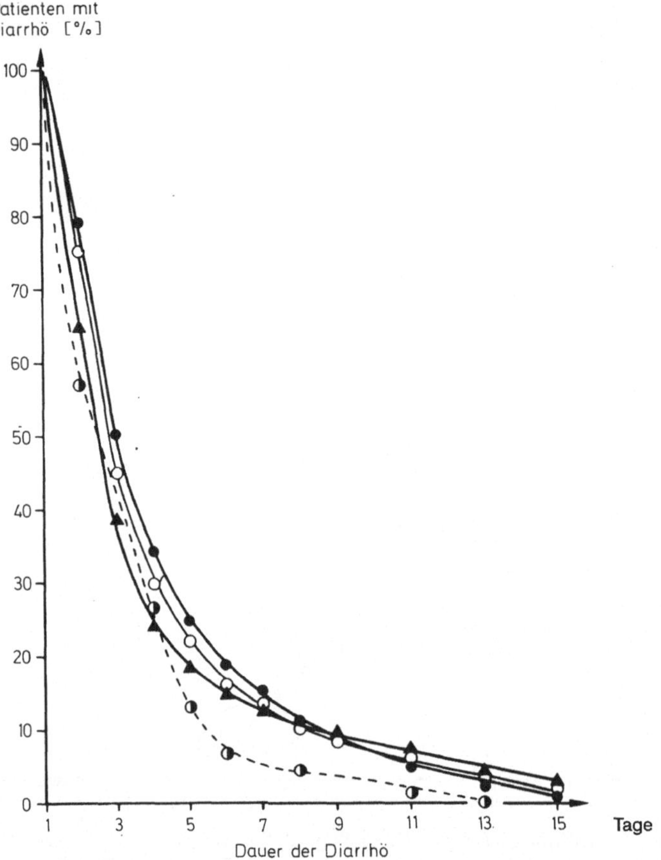


**Abb. 11.** Dauer der Reisedurchfälle in verschiedenen Klimazonen 1975–1977, 1980/81 (n = 3238); O——O Reisediarrhö (Tropen), ▲——▲ Leichte Reisediarrhö (Tropen), ●——● Reisediarrhö (Subtropen), ◑-----◑ Reisediarrhö (Gemäßigte Zone)

Geschlecht und Tropenerfahrung spielten für die Krankheitsdauer keine Rolle. Ältere Personen waren aber signifikant (p < 0,01) weniger lang beeinträchtigt. Während die Diarrhö bei unter 30jährigen 4,1, bei 30- bis 39jährigen 3,6 Tage dauerte, lag dieser Wert bei 2,9–3,2 Tagen für die darüberliegenden Dekaden. Diese Beobachtung mag vielleicht durch die Aufnahme kleinerer Mengen an Nahrung und dadurch auch an pathogenen Keimen bei älteren Jahrgängen bedingt sein. Zudem plagt, wie Abb. 12 illustriert, das Übel speziell in den Tropen diejenigen weniger lang, die später betroffen werden (p < 0,001).

Ob dies durch allmählichen Aufbau von Abwehrmechanismen zu erklären ist, können wir lediglich zur Diskussion stellen. Die Beobachtung beruht jedenfalls sicher nicht nur darauf, daß Fälle mit spätem Beginn zu wesentlichen Teilen während des Heimflugs zu einem Zeitpunkt befragt worden wären, an welchem die Symptome noch andauerten.

48

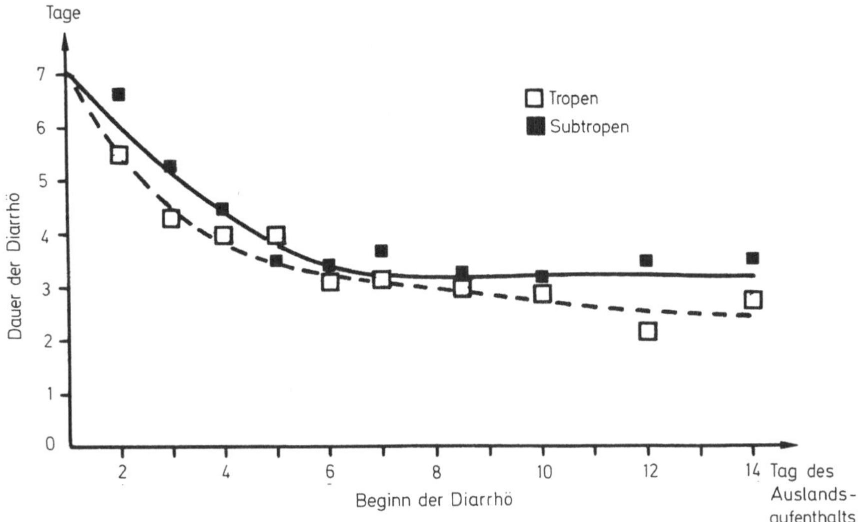


**Abb. 12.** Korrelation des Beginns zur Dauer der Reisedurchfälle

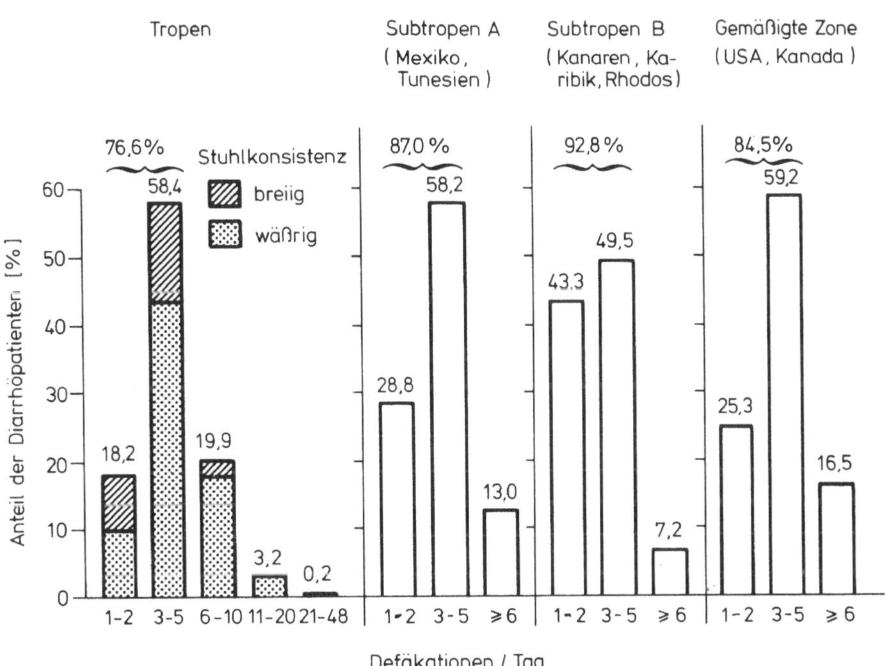


**Abb. 13.** Maximale Defäkationsfrequenz in verschiedenen Klimazonen bei 3 238 Reisediarrhöfällen (1975–1977, 1980/81)

### 4.5.4 Symptome

*Schweregrad.* Das Leiden verläuft überall relativ milde, wenn der Schweregrad nach der maximalen Anzahl der Defäkationen pro Tag beurteilt wird. In den Tropen entsprechen 20% der Fälle nicht einmal dem Kriterium des vermehrten Stuhlgangs, 75% der Patienten setzen nur bis zu 5 Stühle ab (Abb. 13).

Die mittlere Stuhlfrequenz lag in den Tropen bei 4,6 ± 0,1 (Median 4,0), in Nordamerika bei 3,6 ± 0,2 (Median 3,4). Altersbedingte Differenzen fehlten. Weibliche Patienten zeigten einen etwas schwereren Verlauf. Mehr als 6 Stuhlgänge pro Tag hatten 25,6% der Frauen, aber nur 22,0% der Männer (p = 0,001). In der Untergruppe, die auf jegliche Medikation verzichtete, lag die maximale Defäkationsfrequenz mit 3,9 ± 0,1 (Median 3,4) geringfügig niedriger, aber naturgemäß handelte es sich nicht um eine randomisierte Gruppe.

Frühere Tropenerfahrung und Reisestil beeinflußten die Defäkationsfrequenz nicht. Die Korrelation von Krankheitsdauer und Schweregrad ergab keinen Anhaltspunkt für unterschiedliche Diarrhöarten (Abb. 14), z. B. Typ X kurz und vehement, Typ Y langdauernd und milde. Diarrhöen mit unterschiedlicher Intensität konnten gleich lang dauern, während umgekehrt Durchfälle bei unterschiedlicher Krankheitsdauer denselben Schweregrad zeigten.

*Begleitsymptome.* Je nach Reiseziel sind Bauchkrämpfe in 47–72% (max. in Tune-

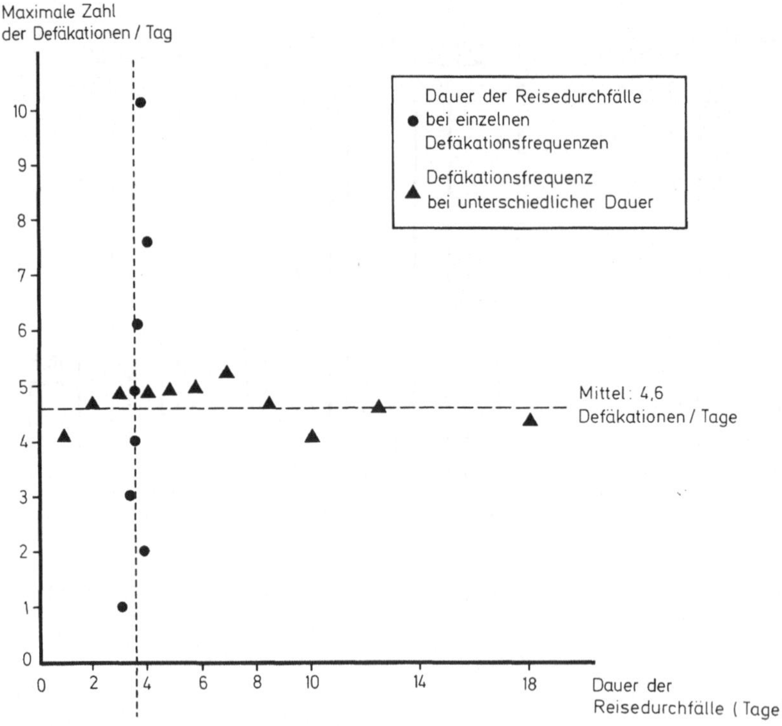



**Abb. 14.** Korrelation von Dauer und Schweregrad der Diarrhö

50

sien), Erbrechen in 12–18%, Fieber in 6–15% gemeldet worden. Schleimbeimischung zum Stuhl wurde in 16–27%, Blutbeimischung in 13–18% der tropischen Fälle beobachtet. Frauen notierten eindeutig mehr Erbrechen (p < 0,001) und Bauchkrämpfe (p < 0,001). Letztere kamen auch gehäuft vor in den Altersgruppen und Reisezielen mit hoher Inzidenz der Reisediarrhö (p < 0,001). Ein abenteuerlicher Reisestil führte zu einer leichten Vermehrung der Fälle mit Fieber (p = 0,02). Patienten mit der leichten Diarrhöform haben Beimischung von Blut nicht seltener gemeldet als diejenigen mit Reisediarrhö.

Der Anteil wäßriger Stühle betrug in den Tropen 72% (mittlere maximale Frequenz 5,2, Median 4,4, Bereich 1–48), in Nordamerika 55%. Ungeformte, breiige Konsistenz wurde in 25% der tropischen Fälle (mittlere maximale Frequenz 3,3, Median 3,1, Bereich 1–22) und in 37% der nordamerikanischen Fälle verzeichnet. Die übrigen Patienten haben die Stuhlqualität nicht beachtet.

*Komplikationen* schwerer Art wurden uns keine gemeldet. Zur Entwicklung einer tropischen Sprue kommt es nur mehr ausnahmsweise. Dies wird v. a. auf kürzere Aufenthalte, bessere hygienische Verhältnisse und auf die Selbstmedikation mit Antibiotika zurückgeführt (Klipstein 1981; Sheehy et al. 1965). Zu einem schweren Verlauf neigen offenbar Kleinkinder, die in Industrienationen aufgewachsen sind und das Heimatland ihrer Eltern in der dritten Welt besuchen. Erhebliche Dehydrierung, chronischer Verlauf, Schädigung der Dünndarmmukosa und z. T. Immundefizienz traten auf (Hutchins et al. 1982).

### 4.5.5 *Epidemiologische Schlüsse*

Diese Beobachtungen, die sich mit denjenigen regionaler Studien decken, lassen folgende Schlüsse zu:

Reisedurchfälle sind v. a. bei Besuchern in Ländern der Dritten Welt weiterhin häufig. Die Inzidenz hängt ab von Reiseziel, Reisestil, Herkunft und Alter des Reisenden.

Reisedurchfälle sind meistens harmlos. Trotzdem sind sie bedeutsam, können sie doch einen beruflichen oder Ferienaufenthalt stark beeinträchtigen, dies in einer Periode höchster Erwartungen. Gelegentlich können Gastroenteritiden zum Versagen der oralen Kontrazeption führen (John u. Jones 1975). Eine Beeinträchtigung der Malariaprophylaxe wurde jedoch nie belegt. Die Reisediarrhö kann bei Digitalisierung durch Elektrolytstörungen oder Dehydrierung lebensbedrohlich werden (DuPont 1981).

Die Annahme, es könnte sich bei den leichten Reisediarrhöen, den „loose motions", um ein von der eigentlichen Reisediarrhö verschiedenes, z. B. funktionelles Krankheitsbild handeln, läßt sich epidemiologisch nicht erhärten. Die Parallelen im chronologischen Ablauf und in der Inzidenz passen eher zu einer milden Form derselben Krankheit. Dasselbe scheint auch für jene Fälle zuzutreffen, die lediglich breiige und nicht wäßrige Stühle meldeten.

Geschlechtsspezifische Unterschiede scheinen auf konstitutionellen Faktoren zu beruhen.

Die ähnliche Chronologie und Symptomatik in allen Regionen würden zu ähnlichen mikrobiellen Kausalfaktoren bei den geprüften Reisezielen, einschließlich

Nordamerika, passen. So erstaunt es nicht, daß auch bei japanischen Reisediarrhö-
patienten in Boston ähnliche Erreger (ETEC) gefunden worden sind wie anderswo
(DuPont, persönliche Mitteilung). Bei endemischer Diarrhö in Industrienationen
allerdings wird ETEC kaum isoliert.

Die Korrelation von hoher Inzidenz, hoher Quote mit frühem Beginn, verlänger-
ter Verlaufsdauer und erhöhtem Anteil an Begleitsymptomen ist mit quantitativen
Unterschieden an den diversen Reisezielen vereinbar.

Aus dem initialen klinischen Bild lassen sich keine zuverlässigen Rückschlüsse
auf die Ätiologie ziehen (Stoll et al. 1983). So ist beispielsweise zu bezweifeln, ob es
sich bei den blutig-schleimigen Diarrhöen vorwiegend um Shigellosen handelt (Peters 1978), denn diese Fälle unterschieden sich in Inzidenz und Chronologie nicht

**Tabelle 16.** Ätiologie der Reisedurchfälle, Vorkommen der bedeutendsten Erreger (vgl. Tabelle 17;
DuPont, persönliche Mitteilung; Gorbach u. Hoskins 1980; Pitkänen 1982)

Bakterien

- E. coli (30–70%)
- Salmonellen (5–15%)
- Shigellen (0–15%)
- Vibrio cholerae, parahaemolyticus (0–2%)
- Campylobacter (0–5%)
- Clostridium welchii, perfringens
- Yersinia enterocolica
- Staphylokokken
- Bacillus cereus
- Klebsiella
- Pseudomonas aeruginosa
- Aeromonas hydrophila
- Plesiomonas shigelloides

Viren

- Rotavirus
- Parvovirus (Norwalk agent) $\Big\}$ (0–8%)
- Hepatitisviren

Protozoen

- Entamoeba histolytica (0–2%)
- Giardia lamblia (0–4%)
- Balantidium coli
- Plasmodium falciparum

Helminthen

- Intestinale Trematoden: Fasciolopsis buski, Gastrodiscoides, Echinostoma, Heterophyes, Meta-
  gnoimus, Schistosoma, Fasciola hepatica
- Zestoden: Taenia, Hymenolepis, Diphyllobothrium
- Nematoden: Ascaris, Strongyloides, Ancylostoma, Necator, Trichuris, Trichinella

Rickettsien

Unbekannt (10–35%, davon wesentlicher Anteil Bakterien)

52

von den übrigen. Überdies können Shigellen mindestens im Anfangsstadium durchaus zu wäßrigen Durchfällen ohne Dysenterie führen (Stoll et al. 1982). Besonders verwirrend ist, daß mehrheitlich harmlose Erreger unter besonderen Umständen zu schweren Epidemien führen (Sack DA et al. 1977).

## 4.5.6 Erreger der Reisedurchfälle

Eine Vielzahl von Erregern sind als verantwortlich bezeichnet worden, von denen die wesentlichsten in Tabelle 16 enthalten sind.

Neuere mikrobiologische Studien (Tabelle 17) weisen auf die dominierende Rolle von E. coli hin. Ausnahmen von dieser Regel sind auf aus Entwicklungsländern stammende, offenbar immune Reisegruppen (Ryder et al. 1981) und ausgewählte Kollektive von Militärpersonen (Echeverria et al. 1978 a) beschränkt.

Unter den Kolibakterien (WHO Scientific Working Group 1980 a) bilden die bedeutsamsten Enterotoxine, die hitzestabil (ST) oder -labil (LT) sein können oder einer dritten Gruppe zuzuordnen sind (Levine 1978). Diese stimulieren die Produktion von Adenylzyklase, die ihrerseits die Konzentration von cAMP steigert (Evans et al. 1979). Das regt die Sekretion von Wasser und Elektrolyten ins Darmlumen an. Dieselbe Pathogenese ist auch für Vibrio cholerae, Vibrio parahaemolyticus, Yersinia enterocolica, Salmonellen und Klebsiellen erwiesen. Es resultieren daraus v. a. wässerige Diarrhöen. Abgesehen von den enterotoxigenen E. coli (ETEC) gibt es aber auch enteroinvasive (EIEC) Stämme, die wie Salmonella typhi, Shigellen u. a. in die Schleimhaut des Ileums und Kolons eindringen, sich in der Lamina propria vermehren und dadurch zu Gewebszerstörung und dem Erscheinungsbild der Ruhr oder Dysenterie führen. In bezug auf interkontinentale Importe scheinen EIEC kaum von Bedeutung zu sein, sieht man von französischem Importkäse in den Vereinigten Staaten und von dadurch im 2. Weltkrieg betroffenen Truppen ab. Hingegen wurden lokale EIEC-Epidemien beschrieben (WHO 1980). Wenig ist bisher über Pathogenese und Epidemiologie von EIEC-Diarrhöen bekannt, obschon diese in Europa vorherrschen. Als dritte Gruppe werden enteropathogene (EPEC) Stämme abgegrenzt, die in der ersten Hälfte des Jahrhunderts auch in Industrienationen zu Epidemien mit einer Letalität um 50% (WHO 1980) führten. Dank verbesserter Therapie und vielleicht auch bedingt durch verminderte Pathogenität ist diese Quote gesunken. In Entwicklungsländern werden wie früher in unseren Regionen mehrheitlich Kleinkinder betroffen. Es sind auch enteroadhärente (EAEC) Stämme bei US-Studenten in Mexiko nachgewiesen worden (Mathewson et al. 1983).

Laut einer Freiwilligenstudie braucht es bei ETEC $10^8$–$10^{10}$ Keime um nach 8–44 h eine Diarrhö auszulösen (DuPont et al. 1971 b), wobei die Klinik von einem Individuum zum anderen deutlich variiert. Bei Shigellen genügen 10–200 Keime für eine Dysenterie (Fisher 1981; Liersch 1973). Ob die Besiedlung, die Kolonisation des Darmes gelingt, hängt einerseits von der Bakterienoberfläche ab, v. a. von fimbrienähnlichen Fortsätzen, Pili, die evtl. einem Oberflächenvirulenzfaktor, dem Kolonisationsantigen entsprechen (Evans et al. 1977, 1978 a, b; Satterwhite et al. 1978). Von Bedeutung sind aber auch Motilität (Yancey et al. 1978), Produktion extrazellulärer Substanzen, wie Proteasen, Mucinasen, Toxine (Baselski et al. 1978; Finkelstein u. Boesman-Finkelstein 1978), und die Invasionspotenz (LaBrec et al. 1964;

**Tabelle 17.** Mikrobiologische Studien der Reisedurchfälle (ab 1970 publiziert)

| Autor | Untersuchung | | | Anzahl Patienten mit Diarrhö | Pathogene Erreger [%] | | | | Kein Erreger gefunden [%] | Bemerkungen |
| | Jahr | Dauer | Ort | | E. coli[a] | Div. Bakterien | Viren | Protozoen | | |
|---|---|---|---|---|---|---|---|---|---|---|
| Rowe et al. 1970 | 1965 | 2 Wochen | Aden | 35/540 | 66 | 6 Salmonella | – | – | 28 | |
| Shore et al. 1974 | | 19–38 Tage | Diverse | 11/28 | 36 | – | – | 9 G. lamblia | 55 | |
| Gorbach et al. 1975 | 1973 | 18 Tage | Mexiko | 38/133 | 72 | – | – | 6 E. histolyt | 22 | |
| Merson et al. 1976 | 1974 | – | Mexiko | 51/121 | 49 | 16 Salmonella 4 Shigella | 4 Reolike | 2 G. lamblia | 37 | |
| Du Pont et al. 1977b | 1975 | 12 Wochen | Mexiko | 95/x | 23–38 | 22–28 Shigella 1 Salmonella | – | 6–18 G. lamblia 1 E. histolyt | 43 | unterschiedliche Nationalität |
| Sack DA et al. 1977 | 1975 | 5 Wochen | Kenia | 27/39 | 57 | 5 Salmonella | – | – | 38 | |
| Sack DA et al. 1978 | 1976 | 5 Wochen | Kenia | 13/21 | 57 | – | – | – | 43 | nur Placebogruppe |
| Echeverria et al. 1979 | 1977 | 5–6 Wochen | Korea | 58/98 | – | – | 6 Rota 8 SA-11 | 2 G. lamblia | 90 | |
| Guerrant et al. 1980 | 1975 | 1 Monat | Lateinamerika | 25/35 | 100 | – | – | – | – | nur 16 Analysen ex Panama |
| Ryder et al. 1981 | 1978 | 2 Wochen | Mexiko | 23/64 | 4 | 4 Shigella 11 Campylobacter | 26 Rota 15 Norwalk | 4 G. lamblia 4 E. histolyt | – | |
| Echeverria et al. 1981 | 1979 | 10 Wochen | Thailand | 30/35 | 26 | 3 Salmonella 13 Shigella 3 Campylobacter 3 Yersinia 31 Aeromonas | – | – | 53 | |

Sprinz 1969). Bedeutsam ist, daß die Gene für Toxinproduktion und für Haftvermögen an der Mukosa in Plasmiden, außerhalb der Chromosomen, enthalten sind, die durch Konjugation auf andere Bakterien übertragen werden können. Andererseits beeinflussen zahlreiche Wirtsfaktoren das Geschehen, wie Magensaft (s. 4.5.2), Dünndarmmotilität (Dixon 1960; DuPont et al. 1971b; Steffen u. Gsell 1981), Fermente, z. B. des Pankreas (Gyr et al. 1975), antibakterielle Kataboliten (Bohnhoff et al. 1964; Meynell 1963), Immunsystem des Darmes (Feter et al. 1965; Gaines et al. 1968; Keller u. Dwyer 1968), Darmflora (Bohnhoff et al. 1964; Mentzing u. Ringertz 1968). Interessanterweise vermindern einzelne Antibiotika das Haftvermögen von E.coli an der Schleimhaut nicht nur des Harntrakts (Svanborg-Eden et al. 1979), sondern in vitro auch an der Darmoberfläche (Vosbeck et al. 1979). Dagegen können bei Salmonellosen Antibiotika die erwähnten antibakteriellen Kataboliten zerstören und dadurch zu einer Verlängerung der Infektion beitragen (Aserkoff u. Bennett 1969).

Die bisweilen mit schwerem Blutdruckabfall einhergehenden alimentären Staphylokokkenintoxikationen, bedingt durch ein hitzestabiles Enterotoxin, werden angesichts der nur Stunden dauernden Inkubationszeit selten eingeschleppt (vgl. 4.1.: Epidemien während oder unmittelbar nach dem Fluge). Auch hier führen Antibiotika zur Schädigung der antagonistischen Flora. – Weitere Aspekte der Pathogenese der bakteriellen Diarrhö sind aus der zitierten Literatur und bei Keusch (1979) ersichtlich.

Die Genese viraler Durchfälle ist nicht restlos geklärt (Blacklow u. Cukor 1981; Dolin et al. 1972, 1975; Estes u. Graham 1979). Bekannt ist aber, daß Viren, die Enterozyten in den Dünndarmzotten penetrieren, sich im Zytoplasma vermehren und so deren Funktionstüchtigkeit schädigen. Die infizierten Zellen werden ins Darmlumen abgestoßen, Viren dadurch in großer Menge freigesetzt. Es kommt zur Malabsorption. Bis die Ersatzzellen gereift und differenziert sind, verstreicht einige Zeit. Virale Gastroenteritiden sind v.a. bei Kindern beschrieben worden (Editorial 1977), kommen aber durchaus auch bei Erwachsenen vor (Bolivar et al. 1978; Echeverria et al. 1979; Keswick et al. 1982). Während alle übrigen für Durchfälle verantwortlichen Erreger per os aufgenommen werden, diskutiert man bei Rotaviren einen zusätzlichen Infektionsmodus durch Inhalation (Vollet et al. 1980). Möglicherweise ist die Fähigkeit zur Bildung von Antikörpern für die Symptomatik ausschlaggebend (Smith et al. 1983).

Unter den Parasitosen (WHO Scientific Working Group 1980b) dominieren Giardiasis, Amöbiasis (Freyvogel u. Gyr 1982) und unter den Helminthosen die Trichiuren (Tabelle 51). Deren Prävalenz ist in Entwicklungsländern hoch. Vor allem Amöbiasen sind auch in Industrienationen bedeutsam, sind doch z. B. 31 Menschen in den Jahren 1962–71 in Großbritannien, 242 in den Jahren 1969–73 in den USA daran gestorben. Pathogenese und speziell die zur Immunität führenden Mechanismen sind unklar. Welcher der 3 genannten Parasiten am häufigsten importiert wird, ist umstritten (Aspöck et al. 1973, 1975; Fisher 1981; Kent DC 1980). Betroffen scheinen v.a. Populationen, die besonders lange im Süden geweilt haben.

An einigen Reisezielen kommen einzelne Mikroorganismen gehäuft vor: Giardia lamblia in der Sowjetunion (Brodsky et al. 1974; Jokipii u. Jokipii 1974; Roberts u. Mathias 1978), Vibrio parahaemolyticus in Japan (Ellner u. Johnson 1978; Thomas PM u. Howell 1976), da dort oft roher Fisch konsumiert wird, Shigellen auf Sri Lanka. Campylobacterenteritis scheint in Nordafrika besonders verbreitet zu sein. Nur 3% schwedischer Charterpassagiere besuchen diese Region, aber 29% der importierten Infekte stammten von dort (Walder 1982). 56% aller diagnostizierten Campylobacter jejuni bzw. coli in der Region Malmö wurden aus dem Ausland, davon gut die Hälfte aus anderen Kontinenten eingeschleppt. Im deutschsprachigen Raum wird C. jejuni in 3–11% aller Stuhlproben von Patienten mit enteritischen Krankheitserscheinungen isoliert (Weber 1982). Im übrigen bestehen keine sicheren Anhaltspunkte für weitgehend unterschiedliche Erregerspektren von einem Land zum anderen, wie sie gelegentlich postuliert worden sind (Gyr 1981). Unterschiede beruhen eher auf den Verhaltensweisen und der Auswahl der untersuchten Population.

### 4.5.7 Grundlagen zur Expositionsprophylaxe

Allgemein wird empfohlen, in südlichen Ländern zahlreiche Nahrungsmittel und Getränke nach den Grundregeln „ Boil it, peel it, cook it, or forget it!" zu handhaben. Zu meiden sind:

- ungekochtes Wasser, Eiswürfel, Mineralwasser kleiner Firmen (Harris 1982; Neumann 1969),
- rohe, ungenügend oder nicht frisch gekochte Meeresfrüchte, Fische oder Fleisch (Groll 1982; MMWR 449/82),
- Mayonnaise und andere kalte Saucen,
- ungekochtes Gemüse, Salate,
- Früchte, die man nicht selbst schälen kann,
- Eis, Pudding, Creme,
- unpasteurisierte Milchprodukte etc. (Turner 1979).

Diese Regel ist schon alt, hatte doch beispielsweise bereits 1692 ein Arzt der Holländisch-Ostindischen Kompanie, Engelbert Kämpfer, vor dem Genuß von Kopfsalat gewarnt (Köhler 1882, zit. in Winkle u. Rohde 1979).

Nutzt derartige Zurückhaltung? Wir haben diese Frage für unsere Tropenreisenden geprüft (Steffen 1980a; Steffen et al. 1983) und dabei verwundert festgestellt, daß Reisedurchfälle umso häufiger aufzutreten scheinen, je mehr man sich bemüht, sie zu vermeiden. Auch bei Kongreßteilnehmern in Mexiko (Loewenstein et al. 1973) erwies sich Expositionsprophylaxe als wertlos: Verzicht auf frisches Wasser, Salate, rohes Gemüse oder irgendwelche Kombinationen dieser Maßnahmen zeigte keinerlei Nutzen. Bei einer anderen Ärztetagung in Mexiko erwies sich lediglich das Meiden von Salat als nützlich, Verzicht auf Wasser oder Eis erschien nutzlos (Merson et al. 1976). Keinerlei Vorteil brachte Panamaischen Touristen in Mexiko der Verzicht auf die gefährlichen Arten von Speisen oder Getränken (Ryder et al. 1981). Abstinenz von rohem Fisch, Fleisch, Seefrüchten, Salat und Gemüse lohnte sich nur bei amerikanischen Besuchern Europas (Gangarosa et al. 1980). Überraschenderweise erwies sich in Ägypten Disziplin in der Aufnahme von Nahrungsmitteln und Getränken nur bei gleichzeitiger Einnahme von Doxycyclin als vorteilhaft; ohne medikamentöse Prophylaxe schien sie wertlos (Farmer et al. 1981).

Diese erstaunlichen Beobachtungen ließen sich nicht erklären. Der Verdacht eines durch nachträgliche Befragung bedingten demoskopischen Irrtums lag auf der

56

**Tabelle 18.** Einfluß der Diät auf die Inzidenz der Diarrhö bei Aufenthalt in Entwicklungsländern bei 662 europäischen Charterflugtouristen (1982)

| Lebensmittel<br>* = als Diätfehler gewertet | Genannte Lebensmittel eingenommen | | Genannte Lebensmittel nicht eingenommen | | Signifi-kanz |
|---|---|---|---|---|---|
| | n | Mit Diarrhö (%) | n | Mit Diarrhö (%) | |
| Getränke | | | | | |
| Mineralwasser/Säfte | | | | | |
| mit Kohlensäure | 525 | 21,0 | 137 | 13,9 | $p < 0,1$ |
| ohne Kohlensäure | 135 | 25,9 | 527 | 17,8 | $p < 0,05$ |
| Wasser | | | | | |
| aus Thermosflasche/abgekocht | 145 | 23,5 | 517 | 18,4 | |
| * fließend/nicht gekocht | 16 | 31,3 | 646 | 19,3 | |
| * Eiswürfel in irgendeinem Getränk | 348 | 22,4 | 314 | 16,2 | $p < 0,05$ |
| Fruchtsaft | | | | | |
| direkt aus Flasche/Konserve | 107 | 16,8 | 555 | 20,0 | |
| Offenausschank/frisch gepreßt | 428 | 20,6 | 234 | 17,5 | |
| Milch heiß | 134 | 15,7 | 528 | 20,5 | |
| Milch kalt | 130 | 26,2 | 532 | 17,9 | $p < 0,05$ |
| Bier | 350 | 18,6 | 312 | 20,5 | |
| Wein | 229 | 17,5 | 433 | 20,6 | |
| andere Getränke | 308 | 21,1 | 354 | 18,1 | |
| Molkereiwaren | | | | | |
| Butter verpackt | 146 | 19,2 | 516 | 19,6 | |
| Butter offen | 499 | 20,2 | 163 | 17,2 | |
| Käse | 245 | 18,4 | 417 | 20,1 | |
| Joghurt verpackt | 10 | 10,0 | 652 | 19,6 | |
| Joghurt offen | 26 | 15,4 | 636 | 19,7 | |
| Fleisch/Geflügel | | | | | |
| warm (frisch gekocht, gebraten) | 617 | 19,3 | 45 | 22,2 | |
| * kalt (als Aufschnitt etc.) | 227 | 23,3 | 435 | 17,5 | $p < 0,1$ |
| * Tartar | 8 | 50,0 | 654 | 19,1 | $p < 0,05$ |
| Fische | | | | | |
| warm, frisch gekocht | 430 | 18,6 | 232 | 21,1 | |
| * kalt (Lachs, Thon, Sardinen etc.) | 155 | 20,6 | 507 | 19,1 | |
| Meeresfrüchte | | | | | |
| warm (Hummer, Muscheln, Crevetten etc.) | 117 | 16,2 | 545 | 20,2 | |
| * kalt (Hummer, Muscheln, Crevetten etc.) | 75 | 24,0 | 587 | 18,9 | |
| * kalte, ungekochte Austern | 3 | 66,7 | 659 | 19,3 | $p < 0,05$ |
| Gemüse/Salate | | | | | |
| warmes Gemüse | 569 | 17,9 | 93 | 29,0 | |
| * ungekochtes Gemüse, Salate | 470 | 21,3 | 192 | 15,1 | $p < 0,1$ |
| Tomaten geschält | 70 | 14,3 | 592 | 20,1 | |
| * Tomaten ungeschält | 393 | 21,6 | 269 | 16,4 | |
| Belegte Brote/Sandwiches | | | | | |
| * mit kaltem Fleisch/Aufschnitt | 112 | 25,9 | 550 | 18,2 | $p < 0,1$ |
| mit Eiern | 118 | 22,9 | 544 | 18,8 | |
| * mit Salat/Tomaten | 124 | 18,5 | 538 | 19,7 | |
| mit Käse | 98 | 22,4 | 564 | 19,0 | |
| mit Anderem | 26 | 34,6 | 636 | 18,9 | $p < 0,05$ |

**Tabelle 18** (Fortsetzung)

| Lebensmittel | Genannte Lebensmittel eingenommen | | Genannte Lebensmittel nicht eingenommen | | Signifikanz |
|---|---|---|---|---|---|
| | n | Mit Diarrhö (%) | n | Mit Diarrhö (%) | |
| Saucen | | | | | |
|   warme Bratensauce zu Fleisch | 459 | 19,2 | 203 | 20,2 | |
|   warme Sauce zu Fisch | 171 | 17,5 | 491 | 20,2 | |
|   kalte dünne Saucen (Salatsauce etc.) | 324 | 21,6 | 338 | 17,5 | |
| * kalte dicke Saucen (Mayonnaise, Hollandaise, Cocktailsauce etc.) | 185 | 21,6 | 477 | 18,7 | |
| Desserts | | | | | |
|   Früchte, selbst geschält | 344 | 17,2 | 318 | 22,0 | |
| * Früchte geschält serviert | 365 | 18,1 | 197 | 22,8 | |
| * Früchte ungeschält | 51 | 27,5 | 611 | 18,8 | |
| * Crèmedessert | 290 | 19,3 | 372 | 19,6 | |
| * Pudding | 244 | 24,6 | 418 | 16,5 | $p < 0,05$ |
| * Speiseeis offen | 120 | 24,2 | 542 | 18,5 | |

Hand. Die von einem Mitarbeiter durchgeführte prospektive Erfassung erbrachte die in Tabelle 18 aufgeführten, logischen Resultate (Kozicki et al., in Vorbereitung). Offenbar nutzt Expositionsprophylaxe eben doch! In den meisten Studien zeigt es sich aber, daß nur eine Minderheit diese Grundregeln rigoros und beflissen befolgen. Personen im Alter von unter 30 oder über 75 Jahren, sowie solche auf Rundreisen, waren besonders nachlässig.

Unter den 662 erfaßten Ferienreisenden wurden 129 (19,5%) bereits innerhalb der ersten Tage von Diarrhö betroffen. Nur 13 Personen (2%) begingen keinerlei Diätfehler, 3 davon erkrankten. Von den 36 Gästen mit nur einem Diätfehler blieben alle symptomfrei. Bei 2–4 Diätfehlern (n = 245) stieg die Diarrhöquote allmählich von 14 auf 18%, bei 5–10 Diätfehlern (n = 361) schwankte sie zwischen 21 und 27%, und betrug bei den übrigen 7 sorglosen Reisenden mit 11–13 Diätfehlern 29%.

### 4.5.8 Grundlagen zur medikamentösen Prophylaxe

Gleichzeitig mit der nach dem 2. Weltkrieg aufkommenden Verbreitung von Besuchen in Ländern mit mangelhafter Hygiene wurden verschiedene Medikamente gegen Darminfektionen, inklusive Amöbiasis, propagiert. Mehrheitlich handelte es sich um Oxychinoline, v.a. Entero-Vioform (Anonym 1957; Gholz u. Arons 1964; Kean 1957; Taylor 1966; Wolfe u. Mishtowt 1972). Deren Wirkung wurde aber erst relativ spät überprüft. Die ersten retrospektiven Daten aus dem Jahre 1957 (Kean u. Waters 1959), in denen Touristen mit Prophylaxe (v.a. Iodochlorhydroxyquin, Sulfonamide, Antibiotika, Paregoric, Kaopectate etc.) zu 53%, diejenigen ohne Prophylaxe nur zu 15% an Diarrhö erkrankten, sind irrelevant, hatte man doch vergessen, jene Reisenden auszuschließen, welche die Pharmaka erst nach dem Auftreten von Symptomen einnahmen. Trotzdem bewegte dies Kean zu einer ersten, randomi-

**Tabelle 19.** Medikamentöse Prophylaxe der Reisedurchfälle

| Autor | Jahr der Studie | Art der Studie | Pharmaka Dosis s. Text | n | Diarrhö (%) | Signifikanz zu Placebo ($\chi^2$) | Bemerkungen |
|---|---|---|---|---|---|---|---|
| Kean et al. 1959 | 1958 | Randomisiert Doppelblind | Neomycin (Kaolin, Pectin) | 198 | 20 | $p < 0,01$ | |
| | | | Iodochlorhydroxyquin | 210 | 39 | n. s. | |
| | | | Placebo (Lactose) | 202 | 34 | – | |
| Mentzing u. Ringertz 1968 | 1963 | Retrospektiv | Oxychinoline, regelmäßig | 256 | 40 | | 28% Salmonellosen |
| | | | Oxychinoline, unregelmäßig | 207 | 25 | | 19% Salmonellosen |
| | | | Keine Prophylaxe | 612 | 32 | | 17% Salmonellosen |
| Richards 1971 | 1968–70 | Einfachblind | Clioquinol | 499 | 3 | $p < 0,001$ | Wechselnde Dosis |
| | | | Placebo | 279 | 15 | | |
| Marth 1968 | 1966/67 | Offen | Broxychinolin-benzoxaldin | 160 | 9 | $p < 0,01$ | |
| | | | Keine Placebo | 160 | 54 | | |
| Havlik u. Kocna 1977 | | Doppelblind | Dichlorhydroxychinolin | 230 | 10 | $p < 0,001$ | |
| | | | Placebo | 222 | 35 | | |
| Kean et al. 1962 | 1960 | Doppelblind | Phthalylsulfathiazol | 168 | 12 | $p < 0,01$ | |
| | | | Neomycin | 137 | 16 | $p < 0,01$ | |
| | | | Placebo | 168 | 24 | | |
| Nelson et al. 1962 | | Einfachblind | Furazolidon | 411 | 7 | | Wechselnde Dosis |
| | | | Placebo | 201 | 28 | | |
| Richarz 1967 | 1965 | Doppelblind | Ethacridin | 49 | 9 | n. s., vgl. Text | |
| | | | Placebo | 49 | 17 | | |
| | | | Unbehandelt | 50 | 21 | | |
| Turner 1967 | 1966 | Randomisiert Doppelblind | Neomycin-Sulfonamid | 355 | 21 | n. s. | |
| | | | Streptotriad | 364 | 13 | $p < 0,02$ | |
| | | | Placebo | 385 | 17 | | |
| Sack DA et al. 1978 | 1976 | Randomisiert Doppelblind | Doxycyclin | 18 | 6 | $p = 0,012$ (Fisher) | Oft „loose motion" |
| | | | Placebo | 21 | 43 | | |
| Sack RB et al. 1979 | 1977 | Randomisiert Doppelblind | Doxycyclin | 26 | 8 | $p < 0.01$ | |
| | | | Placebo | 24 | 46 | | |
| Santosham et al. 1981 | 1978 | Randomisiert Doppelblind | Doxycyclin | 24 | 33 | n. s. | Dosis vermindert |
| | | | Placebo | 22 | 45 | | |
| Pozo-Olano et al. 1978 | 1975 | Randomisiert Doppelblind | Lactobacilli | 17 | 41 | n. s. | |
| | | | Placebo | 14 | 14 | | |
| DuPont et al. 1980 | 1977 | Randomisiert Doppelblind | Bismutum subsalicylatum | 62 | 23 | $p < 0.0001$ | |
| | | | | 66 | 61 | | |
| | | | Placebo | | | | |
| DuPont et al. 1982b | 1979 | Randomisiert Doppelblind | TMP-SMX | 67 | 16 | $p < 0,001$ | |
| | | | Placebo | 80 | 55 | | |
| Steffen u. Gsell 1981 | 1979/80 | Randomisiert Doppelblind | Bismutum subnitricum | 30 | 25 | | |
| | | | Difenoxin (Atropin) | 43 | 53 | | |
| | | | Ethacridin | 48 | 34 | | |
| | | | Streptotriad | 37 | 16 | | |
| | | | Sulfadoxin | 42 | 39 | | (s. Abb. 15 und Tabelle 21) |
| | | | Fultrexin | 39 | 18 | | |
| | | | Placebo | 149 | 38 | | |
| Freeman et al. 1983 | 1981 | Randomisiert Doppelblind | Doxycyclin | 75 | 4 | $p = 0,002$ | 8% Nausea $p = 0,003$ |
| | | | Placebo | 70 | 21 | | 0% Nausea |

**Tabelle 19** (Fortsetzung)

| Autor | Jahr der Studie | Art der Studie | Pharmaka Dosis s. Text | n | Diarrhö (%) | Signifikanz zu Placebo ($\chi^2$) | Bemerkungen |
|---|---|---|---|---|---|---|---|
| Andremont u. Tancrede 1981 | | Randomisiert Doppelblind | Erythromycin Placebo | 24 24 | 0 29 | p < 0,01 (Fisher) | |
| DuPont et al. 1983 | 1980 | Randomisiert Doppelblind | TMP TMP-SMX Placebo | 58 57 30 | 14 2 33 | p < 0,05 p < 0,001 | |
| Sack RB (unveröffentlicht) | 1980 | Randomisiert Doppelblind | Doxycyclin Placebo | 22 22 | 32 100 | | (Honduras) |
| Sack RB (unveröffentlicht) | 1980 | Randomisiert Doppelblind | Doxycyclin Placebo | 30 33 | 10 24 | | (Thailand) |
| Black et al. 1983 | 1981 | Randomisiert Doppelblind | Mecillinam Placebo | 38 36 | 13 53 | p < 0,001 | (Ägypten/ Asien) |
| Gaarslev (unveröffentlicht) | 1981 | Randomisiert Doppelblind? | Mecillinam Placebo | 16 16 | 13 57 | p = 0,012 (Fisher) | (Mexiko) |

sierten Doppelblindstudie, in der sich bei Studenten Neomycin (2mal 120 mg, allerdings kombiniert mit kleinen Dosen Kaolin und Pectin) im Vergleich zu Placebo (Lactose) als vorteilhaft, Iodochlorhydroxyquin (2mal 375 mg) hingegen als eher nachteilig erwiesen (Tabelle 19) (Kean u. Waters 1959).

Obgleich diese Resultate mehr als ein Jahrzehnt unwiderlegt blieben, erfreuten sich Entero-Vioform, das angeblich antibakteriell wirksamere Broxychinolin (Mentzing u. Ringertz 1968) und zunehmend auch die Kombination Clioquinol/ Phanquinone/Oxyphenoniumbromid (Mexaform) großer Beliebtheit. Dies änderte sich auch nicht, als bei schwedischen Touristen (Mentzing u. Ringertz 1968) verschiedene Oxychinoline Reisedurchfälle nicht zu verhüten vermochten und sogar die Inzidenz der Salmonellosen steigerten.

Im Gegensatz dazu schilderte ein Mitarbeiter der CIBA (Burley 1971; Richards 1970, 1971) bei Fußballern einen eindeutigen Nutzen durch Clioquinol (Entero-Vioform, 2- bis 4mal 250 mg). Diese Studie war allerdings weder randomisiert noch doppelblind, es fehlten Kontrollen der Compliance und eine Definition der Diarrhö. Bemerkenswert sind 4% wohl durch Jodallergie bedingte Ekzeme und 2% Obstipation bei dieser Wirkstoffgruppe.

Bei einer tschechischen Gruppe hat sich Dichlorhydroxychinolin (Endiaron N, 3mal 250 mg) als nützlich und nebenwirkungsfrei erwiesen (Havlik u. Kocna 1977). Bei deutschen Urlaubern im Mittelmeergebiet bewährte sich Broxychinolin/Brobenzoxaldin (Intestopan) (p < 0,01), und zwar bei Gesunden und bei Personen mit anamnestisch gastrointestinalen Störungen (Marth 1968). Allerdings war die Versuchsanordnung weder doppelblind noch randomisiert.

Schwer verwertbar sind ebenfalls Resultate, die aus der französischen Marine stammen (Malot u. Jaouen 1971). Das Kombinationspräparat Mexaform (2mal

1 Tablette) wurde einigen Besatzungsgruppen verabreicht, deren Arbeitsbedingungen sehr unterschiedlich waren. Trotz Mexaform trat bei 52% der unter extrem hohen Temperaturen tätigen und einen großen Flüssigkeitskonsum aufweisenden Heizer eine Diarrhö auf. Bei den übrigen Mexaform einnehmenden Besatzungsgruppen betrug die Inzidenz hingegen nur 5%, bei Kontrollpersonen ohne Tabletteneinnahme 13%. Diese Arbeit weist gravierende Mängel auf (kein Placebo, keine vergleichbare Kontrollgruppen, keine Doppelblindanlage, willkürlicher Ausschluß von Resultaten) und wurde deshalb in Tabelle 19 nicht berücksichtigt.

Trotz fehlender Evidenz für ihre Wirksamkeit und der seit 1935 veröffentlichten neurologischen (G. Baumgartner et al. 1979; Editorial 1968) und intestinalen Nebenwirkungen (Tothill 1968) blieben Oxychinoline für die Prophylaxe von bakteriellen und amöbenbedingten Darminfekten so lange akzeptiert (Taylor 1966, Editorial 1968), bis schwerwiegende neurologische Folgen eindeutig belegt wurden. Dabei handelte es sich um Dysästhesien und Paresen, v. a. der Beine und gelegentlich Optikusatrophie, die teilweise nach abdominellen Prodromi, wie Diarrhö und Krämpfe auftraten. Das als subakute myelooptische Neuropathie, kurz SMON, bezeichnete Zustandsbild wurde erst ernstgenommen, als aus Japan über Tausende von betroffenen Patienten berichtet wurde (Tsubaki et al. 1971; Nakae et al. 1973) und andere Ursachen (Cohn u. Harun 1972) ausgeschlossen werden konnten. Die 111 wahrscheinlichen oder möglichen Fälle von SMON in allen anderen Teilen der Welt bis zum Jahre 1977 hat Baumgartner G et al. (1979) zusammengefaßt; 80 weitere Fälle wurden als fraglich klassiert. Die Ursache unterschiedlicher Betroffenheit in spezifischen ethnischen Gruppen bleibt ungeklärt; mindestens partiell (Hansson u. Herxheimer 1980) mögen die von Japanern konsumierten größeren Mengen des Arzneimittels dazu beigetragen haben. Vereinzelt sind ähnliche Nebenwirkungen auch nach Broxychinolin/Brobenzoxaldin (Intestopan) beobachtet worden (Bernard u. Griffith 1977). Trotzdem werden Oxychinoline weiterhin rege konsumiert (Tabelle 20) (Steffen u. Gsell 1981); und zwar wahrscheinlich so lange, bis sie endgültig aus dem Handel gezogen werden.

Ein weiterer bereits in den 20er Jahren als Lokalantiseptikum eingeführter Wirkstoff, das jodfreie Ethacridinlactat, wurde von Richarz (1967) in der Dosierung 100 mg/Tag angeblich erfolgreich und ohne Nebenwirkungen anläßlich einer

**Tabelle 20.** Einnahme von Medikamenten durch 10 507 Tropentouristen (1975–1977)

| Präparate | Touristen | | |
|---|---|---|---|
| | n | [%] | |
| Mexaform | 2293 | 21,8 | 15% aller Reisenden *ohne* Diarrhö |
| Entero-Vioform | 828 | 7,9 | nahmen mindestens eines dieser |
| Intestopan | 108 | 1,0 | Pharmaka |
| Diverse Antidiarrhoika (Reasec/Lyspafen/Carbo) | 1424 | 13,6 | |
| Antibiotika | 591 | 5,6 | |
| Co-Trimaxazol | 295 | 2,8 | |

43% aller Touristen nahmen mindestens eines dieser Präparate

Schiffsweltreise zur Prophylaxe angewandt. Dabei hat der Autor allerdings den $\chi^2$-Test groteskerweise nicht dazu verwendet, die Verum- mit der Placebogruppe zu vergleichen. Die Signifikanz hat er nur mit $p < 0{,}025$ nachgewiesen für den Vergleich „Wirkstoff" zu „Unbehandelt" und „Wirkstoff" zu „Placebo plus Unbehandelt". Offenbar sind zudem die Probanden nicht randomisiert worden. In einer eigenen Untersuchung bekamen die Probanden laut Anweisung des Herstellers 200 mg/Tag; dabei erwies sich Ethacridin als nichtsignifikant wirksam; es hatte zudem erhebliche Nebenwirkungen, v.a. Nausea und Dermatosen (Steffen u. Gsell 1981).

Inzwischen hatten Kean et al. (1962) an Studenten nachgewiesen, daß Phthalylsulfathiazol (2mal 1 g/Tag) und Neomycin (2mal 0,5 g/Tag) vor Diarrhö schützen. Eine breite Anwendung erfuhren beide Pharmaka aus diversen Gründen trotzdem nicht. In der Royal Air Force (Nelson et al. 1962) blieb die Prophylaxe mit 1- bis 2mal 100 mg Furazolidon (Furoxon) erfolgreich. Alle 3 Agenzien zeigten keine gravierenden Nebenwirkungen. Dagegen hat sich in der eigenen Studie (s. Tabelle 2), die in erster Linie dem Ausschluß nachteiliger Prophylaktika diente, das zur Einführung vorgesehene Fultrexin, welches ebenfalls einen Nitrofurankörper aufweist, zwar als wirksam ($p < 0{,}02$), aber als recht unverträglich erwiesen (s. Tabelle 21, Abb. 15). Generell haben wir offensichtlich viel intensiver nach Nebenwirkungen gesucht als die Autoren der anderen Studien. Beim Luftfahrtpersonal der BOAC, dem Vorläufer der British Airways, war Streptotriad, bestehend aus Streptomycinsulfat 65 mg, Sulfadimidin 100 mg, Sulfadiazin 100 mg, Sulfathiazol 100 mg in Wirkung und Verträglichkeit der Kombination von Neomycinsulfat (200 mg) mit den 3 genannten Sulfonamiden (je 1- bis 2mal 1 Tbl.) überlegen (Turner 1967). Die Effi-

**Tabelle 21.** Prophylaxe der Reisediarrhö (Dosierung, Zusammensetzung und Hersteller der Pharmaka s. Tabelle 2)

| Testpräparat | Ausgewertete Probanden | Diarrhö | Nebenwirkungen total/mäßig bis schwer (Anzahl Probanden) | | | | | | | | |
| --- | --- | --- | --- | --- | --- | --- | --- | --- | --- | --- | --- |
| | | | Obstipation | Magendruck | Nausea Erbrechen | Schwindel | Mundtrockenheit | Ausschlag | Diverse[a] | Total n | Total % |
| Bismutum subnitricum 500 mg | 30 | 25% | 8/2 | – | 1/– | – | – | 1/– | – | 9 | 30 |
| Lyspafen | 43 | 53% | 13/5 | – | – | – | 3/– | – | – | 14 | 33 |
| Metifex | 48 | 34% | 9/3 | 3/3 | 4/1 | 2/– | – | 4/1 | – | 18 | 38 |
| Streptotriad | 37 | 16% | 2/1 | 1/– | 1/1 | – | 1/– | 2/– | – | 6 | 16 |
| Fanasil | 42 | 39% | 7/1 | – | – | 4/– | 1/– | 2/2 | 1/1 | 12 | 29 |
| Fultrexin | 39 | 18% | 5/– | 1/1 | 4/1 | – | 1/– | 4/2 | – | 13 | 33 |
| Placebo | 149 | 38% | 21/3 | 4/2 | 3/1 | 1/– | 2/– | 2/1 | 3/3 | 34 | 23 |

[a] Je ein Fall von Impotenz, Lumbalgie, Muskelkrämpfe bei Placebo; Kopfschmerzen bei Sulfadoxin

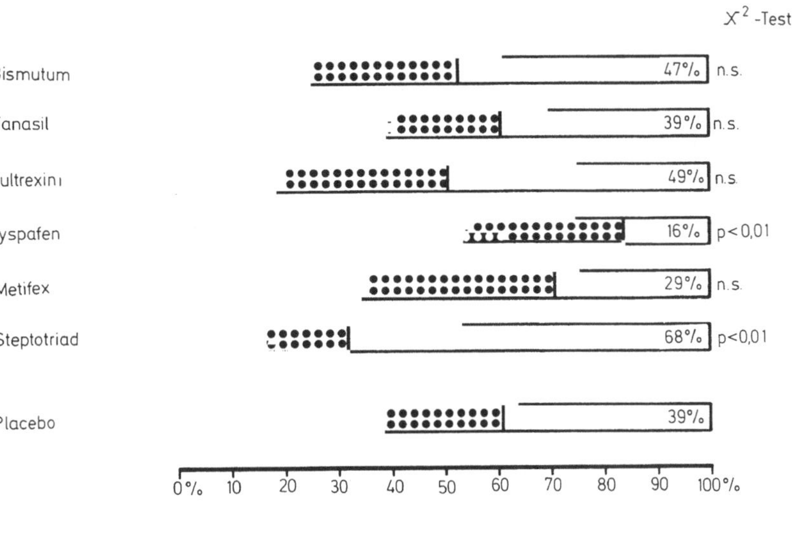


**Abb. 15.** Anteil der Reisenden mit Wohlbefinden in der eigenen Pilotstudie zur Prophylaxe der Reisediarrhö (1979/80)

zienz von Streptotriad in der Dosierung von 3mal 1 Tbl. fanden wir bei Touristen bestätigt (Abb. 15). In unserem Versuch erfüllte dieses Präparat seine Aufgabe am wirksamsten (p < 0,02). Es traten keine schweren Fälle mit über 5 Defäkationen auf, gleichzeitig verursachte es die wenigsten Nebenwirkungen. Als einziges Mittel steigerte es das Wohlbefinden signifikant (p < 0,01). Das Mittel, das sich seit 2 Jahrzehnten in britischen Olympiateams bewährt hat (Owen 1976), wird aber nur in einigen Ländern des Commonwealth vertrieben (Turner 1976).

Im Bestreben, die Durchfallinzidenz noch weiter zu senken, wurde kürzlich die Wirkung von Doxycyclin (Vibramycin) geprüft. Dieses bewährte sich in Kenia (D. A. Sack et al. 1978) und Marokko (Sack RB et al. 1979) in der Dosierung von 200 mg initial, danach 100 mg täglich bei Freiwilligen des Peace Corps. In beiden vorbildlich dokumentierten Studien zeigte sich eine Fortdauer der günstigen Wirkung mindestens in der 1. Woche nach Behandlungsabbruch. Das Ziel einer hohen Effizienz wurde erreicht, dies allerdings unter Ausschluß der leichten Fälle, den „loose motions". Nebenwirkungen wurden bei den geringen Probandenzahlen nicht gemeldet. Trotzdem und zu Recht warnen die Autoren vor verbreiteter Anwendung, wie sie offenbar bereits vorkommt (Tabelle 20, Wittig u. Pfeiffer 1979). Zunächst sind ökologische Bedenken bezüglich der Verbreitung von Resistenzfaktoren in Entwicklungsländern erwogen worden (Sack RB et al. 1979). Offenbar werden solche besonders im Fernen Osten zunehmend beobachtet, haben sich doch bereits von 171 ETEC 69% auf 2 oder mehr Antibiotika und 45% auf Tetrazykline als resistent erwiesen (Echeverria et al. 1978 b). Vor allem aber sind Allergie, Photosensitivität (Newburger 1978; Rosten 1979), Nebenwirkungen auf den Magen-Darm-

Trakt, Soorvaginitis zu befürchten. Aus Tierversuchen ist bekannt, daß nach Antibiotikaeinnahme und der daraus resultierenden Störung der normalen Darmflora die Abwehr gegen Salmonellen (Bohnhoff et al. 1964; Tannock u. Savage 1976), Shigellen (Hentges 1970) und Vibrio cholerae (Shedlovsky u. Freter 1974) geschwächt wird. In vitro ist zudem eine Verminderung der unspezifischen Abwehrfunktion der Granulozyten nach Doxycyclin festgestellt worden (Belsheim et al. 1979). Obgleich in vivo, z. B. anläßlich der sich über Jahre erstreckenden Aknetherapie mit Tetrazyklinen, bislang keine Gefährdung beboachtet worden ist, besteht zumindest ein theoretisches Risiko und damit ein weiteres Argument, die Antibiotikaprophylaxe der Reisediarrhöen gezielt und beschränkt einzusetzen. Sicher kontraindiziert ist Doxycyclinprophylaxe bei Schwangeren, Stillenden (Souney u. Horton 1978) und Kindern. Eine Dosisverminderung auf 100 mg Doxycyclin nur 2mal/Woche zeigte beim Peace Corps in Honduras keine signifikante Reduktion der Reisediarrhö (Santosham et al. 1981). Dies enttäuscht, ist doch gerade durch geringe Dosen von Tetrazyklin wie auch von Co-trimoxazol in vitro eine Hemmung der bakteriellen Adhärenz erreicht worden (Vosbeck et al. 1979). Anderseits hat sich die Prophylaxe mit der ursprünglich propagierten Dosis mittlerweile in weiteren Untersuchungen bewährt (Rosten 1979; Freeman et al. 1983), wobei gelegentlich auch die Expositionsprophylaxe zu günstigen Resultaten beitrug (Farmer et al. 1981). Der Magen wurde gereizt, wenn die Kapseln nüchtern eingenommen wurden (Rosten 1979). Erythromycin, 1 g/Tag, hat sich in einer kleinen, unbestätigten Studie in Acapulco bewährt (Andremont u. Tancrede 1981). Die Wirkung von Mecillinam (Tabelle 19), eines praktisch nicht absorbierbaren Abkömmlings der 6-Amidinopenicillinsäure, bedarf einer Überprüfung. In den bisherigen Angaben erstaunt die hohe Diarrhöinzidenz bei 2- bis 3wöchigem Aufenthalt in den Placebogruppen (Black et al. 1983). Andere Chemotherapeutika, z. B. Co-trimoxazol, scheinen ebenfalls wirksam zu sein (DuPont et al. 1983, Murray et al. 1982), wurden aber eher für die Therapie reserviert (DuPont et al. 1982a). Bedenken bestehen zudem wegen des Risikos toxischer epidermaler Nekrolyse (Lyell 1967). Sulfadoxin allein hingegen erwies sich im eigenen Versuch als unwirksam (Abb. 15). Offenbar weist es eine relativ geringe therapeutische Breite auf; jedenfalls kam es in der Kombination mit der Malariaprophylaxe Pyrimethamin/Sulfadoxin relativ häufig zu Schwindel.

Bismutum subsalicylatum hemmt in vitro die Aktivität von Toxinen, z. B. von E. coli (Ericsson et al. 1977). Dadurch läßt sich eine Verminderung der Diarrhöinzidenz bewirken, wie dies an Studenten ohne Unverträglichkeitsreaktionen bewiesen wurde (DuPont et al. 1980). Die benötigte Dosis betrug 60 ml (17,5 mg/ml) 4mal täglich, wobei ironisch kommentiert wurde, der im Gepäck freiwerdende Raum könne zum Rücktransport von Reiseandenken dienen (Gorbach 1980). In der Tablettenform mag sich das Kalziumkarbonat ungünstig auswirken (Levine RA 1983). Obgleich die Vorstudien im Tiermodell des Subsalicylat als aktive Komponente dargestellt hatten (Ericsson et al. 1977), postulierte Kruesi (1980), die Wirkung sei dem Wismut zuzuschreiben. Aufgrund eigener Erfahrung (Abb. 15), in der 3mal 1 g Bismutum subnitricum täglich keinen signifikanten Effekt zeigte, muß mindestens ein Großteil des Prophylaxeerfolges auf dem Subsalicylat beruhen. Da Bismutum subsalicylatum im Unterschied zu Bismutum subgallatum nicht resorbiert wird, sind keine Intoxikationen mit neuropsychiatrischen Beschwerden zu befürchten (Ericsson et al. 1980b), bei Salicylatunverträglichkeit ist es natürlich kontraindiziert

(DuPont 1983). Bei kombinierter Prophylaxe verminderte Bismutum subsalicylatum die Resorption von Doxycylin um die Hälfte (Ericsson et al. 1982).

Obgleich nie dafür propagiert, werden Motilitätshemmer wie Diphenoxylat (Lomotil, Reasec) seit langem und, wie in Tabelle 20 dargestellt, häufig prophylaktisch eingesetzt (Merson 1975). Die dadurch bedingte Verlängerung der Krankheitsdauer bei Shigellosen hatten DuPont u. Hornick (1973) belegt, später aber angezweifelt (Ruppin 1983). Die ungünstige Beeinflussung des Verlaufs wurde durch eine Verlängerung der Verweildauer pathogener Keime an der Darmmukosa erklärt. Andererseits hat die Therapie mit dem Hydrolyseprodukt und aktivem Metaboliten von Diphenoxylat, dem Difenoxin (Lyspafen), (van Wijngaarden u. Soudijn 1972) den Verlauf der Reisediarrhö günstig beeinflußt (Stransky u. Schwarzenbach 1979), außer bei febrilen Fällen (Steffen 1983b). Dieses Mittel erwies sich in unserer Studie als ungeeignet zur Prophylaxe von Reisediarrhöen. Es steigerte deren Inzidenz nicht nur geringfügig (p < 0,07), sondern verursachte auch zahlreiche Nebenwirkungen, v.a. Obstipation. Insgesamt wurde dadurch der Anteil der Personen mit ungetrübtem Wohlbefinden deutlich vermindert (p < 0,01). Dasselbe dürfte wohl für die eng verwandte Wirksubstanz Diphenoxylat postuliert werden. Lactobacilli (Lactobacillus sp. 30 bis 60 · $10^7$, je 3mal 4 Tabletten Lactinex/Tag) zeigen keinerlei prophylaktischen Nutzen (Clements et al. 1981; Pozo-Olano et al. 1978). Dasselbe bestätigte sich in einer neueren Studie (Kollaritsch et al. 1983). Das ebenfalls zur Prophylaxe der Reisediarrhö angepriesene Lyophilisat von > 75 · $10^6$ lebenden, autochthonen Enterokokken vom Stamm Streptococcus faecium SF 68 (Bioflorin) ist bisher nie für diese Indikation geprüft worden.

Zusammenfassend ergibt sich, daß zahlreiche Prophylaktika der Reisedurchfälle keinen gesicherten Nutzen zeigen und die wirksamen Substanzen schwerwiegende Nachteile aufweisen. Obgleich wir im entsprechenden präventivmedizinischen Abschnitt Richtlinien zu deren Anwendung formulieren werden, müssen wir doch für die Zukunft auf neue, wirksame und doch nebenwirkungsarme Substanzen hoffen. Fortschritte sind momentan v.a. von Agarosegels (Sepharose) zu erwarten, die ETEC mit CFA I (Kolonisierungsfaktor-Antigen I) zu binden vermag (Wadström et al. 1981). Aussichtsreich erscheint eine künftige Schutzimpfung gegen ETEC (Levine MM 1983, Rappaport u. Bonde 1982), beruhe diese nun auf Toxoiden oder deren Bestandteilen, gereinigten Pili, CFA I, II, E 7846 etc. oder attenuierten Erregern. Jedenfalls liegen aus der Veterinärmedizin vielversprechende Resultate vor.


## 4.6 Unfälle

Zumindest bei amerikanischen Entwicklungshelfern sind Unfälle die Hauptursache für Tod oder bleibende Schäden. In den Jahren 1961–1978 verloren 159 Freiwillige des Peace Corps das Leben. 50 durch Verkehrsunfälle, 41 durch andere Unfälle, 22 durch Ertrinken oder Bootsunfälle, nur 11 durch Infektionen und 35 durch diverse Ursachen (Gangarosa et al. 1980). Die *Verkehrsunfälle* erstaunen angesichts der Fahrsitten in den Entwicklungsländern und des Zustands von Fahrzeug und Straßen nicht, offenbar spielte auch Alkohol eine maßgebliche Rolle. Als besonders gefährlich erwiesen sich Zweiradfahrzeuge, ist doch jedes dritte Motorrad des Peace Corps einmal jährlich in einen schweren Unfall verwickelt. Fußgänger sind ebenfalls gefährdet, da in jenen Ländern im Straßenverkehr fast ausschließlich das Recht des Stärkeren gilt.

Nach eigenen Erhebungen bei Touristen mußten 7 Unfallpatienten auf einen Kursflug umgebucht oder mit einem Ambulanzflugzeug in die Heimat transportiert werden. Ein Reisender erlitt den Tauchertod. Obgleich wir keine verläßlichen Angaben erhielten, auf wieviele Touristen sich diese Zwischenfälle bezogen, ist die Kasuistik doch instruktiv. Fünf Frakturen waren zu verzeichnen. Zwei Personen stürzten im Hotel und zogen sich Schulter-, Arm- und Handgelenkfrakturen zu. Eine Go-Kart-Kollision verursachte einen Wirbel-, ein Sturz beim Wasserski einen Beckenbruch. Stolpern beim Aussteigen aus dem Bus führte zu einem Knöchelriß. Zwei Personen zogen sich auf einem Spaziergang und bei einem Überfall Prellungen zu.

Einmal mehr erkennt man gewisse Unterschiede zwischen Entwicklungshelfern und Touristen. Entwicklungshelfer sind viel eher im Straßenverkehr gefährdet, wo Gruppentouristen durch Busfahrten geschützt sind. Ältere Ferienreisende stürzen leichter in ungewohnter Umgebung.

Der Tauchunfall gibt Anlaß, auf die weitgehend unbekannten Gefahren verschiedener *Wassersporte* hinzuweisen. Beim Apnoetauchen wird zunächst hyperventiliert, es fällt der $CO_2$-Partialdruck, der Atemreiz wird vermindert, der Lufthunger weniger empfunden. Die Folgen sind zerebrale Hypoxie, schleichender Bewußtseinsverlust bis die Taucher tot am Grund des Schwimmbades oder des Gewässers liegen bleiben. Beim Schnorcheltauchen liegt die größte Gefahr in zu langen Schnorchelrohren mit übergroßem Totraum. Grundsätzlich sollte auf diese Weise nicht tiefer als 50 cm getaucht werden, da bereits eine Druckdifferenz von 0,05 atm zwischen umgebendem Wasserdruck und Luftdruck ein Lungenödem verursachen kann. Beim Gerätetauchen sind die Gefahren der Kompression und Dekompression allgemein bekannt; es kann zum Barotrauma kommen. Bei Tauchtiefen von über 10 m muß deshalb stufenweise aufgetaucht werden; in hochgelegenen Bergseen bereits bei weniger ausgedehntem Tauchgang (Matthys 1978; Speckhard 1977). Der Apnoetod beim plötzlichen Eintauchen in kaltes Wasser ist ebenfalls bekannt (Eisenmenger 1982).

Auch andere Wassersportarten können zu Verletzungen führen. Turmspringer und Wasserskifahrer erleiden bisweilen Wirbelsäulenverletzungen, dies aber auch ohne Fernreisen (MMWR 417/82). Windsurfer erreichen bereits auf unseren Seen Geschwindigkeiten bis 45 km/h. Häufige Verletzungen sind Wunden, Kontusionen, Distorsionen, evtl. Überlastungsschäden, v. a. wenn bei größeren Windstärken und im Meer gesurft wird. Dort werden erhebliche Energien frei: Eine 1,5 m hohe Welle verfügt auf 1 m Breite über eine Leistung von etwa 15 PS. Dies kann Frakturen, Schädel-Hirn-Verletzungen verursachen, zumal wenn Ferntouristen mit den lokalen Gegebenheiten oder dem Material nicht vertraut sind.

Das eigentliche Surfen zeigt dieselben Risiken. Auf Hawaii haben Surfverletzungen bereits 200 Todesopfer gefordert (Rosemeyer 1982). Das eigene Sportgerät und in überfüllten Küstenbereichen auch die Bretter anderer Sportler bewirken teilweise schwere Schlagverletzungen. Bei einem unkontrollierten Sturz kann man durch die unerwartet großen Wassermassen auf den Grund geschleudert werden; besonders kritisch ist das Aufprallen auf eine steinige Unterlage oder ein Korallenriff. Dadurch wird man möglicherweise bewußtlos; zudem besteht die Gefahr des Ertrinkens, wenn man an dem Punkt auftaucht, an dem die nächste Welle bricht. Zusätzlich besteht die Gefahr, nach Verlust des Surfbrettes abgetrieben zu werden.

Fast alljährlich hört man Berichte über Schwimmer, die von einer Strömung ins offene Meer hinausgetrieben wurden und ertranken. Unbekannte, gefährliche Wasserströmungen sind für den Besucher ein viel größeres Risiko als die gefürchteten Haifische. Diesen fallen jährlich weltweit nur ein gutes Dutzend Menschen, meistens Einheimische, zum Opfer (H. Hass, persönliche Mitteilung), während im gleichen Zeitraum 15000 Menschen ertrinken.

Über *andere Unfallursachen,* wie Vergiftungen durch Medikamente oder Kohlenmonoxyd, Explosionen (z.B. durch Butangas) oder Überfälle, fehlen statistische Angaben. Kürzlich sind jedoch im Raum Basel bei 4 Kindern aus 2 Familien Bleiintoxikationen beobachtet worden (Egli, persönliche Mitteilung). Diese waren durch Keramikgeschirr mit Bleiglasuren bedingt, die als Reiseandenken aus Portugal importiert worden waren.

Geringfügigere Verletzungen sind nicht so selten; in den Tropen hat eine unter 400 Personen eine solche gemeldet. Häufig handelte es sich dabei um Badeverletzungen, z.B. durch Korallen oder spitze Steine verursachte Wunden. Diese sind gelegentlich infiziert. Eine Superinfektion tritt auch recht häufig nach Insektenstichen auf.

Über *Tierbisse und -stiche* bei Reisen (Tabelle 60) sind die epidemiologischen Daten spärlich. Nach einer groben Schätzung verlaufen von weltweit 500000 Schlangenbissen/Jahr 6–10% letal (Werner 1978a). Im vorderen oder mittleren Orient werden rund 30000 Todesopfer gezählt, hingegen nur 1000 in Afrika, 500 in Amerika, 50 in Europa (Wiemann 1982). In Industrienationen sind oft Hobbyherpetologen betroffen (Russel et al. 1978). Bei Skorpionstichen beträgt die Todesfallrate laut Angaben aus dem Maghreb 2% bei Erwachsenen, 4–8% bei Kindern (Moser u. Freyvogel 1979). In Ägypten wird bei Adulten lediglich eine Letalität von 0,3% verzeichnet (Wiemann 1982). Laut einer rhodesischen Statistik sind Straßenverkehrsunfälle als Todesursache 17mal häufiger als Tierverletzungen (Castle 1971), wobei letztere mehrheitlich durch Menschen provoziert waren. Diese Angaben beziehen sich nicht speziell auf fremde Besucher, bei denen Verletzungen durch Tiere während des Ferienaufenthalts offenbar besonders selten sind.

Auch im Wasser kommen Gifttiere vor. Touristen melden recht häufig die meistens harmlosen, aber bisweilen sehr lästigen Quallen-, Medusen-, Polypen- oder Korallenvergiftungen (Moser u. Freyvogel 1979; Reid 1975). Schwerwiegender sind Intoxikationen durch Steinfische, wie sie auch bei einem Schweizer Sporttaucher in Ostafrika beschrieben worden sind (Moser u. Stürchler 1979).

Abgesehen von den erwähnten Tieren, die zum Zweck der Verteidigung oder des Beutefangs (Tabelle 60) aktiv Gift (engl. „venom") einsetzen, gibt es andere, deren Gift (engl. „poison") passiv nach oraler Einnahme wirkt (Moser u. Freyvogel 1979). Dabei handelt es sich v.a. um Fische, von denen ein Teil ständig giftig ist. Bei diesen führt das hitzestabile Tetraodontoxin zu aufsteigenden Lähmungen, die häufig zum Tode führen. Nur saisonal, nach Aufnahme bestimmter Nahrung (Dinoflagellaten) giftig ist eine andere Gruppe von Fischen, bei der das Ciguatoxin zu heftigem Brechdurchfall, Parästhesien, Blutdruckabfall etc. führt (MMWR 391/82). Die Letalität beträgt 12% (Moser u. Freyvogel 1979). Diverse weitere passive Vergiftungen sind möglich, aber selten und offenbar für fremde Besucher nicht von epidemiologischer Bedeutung (Dembert et al. 1981).

## 4.7 Gefährdung von Arbeitnehmern im Ausland

In Entwicklungsländern tätige Arbeitnehmer sind verglichen mit Touristen anderen Belastungen ausgesetzt. Einige sehr wertvolle Daten, die rund 500 Mitarbeiter der Fa. Siemens betreffen, geben Aufschluß (Florian, persönliche Mitteilung; Tabelle 22) über die im Ausland aufgetretenen medizinischen Probleme.

Diese Aufstellung zeigt, daß auch bei dieser Population, mehrheitlich Montagearbeiter im Durchschnittsalter von 32 Jahren, banale Erkrankungen überwiegen. Erstaunlich ist der große Bedarf an zahnärztlichen Konsultationen trotz präventiver Gebißsanierung vor der Abreise. Die klassischen Tropenkrankheiten sind in der Minderzahl. Geomedizinisch erweist sich Afrika als Malarianest. Die vermehrte Unfallgefährdung ist durch Weg- und Transportverhältnisse erklärbar. Die in Hauptstädten wohnenden leitenden Angestellten (n = ca. 50) zeigten überraschenderweise (Abschn. 5.3) eine ähnlich hohe Hepatitisinzidenz wie die auf dem Land wohnenden Firmenangehörigen (Florian 1977). Erschöpfung tritt v. a. in heißen Ländern auf und führt, abgesehen von psychischer Instabilität, auch zu vermehrter Krankheitsanfälligkeit.

Im allgemeinen haben sich die Bedingungen in Entwicklungsländern für diese Arbeitnehmer sehr gebessert. Auf allen größeren Baustellen entstehen Zivilisations-

**Tabelle 22.** Diagnosen von 503 Siemens-Mitarbeitern im Ausland (laut Medical-Report 1974–1981)

| Diagnosegruppe | Afrika | Asien | Latein-amerika |
|---|---|---|---|
| Zahnbehandlung | 283 | 299 | 241 |
| Erkältung | 272 | 249 | 145 |
| Verdauungsstörung, Amöben | 240 | 154 | 118 |
| Dermatose | 151 | 125 | 128 |
| Unfall | 170 | 62 | 61 |
| Rheuma | 127 | 69 | 42 |
| Sinnesorgane | 62 | 65 | 61 |
| Nieren/Harnwege | 67 | 49 | 47 |
| Herz/Kreislauf | 21 | 22 | 17 |
| Schwäche | 22 | 17 | 16 |
| Hepatitis | 16 | 13 | 18 |
| Malaria | 33 | 2 | 5 |
| Amöben | 13 | 19 | 21 |
| Diverse | 138 | 126 | 85 |
| Gesamt | 1616 | 1271 | 1005 |
| Anteil der Mitarbeiter mit Meldungen | 41% | 33% | 26% |

68

kerne mit Klimaanlage und ärztlicher Versorgung. Zunehmend wird in internationalen Teams und nicht mehr isoliert gearbeitet. Überdies wird physisch anstrengende Leistung weniger verlangt, sondern eher spezialisiertes Wissen. Günstig wirkt sich auch die Verkürzung des 3- auf den 2jährigen Einsatzturnus bis zum Urlaubsanspruch aus. All dies mag zur Verminderung der peptischen Ulzera beigetragen haben (Engel 1980).

Anpassungsprobleme ergeben sich trotzdem noch nach der Heimkehr. Es fällt oft schwer, sich wieder in die Hast und Enge einzufügen, auf auswärts selbstverständliche Vorrechte zu verzichten und Verantwortung wieder an Vorgesetzte abzugeben (Florian 1981).

# 5 Eingeschleppte Infektionen

Wenn wir zwischen Erkrankungen im außereuropäischen Ausland und Importkrankheiten unterscheiden, so ist dies, wie bereits erläutert, willkürlich, aber aus
methodischen Gründen unumgänglich. Sinnvoll ist diese Unterteilung auch deshalb, weil angesichts oft längerer Inkubationszeiten (Tabelle 23) gerade die Ferien-

**Tabelle 23.** Übliche Inkubationszeiten der wesentlichsten Importkrankheiten (Barrett-Connor 1978; Geddes u. Gully 1981; Stanfield u. Reid 1980)

| | |
|---|---|
| Kurz (1–7 Tage) | Reisediarrhö |
| | Dysenterie |
| | Diphtherie |
| | Cholera |
| | Gelbfieber |
| | Dengue |
| | Rückfallfieber |
| | Venerische Krankheiten |
| Mittel (8–21 Tage) | Malaria[a, c] |
| | Abdominaltyphus[a] |
| | Amöbiasis[a] |
| | Lambliasis[a, b] |
| | Leptospirose[b] |
| | Tetanus[a] |
| | Poliomyelitis |
| | Fleckfieber |
| | Rickettsiosen |
| | Virale hämorrhagische Fieber (Lassa etc.) |
| | Affenpocken, (Pocken) |
| | Trypanosomiasis (Rhodesiense) |
| Lang (> 21 Tage) | Hepatitis[b] |
| | Poliomyelitis |
| | Brucellose[b] |
| | Leishmaniasis[b] |
| | Trypanosomiasis (Gambiense) |
| | Schistosomiasis[c] |
| | Filariasis[c] |
| | Rabies |
| | Tuberkulose[c] |
| | Kala-Azar[c] |
| | Meliodose[c] |
| | Lepra[c] |
| | Mykosen[c] |

[a] Evtl. länger    [b] Evtl. kürzer    [c] Bis Jahre

touristen erfahrungsgemäß an schweren Leiden erst zu Hause erkranken. Nach einer Pilotstudie suchen 7% dieser Rückkehrer den Hausarzt oder andere Ärzte auf, meistens wegen Diarrhö oder respiratorischer Infekte (Steffen et al. 1978). Auch Arbeitnehmer im Ausland lassen sich in gravierenden Fällen mehr und mehr in die Heimat zurückfliegen.

Im folgenden werden wir uns zunächst den aktuellen Quarantänekrankheiten zuwenden. Obgleich ihre Bedeutung abgenommen hat, werden sie relativ gut dokumentiert. So ist einigermaßen Gewähr geboten, daß auch Fälle der in Entwicklungsländern erkrankten Einwohner von Industrienationen bekannt werden. Bei den meisten anderen Krankheiten ist dies wegen der mangelhaften diagnostischen Möglichkeiten und unvollständigen Meldungen nicht der Fall.

Anschließend werden wir 3 der wichtigsten eingeschleppten Krankheitsgruppen, die mindestens teilweise durch präventivmedizinische Maßnahmen vermeidbar sind, analysieren: Malaria, Hepatitis sowie Salmonellosen und Shigellosen. In einem gesonderten Abschnitt werden die Geschlechtskrankheiten besprochen. Nach Erregern geordnet werden wir schließlich alle uns bekanntgewordenen aus Übersee eingeschleppten Krankheiten schildern. Naturgemäß ist diese Liste unvollständig, denn auch in Industrienationen ist die Meldedisziplin bei weitem nicht vollkommen. Viele der Infektionskrankheiten sind da und dort nicht meldepflichtig. Überdies ist es unmöglich, die in nicht indexierten Fachzeitschriften beschriebenen Fälle und jene, die sich hinter originellen, exotischen Titeln verbergen, vollzählig zu erfassen.


## 5.1 Quarantänekrankheiten

Nachdem im Mittelalter immer wieder kurz nach Ankunft eines Schiffes aus dem Osten Epidemien auftraten, beschloß 1377 der Rat der Venezianischen Republik, Schiffe hätten 40 Tage („quaranta") isoliert vor dem Hafen zu warten, bevor sie einlaufen durften. Diese Frist wurde analog zu Reinigungsvorschriften bei Wöchnerinnen (3. Mose 12, 1–4) festgelegt. In den folgenden Jahrhunderten schränkten zahlreiche, teilweise unzweckmäßige Regeln Handel und Reisen ein. Die erste internationale Gesundheitskonferenz 1851 in Paris wurde zwar von 12 Staaten beschickt, ihre Beschlüsse ratifizierten aber nur drei. Weitere Konferenzen scheiterten an mangelnder Kenntnis über den Übertragungsmodus der gefährlichsten übertragbaren Krankheiten und an politischen Differenzen. 1907 wurde das Office International d'Hygiène Publique in Paris gegründet, welches gemeinsam mit der Gesundheitsorganisation des Völkerbundes 1946/48 in der Weltgesundheitsorganisation, der WHO (World Health Organisation) aufging. Bald ersetzte diese die obsoleten, oft widersprüchlichen Regeln durch neue Richtlinien, die auf modernen epidemiologischen Erkenntnissen fußen (Goodman 1971).

Die 6 traditionellen Quarantänekrankheiten, die „Weltseuchen" Pocken, Cholera, Gelbfieber, Pest, Fleckfieber und Rückfallfieber sind in Industrienationen fast völlig verschwunden. Die 2 letztgenannten unterstehen seit 1972 den International Health Regulations der WHO nicht mehr. Die Pocken betreffenden Anweisungen wurden 1981 durch die Resolution WHA 34.13 ebenfalls aus dieser Liste gestrichen. Einzig Cholera und Gelbfieber sind für den internationalen Reiseverkehr noch formell von Bedeutung, weil gewisse Behörden entsprechende Impfzertifikate fordern. Sie tun dies, obgleich die Weltgesundheitsorganisation 1973 in der Resolution WHA 26.55 beschlossen hat, die Choleraimpfung von der Liste der obligaten Impfungen zu streichen (Editorial 1973).

### 5.1.1 Pocken

Dank der Bekämpfungsmaßnahmen der WHO sind die Pocken ausgerottet worden. Der letzte Fall betraf am 26. Oktober 1977 den 23jährigen Koch Ali Maow Maalin in Somalia. Trotz der von der WHO ausgesetzten US $ 1 000 für die Erstmeldung eines weiteren Patienten ist seither keine natürliche Infektion mehr beobachtet worden. Eine Laborangestellte hat sich im August 1978 in Birmingham (England) mit Pockenviren infiziert und ihre Mutter angesteckt. Einigen Wirbel verursachen seither durch die Presse verbreitete Fehlalarme. In rund 200 gemeldeten Verdachtsfällen lagen nicht Pocken, sondern Varizellen, Masern etc. vor (WER 353/81, 226/83). Bei wenigen Patienten wurden vor 1980 Affenpocken diagnostiziert (Breman et al. 1980), 1982 allein wurde jedoch die Rekordzahl von 27 Fällen verzeichnet (WER 152/83). Trotz einiger vermuteter Übertragungen von Mensch zu Mensch scheinen Affenpocken die Volksgesundheit nicht ernsthaft zu gefährden. Laut internationaler Übereinkunft bewahren jetzt noch 3 Laboratorien in der Sowjetunion, den USA und Südafrika Pockenviren auf (WHO 1980, S. 97–100, 116; WER 151/83). Es ist nicht damit zu rechnen, daß sie von dort mutwillig verbreitet werden (Breman u. Arita 1980).

Da die Epidemiologie der Pocken somit der Vergangenheit angehört, sei auf deren Schilderung in früheren Arbeiten (Bruce-Chwatt 1974; Gsell 1976; WHO 1980) verwiesen. Anhaltspunkte für ein Tierreservoir des Variolavirus fehlen (Arita u. Henderson 1968). Eine Mutation anderer Pockenviren zum Variolavirus ist höchst unwahrscheinlich (Werner 1980), denn Pocken sind nie spontan in pockenfreien Kontinenten aufgetreten. Außerdem weisen genetische Studien auf wesentliche Unterschiede der DNS-Sequenz in tierischen Pockenviren und dem Variolavirus hin. Pockenpatienten scheiden das Virus höchstens 25 Tage nach Auftreten des Exanthems aus. Bedenken verursachte zeitweilig die Meldung, Variolaviren hätten in Holland bei Zimmertemperatur über 13 Jahre überleben können (Wolff u. Croon 1968). Neuere Versuche unter tropischen Bedingungen weisen darauf hin, daß die Viruskonzentration in Krustenpartikeln innerhalb von 3 Wochen auf ein nichtinfektiöses Maß abfällt (Huq 1977). Die in den letzten Jahrzehnten in Asien und Afrika praktizierte Variolation, bei der bewußt Schorf aufgelegt wird, ist seit 1976 nicht mehr beobachtet worden. Der Großteil der bei den betreffenden Medizinmännern gesammelten Proben wies keine lebenden Viren mehr auf. Die einzigen Ausnahmen wurden in Afghanistan beobachtet, wo allerdings seit 1973 keine Pocken mehr aufgetreten sind.

Aufgrund dieser Argumente (WHO 1980, S. 67–69, 93–94) haben die Delegierten der 154 Mitgliedstaaten anläßlich der 33. Weltgesundheitsversammlung am 8. Mai 1980 einstimmig die Schlußfolgerungen der Weltkommission für die Bestätigung der Pockenausrottung angenommen. In diesen ist festgehalten, daß keine Anhaltspunkte für ein Wiederauftreten der Pocken als endemische Krankheit bestehen (WHO 1980, S. 3).

### 5.1.2 Cholera

Erst zu Beginn des 19. Jahrhunderts überzog die Cholera, aus ihrem Ursprungsgebiet im Gangesdelta kommend, in 6 Pandemien von 1817 bis 1923 v. a. Asien, Europa und Teile Afrikas. Noch um 1840 wurde von einem Studium in Zürich abgeraten, da immer wieder Todesfälle durch Cholera vorkamen. Laut Gsell (1971) hat der Internist der Universität Zürich, Professor Lebert, 1855 während einer Epidemie Zürich verlassen, um eine Ansteckung zu vermeiden. Die letzte Epidemie in Europa mit Vibrio cholerae forderte 1892 in Hamburg 9 200 Tote. Das benachbarte, bereits über hygienisch einwandfreie Wasserversorgung verfügende Altona blieb verschont. 1937 wurde auf Celebes ein neuer Biotyp, Vibrio cholerae El Tor entdeckt, der in den vergangenen 2 Jahrzehnten Asien, Afrika und Südeuropa (Neapel, Spanien, Portugal) heimgesucht hat. Das klassische V. cholerae kommt nun wieder in Bangladesh vor (WER 205/83).

Der ganze amerikanische Kontinent ist, abgesehen von Einzelfällen, z. B. nach Austerngenuß in Neuengland (MMWR 538/82) und im Süden der USA (MMWR 601/80, 589/81; Johnston et al. 1983), gänzlich verschont von autochthoner Cholera. Ein einziger aus Lateinamerika (Mexiko) eingeschleppter Fall ist bisher beschrieben (MMWR 357/83). Typischerweise werden auch nord- und zentraleuropäische Gebiete mit günstigen hygienischen Verhältnissen nicht mehr betroffen. Besonders gefährdet hingegen sind Pilgerzüge nach Mekka (Mohr 1972a) oder in indische Pilgerzentren (Pollitzer 1957), die wieder in ihre Ursprungsländer zurückkehren (Abb. 16, Tabelle 24). Die Hypothese, Cholera werde durch das Ausströmen von Toilettenmaterial aus fliegenden Linienflugzeugen verbreitet (Rondle et al. 1978), hat der Diskusion nicht standgehalten (Knothe 1980).

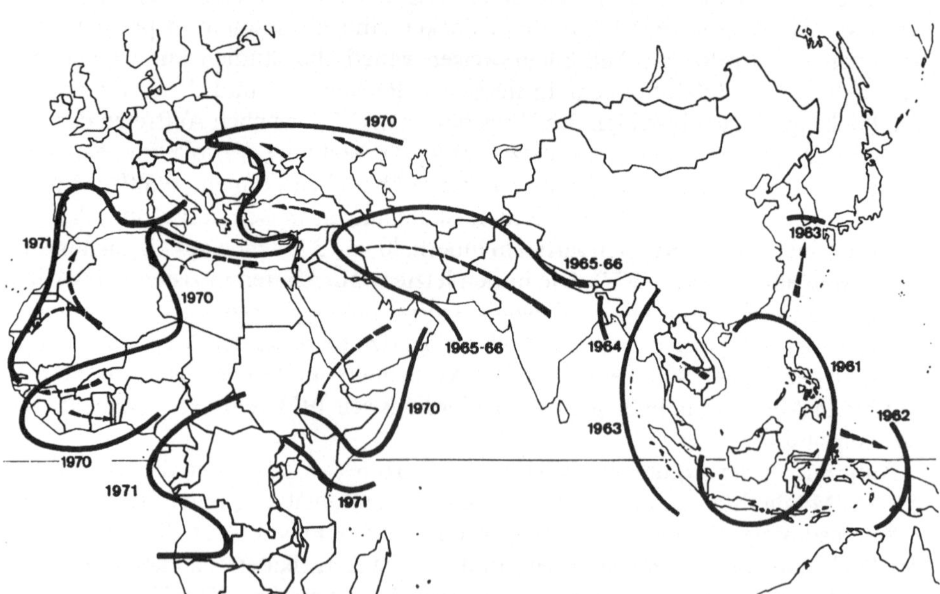


**Abb. 16** Ausbreitung der Cholera seit 1961. (Ergänzt nach WHO)

**Tabelle 24.** Cholerafälle, 1975–1981 nach Asien, Afrika oder Ozeanien importiert (Nationalität unbekannt)

| | Fälle | Bemerkungen |
|---|---|---|
| Nach Afrika | | |
| Niger | 7 | |
| Südafrika | 2 | |
| Tunesien | ? | (WER 335/81, 132/82) |
| Uganda | 3 | |
| Nach Asien | | |
| Hongkong | 5 | (inkl. 1 Fall Macao) |
| Japan | 61 | (!) |
| Jordanien | 1 | |
| Kuwait | 31 | |
| Libanon | 2 | |
| Malaysia | 10 | |
| Saudi Arabien | 36 | (Mekka) |
| Singapore | 5 | |
| Sri Lanka | 1 | |
| Westbank | 7 | |
| Nach Ozeanien | | |
| Australien | 3 | |
| Neuseeland | 1 | |
| Subtotal | 175 | |
| Europa/Nordamerika | 129 | |
| Weltweit gesamt | 304 | |

Wie stark gefährdet die Cholera den Interkontinentalreisenden? Um dies zu erfassen, war die Analyse aller in die wesentlichen Industrienationen importierten Fälle nötig, denn 1975–1981 haben insgesamt nur 129 Patienten diese Infektion nach Europa oder Nordamerika eingeschleppt (Tabelle 25). 117 Fälle konnten ausführlich dokumentiert werden. 66 Patienten (56%) stammten aus Endemiegebieten und waren entweder Fremdarbeiterfamilien auf der Rückkehr vom Heimaturlaub (44 Fälle), Einwanderer (5 Fälle), Flüchtlinge (8 Fälle) oder Touristen (2 Fälle); Rest: unbekannter Reisezweck. Die anderen 51 Personen (44%) waren Bürger von Industrienationen, die sich in 34 Fällen zu Ferien, in 6 zu Verwandtenbesuchen, in 7 zu einem Arbeitsaufenthalt im Zielland aufhielten. Bei den einheimischen Fällen dominierten Kleinkinder unter 5 Jahren (21 Fälle), bei den Bürgern aus Industrienationen waren über 50jährige Personen überproportional betroffen. Eine Impfanamnese ist selten erhoben worden: 6 von 22 Bürgern aus Industrienationen hatten je zur Hälfte eine oder 2 Dosen Impfstoff erhalten, hingegen nur einer von 21 Bürgern aus Endemieländern. Diese Immunisierung erfolgte 2–120 Tage vor Einsetzen der Symptome. Im Vergleich dazu waren in unserer Population von Tropenreisenden 1975–1977 je nach Reiseziel 7–37% gegen Cholera einmal, 7–54% 2mal geimpft worden.

**Tabelle 25.** Cholerafälle, 1975–1981 nach Europa oder Nordamerika importiert (n = 117, *kursive Ziffern bedeuten Anzahl Europäer oder Nordamerikaner*)

| Von \ Nach | Belgien | Deutschland BRD | Frankreich | Großbritannien | Holland | Italien | Österreich | Polen | Rußland | Schweden | Schweiz | Kanada | USA | Gesamt |
|---|---|---|---|---|---|---|---|---|---|---|---|---|---|---|
| Algerien | | | 17 *1* | | | | | | | | 1 *1* | | | 18 *2* |
| Marokko | 1 *1* | | 10 *0* | | 6 *1* | 1 *1* | | | | | | | | 18 *3* |
| Nigeria | | | | 1 *1* | | | | | | | | | | 1 *1* |
| Tanzania | | | | 1 *1* | | | | | | | | | | 1 *1* |
| Tunesien | | 4 *4* | 7 *4* | 5 *5* | 2 *2* | 1 *1* | 2 *2* | | | 1 *1* | 1 *1* | | | 23 *20* |
| Subtotal Afrika | 1 *1* | 4 *4* | 34 *5* | 7 *7* | 8 *3* | 2 *2* | 2 *2* | | | 1 *1* | 2 *2* | | | 61 *27* |
| Indien | | | 1 *0* | 4 *2* | | | | 1 *1* | 2 *1* | | | 2 *1* | | 10 *5* |
| Indonesien | | | | 1 *0* | 4 *0* | | | | | | | | 2 *2* | 7 *2* |
| Irak | | | | 3 *2* | | | | | | | | | | 3 *2* |
| Jordanien | | | | | | | | | | 1 *1* | | | | 1 *1* |
| Pakistan | | | 1 *0* | 3 *0* | | | | | | | | | | 4 *0* |
| Philippinen | | | | | | | | | | | | 1 *0* | 4 *4* | 5 *4* |
| Sri Lanka | | | 2 *2* | | | | | | | | | | | 2 *2* |
| Taiwan | | | | | | | | | | | | | 1 *1* | 1 *1* |
| Thailand | | | | | | | | | | | 1 *1* | | 7 *0* | 8 *1* |
| Türkei | | 7 *1* | | 1 *1* | 1 *0* | 1 *0* | | | | | 1 *1* | | | 11 *3* |
| unbekannt | | | | | | | | | | | | | 1 *0* | 1 *0* |
| Subtotal Asien | | 7 *1* | 4 *2* | 12 *5* | 5 *0* | 1 *0* | | 1 *1* | 2 *1* | 1 *1* | 2 *2* | 3 *1* | 15 *7* | 53 *21* |
| Portugal | | | 2 *2* | | | | | | | | | | | 2 *2* |
| Spanien | | | 1 *1* | | | | | | | | | | | 1 *1* |
| Gesamt | 1 *1* | 11 *5* | 41 *10* | 19 *12* | 13 *3* | 3 *2* | 2 *2* | 1 *1* | 2 *1* | 2 *2* | 4 *4* | 3 *1* | 15 *7* | 117 *51* |

Die Letalität der Cholera ist dank verbesserter Therapie weltweit auf unter 10%, in Industrienationen bei guter Behandlung und gutem Allgemeinzustand der Patienten auf unter 2% gesunken. In dem von uns untersuchten Kollektiv sind 2 Patienten verstorben (Morger et al. 1983), was derselben Quote entspricht. Anazide und magenresezierte Personen sind besonders gefährdet (Werner, persönliche Mitteilung). Die Hospitalisationsdauer ist in Industrienationen meistens kürzer als eine Woche; ein wesentlicher Anteil der Patienten wird nie hospitalisiert.

Sekundärinfektionen sind extrem selten. Im geschilderten Kollektiv sind 3 Fälle zu verzeichnen. In der Schweiz wurde ein Angehöriger angesteckt (nicht veröffentlicht). In Holland schieden 2 Kontaktpersonen Vibrio cholerae aus, ohne manifest zu erkranken (Bins et al. 1978). Anläßlich einer Epidemie in Australien, die 40 Flugpassagiere nach einer Zwischenlandung in Bahrain betraf, trat keine einzige Sekundärinfektion auf (Editorial 1972b; Sutton 1974).

Da in den untersuchten 7 Jahren rund 30 Mio. Europäer und Nordamerikaner Afrika, Asien oder Ozeanien besucht haben (Morger et al. 1983), so läßt sich schließen, daß von diesen nur einer unter 500000 eine Cholera importiert. Zum gleichen Ergebnis kam auch eine amerikanische Studie, die aber auf nur 10 Fällen basierte (Snyder u. Blake 1982). In unserer Untersuchung nicht eingeschlossen sind die im Ausland behandelten Fälle, die laut persönlicher Mitteilung der WHO (Velimirovic, persönliche Mitteilung) ebenfalls sehr selten sein sollen, ebenso die ohne mi-

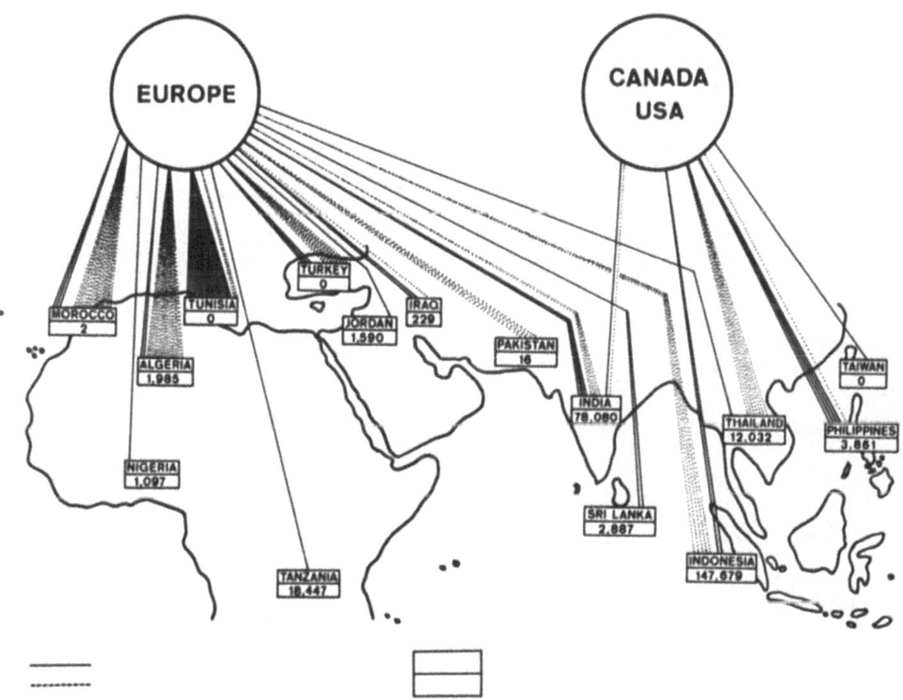


Abb. 17. Nach Europa und Nordamerika importierte Cholerafälle 1975–1981. (*Ausgezogene Linie:* Bürger einer Industrienation, *punktierte Linie:* Bürger eines Endemielandes. Die Zahl unter den Endemieländern nennt die in dieser Periode der WHO gemeldeten Fälle)

krobiologische Diagnostik erfolgreich behandelten und die asymptomatischen Fälle, die rund 40% ausmachen (Music et al 1970; Sutton 1974; WER 208/82), aber für uns von geringerer Bedeutung sind.

Die höhere Inzidenz der Cholera bei japanischen Rückkehrern ist offensichtlich, jedoch bisher nie festgehalten worden und vorläufig ungeklärt. Abbildung 17 belegt den oft formulierten Verdacht, daß etliche, v. a. nordafrikanische Länder trotz entsprechender Vorschriften die aufgetretenen Fälle von Cholera nicht melden (vgl. Tabelle 25). Andererseits wurde keine einzige Infektion aus Kenia und einigen anderen vielbesuchten Endemieländern Afrikas und Asiens importiert!

### 5.1.3 Gelbfieber

Das klassische durch das Insekt Aedes aegypti übertragene urbane Gelbfieber ist dank Schutzimpfung und Insektenbekämpfung ausgerottet worden und seit 1954 (Trinidad) bis jetzt nicht mehr aufgetreten. Vorher wurden beispielsweise die Compagnie Universelle du Canal Interocéanique von Ferdinand Lesseps beim Bau des Panamakanals durch eine Epidemie ruiniert und noch 1905 New Orleans durch einen Ausbruch betroffen. In abgelegenen Gebieten Afrikas und Südamerikas (inklusive Trinidad) kommt diese Virusinfektion als Dschungel- oder sylvanisches Gelb-

**Tabelle 26.** Gemeldete Gelbfieberfälle 1973–1982 (WER 345, 355/80, 259/81, 314/83)

| | 1973 | 1974 | 1975 | 1976 | 1977 | 1978 | 1979 | 1980 | 1981 | 1982 |
|---|---|---|---|---|---|---|---|---|---|---|
| Elfenbeinküste | – | – | – | – | – | – | – | – | – | 25 |
| Gambia | – | – | – | – | – | 30 | – | – | – | – |
| Ghana | 5 | 1 | 2 | 2 | 110 | 219 | 494 | 9 | 4 | 6 |
| Kamerun | 1 | 1 | 2 | 1 | – | – | – | 7 | – | – |
| Nigeria | 2 | 25 | – | – | – | – | 11 | 1 | – | – |
| Senegal | – | – | – | – | – | – | 3 | – | 3 | – |
| Sierra Leone | – | – | 130 | – | – | – | – | – | – | – |
| Afrika Gesamt | 8 | 27 | 134 | 3 | 110 | 249 | 508 | 17 | 7 | 31 |
| Bolivien | 86 | 12 | 151 | 19 | 2 | 11 | 10 | 46 | 102 | 95 |
| Brasilien | 70 | 13 | 1 | 1 | 9 | 27 | 12 | 27 | 22 | 24 |
| Ecuador | – | – | 3 | 1 | – | 1 | 14 | 2 | 2 | – |
| Kolumbien | 16 | 36 | 12 | 22 | 9 | 105 | 51 | 11 | 7 | 2 |
| Panama | – | 4 | – | – | – | – | – | – | – | – |
| Paraguay | – | 9 | – | – | – | – | – | – | – | – |
| Peru | 33 | 2 | 1 | 1 | 82 | 93 | 97 | 30 | 98 | 19 |
| Trinidad und Tobago | – | – | – | – | – | – | 18 | – | – | – |
| Venezuela | 7 | – | – | – | – | 3 | 3 | 4 | – | – |
| Amerika gesamt | 212 | 76 | 168 | 44 | 102 | 240 | 205 | 120 | 231 | 140 |
| Weltweit gesamt | 220 | 103 | 302 | 47 | 212 | 489 | 713 | 137 | 238 | 171 |
| *Todesfälle weltweit* | *153* | *56* | *171* | *35* | *116* | *161* | *283* | *111* | *106* | *109* |

fieber mit Affen als Zwischenträgern und Haemagogus und Aedes als Vektoren weiterhin als seltene, aber gefährliche Krankheit vor.

Eindrücklich zeigt Tabelle 26, wie Gelbfieberepidemien regional aufflackern und verebben, so 1983 in Obervolta. Jährlich oder öfter publiziert die WHO entsprechende Karten (Abb. 18). Kontrollen haben gezeigt, daß bei weitem nicht alle Fälle gemeldet werden (Monath et al. 1980; WER 298/82) und subklinische Infektionen vorkommen (Werner u. Stickl, in Vorbereitung). Oft läßt sich die Diagnose unter lokalen Bedingungen nicht sichern. Bedenklich ist zudem die erneute Verbreitung von Aedes aegypti, die sich auch in der Häufung von Denguefieber widerspiegelt. Eine künftige Renaissance des urbanen Gelbfiebers ist somit nicht auszuschließen.

Asien ist frei von Gelbfieber, obschon Aedes aegypti dort auch verbreitet ist. Die Ursache dieser glücklichen Fügung ist unbekannt. Bezeichnend für mangelhaftes Wissen in der Reiseberatung ist, daß rund 20% deutscher Asientouristen trotzdem eine Gelbfieberimpfung empfohlen wurde (Plentz 1978). In unserem Kollektiv hat diese Immunisierungsrate 15% betragen; diese Zahl ist jedoch nicht verwertbar, weil wir den Anteil derer, die sich für frühere Reisen impfen ließen, nicht gesondert erfaßt haben. Seit der Epidemie in Äthiopien 1966 ist diese Virusinfektion in Ostafrika nicht mehr diagnostiziert worden.

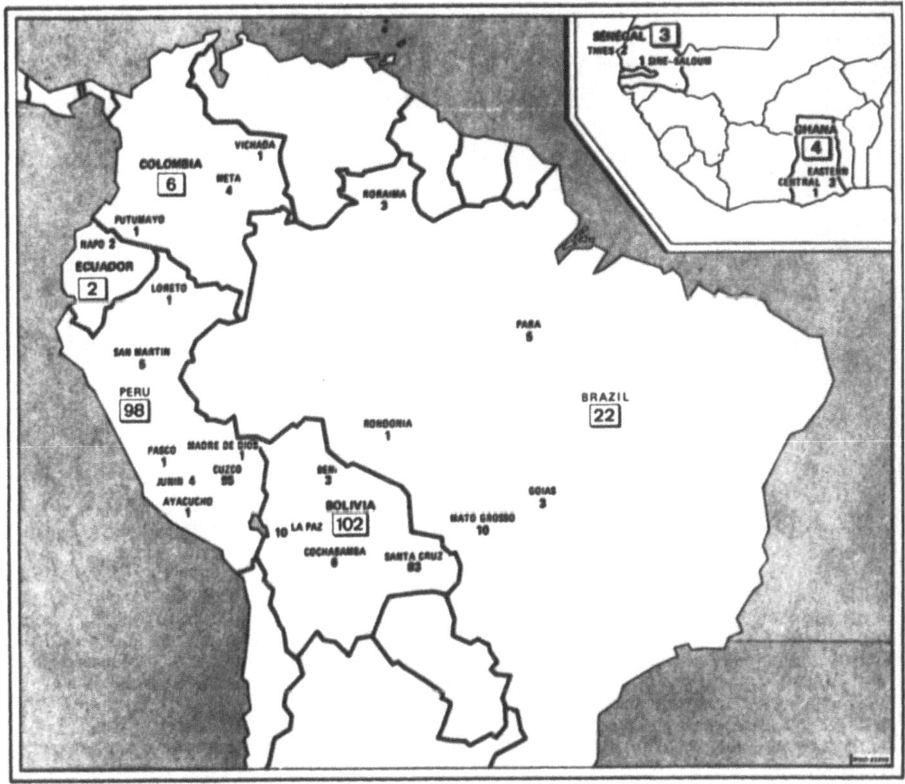


**Abb. 18.** Gemeldete Gelbfieberfälle 1981, insgesamt 237 Fälle, davon 105 verstorben (WER 297/82, entspricht außer 25 Fällen an der Elfenbeinküste ungefähr der Situation 1982 gemäß WER 313/83)

Eine Gefährdung der Reisenden ist sehr selten. Im Oktober 1979 sind 2 in der Region Dakar weilende Touristen nach Ausflügen ins Landesinnere (Region Toubacouta, 50 km nördlich der Grenze zu Gambia) an Gelbfieber erkrankt und in Paris verstorben. Ein in Dakar lebendes 8jähriges europäisches Mädchen verbrachte ungefähr gleichzeitig 5 Tage im erwähnten Dorf, erkrankte erwiesenermaßen ebenfalls an Gelbfieber und überlebte. Keiner der 3 Patienten war geimpft (WER 345/1980, Digouette et al. 1981). Ebenfalls ungeimpft war eine junge Libanesin, die 1981 in einem Jagdlager im Dschungel Senegals infiziert wurde und anschließend in Dakar starb (WER 298/82). Weitere Fälle, die Touristen betrafen, sind nicht publiziert worden.

### 5.1.4 Pest

Für Reisende ist auch diese Quarantänekrankheit völlig unbedeutend geworden (Akiev 1982). Auf wenige Ausnahmen werden wir in Abschn. 6.2.8 hinweisen.

Die Pest, die zusammen mit anderen Weltseuchen im Altertum, im Mittelalter und sogar bis in die Zeit der Feldzüge Napoleons die Weltgeschichte beeinflußte, ist in Europa verschwunden. Zuletzt wurde sie 1970 durch einen auf dem Luftweg aus Indien nach Marseille heimkehrenden Seemann importiert. Dank prompter Diagnosestellung wurde der Patient mittels Antibiotika geheilt (Gsell 1978). Der letzte in die USA importierte Verdachtsfall betraf einen Vietnamrückkehrer (WER 608/66, Anonym 1978). Endemische Herde bestehen v. a. noch in Südostasien; die-

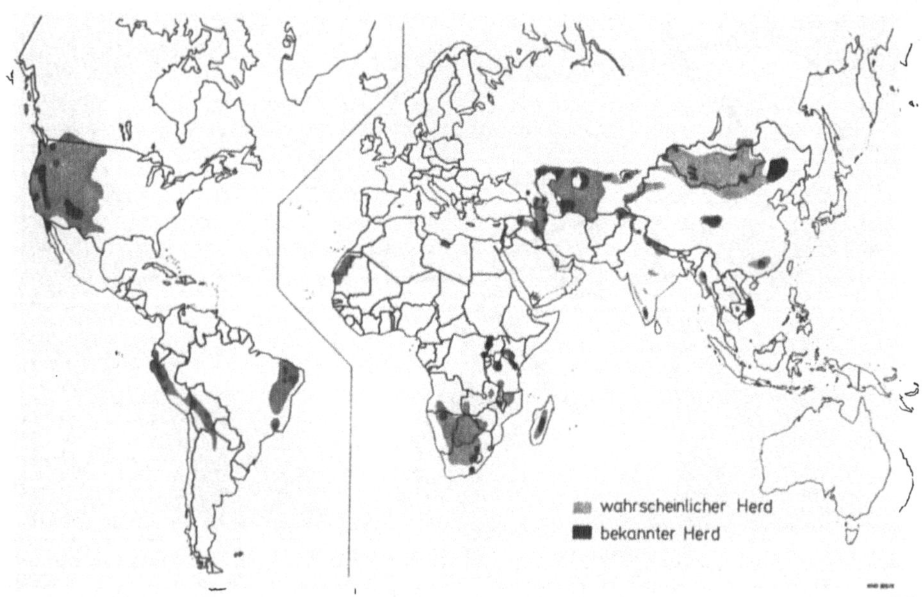


**Abb. 19.** Bekannte und wahrscheinliche Endemiegebiete der Pest 1959–1979. (WER 243/80)

se bewogen die Amerikaner im Vietnamkrieg (1964–1975), ihre Truppen zu schützen.

Weltweit werden jährlich nur einige hundert bis tausend Fälle gemeldet, darunter auch aus den Vereinigten Staaten, wo Trapper und Jäger v. a. im Südwesten (MMWR 371/80) und in den Rocky Mountains aus dem Nagerreservoir infiziert werden. Obgleich die durch Flöhe übertragene Yersinose selten geworden ist, bleibt Wachsamkeit angebracht; eben erst ist sie nach 10jähriger Unterbrechung wieder in Südafrika (WER 103/82, 290/82, 265/83) aufgetreten (Abb. 19).

**Tabelle 27.** Gemeldete Fälle von Pest 1973–1982

| Land | 1973 | 1974 | 1975 | 1976 | 1977 | 1978 | 1979 | 1980 | 1981 | 1982 |
|---|---|---|---|---|---|---|---|---|---|---|
| *Afrika* | | | | | | | | | | |
| Angola | 0 | 0 | 49 | 0 | 0 | 0 | 0 | 21 | 6 | 0 |
| Kenia | 0 | 0 | 0 | 0 | 0 | 166 | 227 | 5 | 0 | 0 |
| Lesotho | 0 | 0 | 8 | 0 | 0 | 0 | 0 | 0 | 0 | 0 |
| Libyen | 0 | 0 | 0 | 19 | 11 | 0 | 0 | 0 | 0 | 0 |
| Madagaskar | 20 | 38 | 55 | 47 | 58 | 25 | 23 | 11 | 44 | 38 |
| Mozambique | 0 | 0 | 0 | 15 | 97 | 12 | 0 | 0 | 0 | 0 |
| Namibia | 0 | 102 | 0 | 0 | 0 | 0 | 0 | 0 | 0 | 0 |
| Südafrika | 0 | 0 | 0 | 0 | 0 | 0 | 0 | 0 | 0 | 19 |
| Tanzania | 0 | 0 | 0 | 0 | 2 | 0 | 0 | 44 | 3 | 36 |
| Uganda | 0 | 0 | 0 | 0 | 0 | 0 | 0 | 0 | 0 | 153 |
| Zaire* | 30 | 20 | 1 | 12 | 4 | 0 | 1 | 0 | 0 | 1 |
| Zimbabwe | 0 | 23 | 34 | 0 | 0 | 0 | 0 | 0 | 0 | 3 |
| Subtotal | 50 | 183 | 147 | 93 | 172 | 202 | 251 | 81 | 53 | 250 |
| *Amerika* | | | | | | | | | | |
| Bolivien | 0 | 14 | 2 | 24 | 29 | 68 | 10 | 26 | 21 | 1 |
| Brasilien | 152 | 291 | 496 | 97 | 1 | 11 | 0 | 98 | 59 | 151 |
| Ecuador | 1 | 0 | 0 | 8 | 0 | 0 | 0 | 0 | 8 | 0 |
| Peru | 30 | 8 | 3 | 1 | 0 | 6 | 0 | 0 | 27 | 11 |
| USA* | 2 | 8 | 20 | 16 | 18 | 12 | 13 | 18 | 13 | 19 |
| Subtotal | 185 | 321 | 521 | 146 | 48 | 97 | 23 | 142 | 128 | 182 |
| *Asien* | | | | | | | | | | |
| Burma* | 17 | 700 | 275 | 673 | 591 | 171 | 73 | 73 | 1 | 165 |
| China | ⋯ | ⋯ | ⋯ | ⋯ | ⋯ | ⋯ | 8 | 30 | 1 | 0 |
| Kampuchea | 1 | 0 | ⋯ | ⋯ | ⋯ | ⋯ | ⋯ | ⋯ | 0 | 0 |
| Vietnam | 425 | 1552 | 536[a] | 593 | 667 | 314 | 306 | 180 | 11 | 116 |
| Subtotal | 443 | 2252 | 811 | 1266 | 1258 | 485 | 387 | 283 | 13 | 281 |
| Weltweit gesamt | 678 | 2756 | 1479 | 1505 | 1478 | 785 | 661 | 506 | 194 | 713 |
| Letalität (%) | 6,8 | 6,0 | 6,6 | 6,6 | 4,6 | 3,9 | 3,4 | 11,1 | 12,8 | 5,0 |

[a] Inkomplett
* Nagerpest (mindestens teilweise)
⋯ Nicht erhältliche Zahlen

## 5.2 Malaria

*Zunahme der eingeschleppten Fälle*

Die Malaria, dies sei vorweggenommen, ist zweifellos die derzeit *bedeutendste Gefahr* für Tropenreisende. Abbildung 20 zeigt, daß die Krankheitsfälle in Europa bis vor kurzem nicht nur absolut zunehmen. Der Anstieg ist im Vergleich zur Anzahl von Besuchern in Endemiegebieten überproportional! Die kürzliche, geringfügige Abnahme der importierten Malariafälle in dieser Abbildung entspricht nicht unbedingt der Realität und ist v.a. durch fehlende Meldungen aus Frankreich bedingt (vgl. Tabelle 28): Von dort werden neuerdings nur Fälle einer einzigen Pariser Klinik mitgeteilt und nicht mehr diejenigen des ganzen Landes.

Diese Zunahme beruht auf mehreren Faktoren: Erstens ist die Inzidenz der Malaria trotz eines Ausrottungsprogramms der WHO in zahlreichen Gegenden bis zum Ende des letzten Jahrzehnts angestiegen. Aus der Türkei beispielsweise wurden 1968 nur 38 Fälle, 1977 jedoch 115350, 1980 immerhin noch über 34000 Fälle gemeldet (Ramsdale u. Haas 1978; WER 211/82). Dieses Land wird von der WHO (WHO TRS 680) zur europäischen Region gezählt und bedingt in Tabelle 29 deren hohe Inzidenz. Die letzte Zusammenstellung der Endemiegebiete nach der WHO

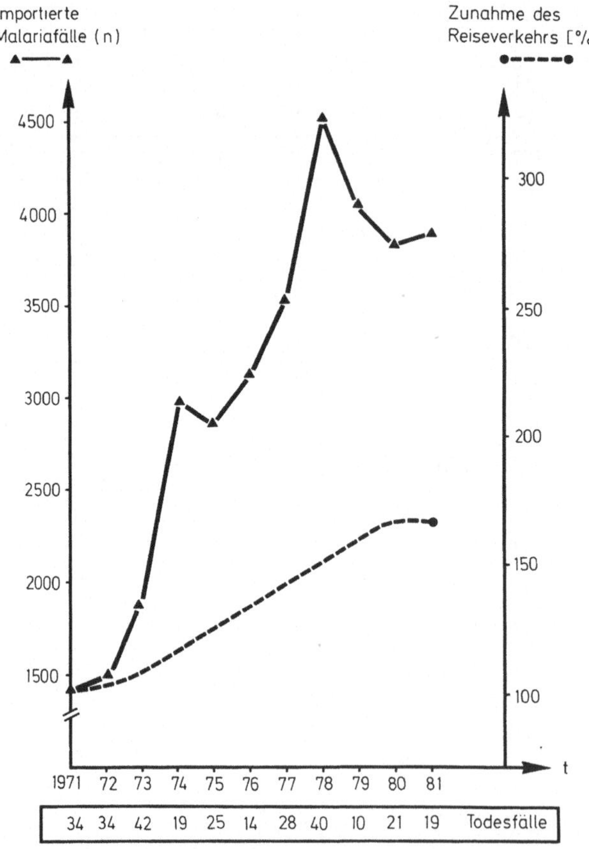


**Abb. 20.** Vergleich der nach Europa importierten Malariafälle mit der Zahl europäischer Besucher in Endemieländern

**Tabelle 28.** Gemeldete importierte Malariafälle in Industrienationen

| Land | 1973 | 1974 | 1975 | 1976 | 1977 | 1978 | 1979 | 1980 | 1981 |
|---|---|---|---|---|---|---|---|---|---|
| Albanien | 0[a] | 0 | 0 | 1 | 3 | 0[a] | · · · | 0 | 0 |
| Belgien | 22 | 3 | 1 | 42 | 40 | 35 | 56 | 59 | 30 |
| Bulgarien | 13 | 32 | 45 | 60 | 90 | 101 | 101 | 128 | 417 |
| ČSSR | 2 | 8 | 9 | 6 | 4[a] | · · · | 6 | 15 | 2 |
| Dänemark | 38 | 59 | 62 | 46 | 49 | 54 | · · · | 70 | 104 |
| Deutschland DR | 3 | 6 | 11 | 4 | 17 | 18 | 22 | 16 | 35 |
| Deutschland BR | 146 | 105 | 175 | 218 | 337 | 534 | 486 | 570 | 390 |
| Finnland | 4 | 16 | 4 | 22 | 14 | · · · | 13 | 13 | 14 |
| Frankreich | 43 | 58 | 143 | 197 | 232 | 535 | 99[a] | 111[a] | 77[a] |
| Griechenland | 20 | 21 | 27 | 33 | 39 | 64 | 35 | 41 | 52 |
| Großbritannien | 539 | 660 | 765 | 1 217 | 1 528 | 1 909 | 2 053 | 1 668 | 1 575 |
| Irland | 2 | 2 | 1 | 6 | 69 | · · · | 32 | 22 | 25 |
| Italien | 56 | 60 | 56 | 103 | 205 | 243 | 162 | 176 | 143 |
| Jugoslavien | 15 | 20 | 20 | 42 | 65 | 50 | 55 | 82 | 56 |
| Malta | 0 | 0 | 2 | 0 | 0 | 0[a] | 0 | 0 | 1 |
| Niederlande | 30 | 27 | 54 | 76 | 107 | 108 | 112 | 101 | 128 |
| Norwegen | 13 | 0[a] | 25 | 56 | 12[a] | 20 | 32 | 25 | 35 |
| Österreich | 7 | 6 | 11 | 31 | 33 | 94 | 35 | 44 | 54 |
| Polen | 8 | 12 | 18 | 19 | 27 | 35 | 23 | · · · | 29 |
| Portugal | 594 | 903 | 971 | 482 | 133 | 52 | 45 | 25 | · · · |
| Rumänien | 3 | 3 | 10 | 7 | 17 | 17 | 13 | 12 | 18 |
| Spanien | 34 | 20 | 30 | 39 | 57 | 32 | 52 | 73[a] | · · · |
| Schweden | 49 | 52 | 59 | 62 | 78 | 79 | 104 | 97 | 123 |
| Schweiz | 11 | 37 | 85 | 49 | 48 | 112 | 93 | 95 | 138 |
| UdSSR | 226 | 272 | 275 | 310 | 350 | 408 | 399 | 386 | 304 |
| Subtotal Europa (korr.) | 1 884 | 2 387 | 2 867 | 3 130 | 3 535 | 4 531 | 4 041 | 3 835 | ∿3 900 |
| USA (Zivile US-Bürger) | 103 | 158 | 199 | 178 | 233 | 270 | 229 | 303 | · · |
| USA (Fremde Bürger) | 78 | 144 | 232 | 227 | 237 | 315 | 634 | 1 534 | · · |
| USA (Militär) | 41 | 21 | 17 | 5 | 11 | 31 | 11 | 26 | · · |
| Kanada | · · · | · · · | · · · | · · · | · · · | 156 | · · · | 631 | 538 |
| Hongkong | · · · | · · · | 21 | 39 | 40 | 47 | 40 | 49 | · · |
| Japan | · · · | · · · | 72 | 58 | 70 | 67 | · 53 | · · · | · · |
| Australien | 182 | 201 | 242 | 264 | 288 | 320 | 474 | 625 | · · |

[a] Unvollständige Daten

(WER 232/83) ist in Abb. 27 wiedergegeben; allerdings wird man sich über die aktuelle Situation jedes Mal aufgrund neuester Unterlagen informieren müssen.

Zweitens ist im Laufe der letzten Jahrzehnte nicht nur die Zahl der Touristen, sondern besonders auch die Emigranten aus Entwicklungsländern in die Industrienationen angestiegen. Eine regere Besuchstätigkeit, beispielsweise zwischen Großbritannien und dem indischen Subkontinent, war die Folge, und zahlreiche Fälle gehen auf dieses Konto (Gilles 1981). Tabelle 28 belegt jedoch, daß auch in Ländern mit geringer Immigration, wie beispielsweise der Schweiz, die Zahl der Fälle pro Jahr fast kontinuierlich zunimmt. Wie groß dabei die Dunkelziffer ist, können wir

**Tabelle 29.** Anzahl gemeldeter Malariafälle[a] (in Tausend)

| Region | 1972 | 1973 | 1974 | 1975 | 1976 | 1977 | 1978 | 1979 | 1980 |
|---|---|---|---|---|---|---|---|---|---|
| Afrika[b] | 3995 | 6662 | 5120 | 4209 | 5390 | 4477 | 6682 | 5847 | 1119 |
| Lateinamerika | 285 | 280 | 269 | 357 | 379 | 399 | 469 | 515 | 599 |
| Südostasien | 1816 | 2686 | 4162 | 6105 | 7304 | 5540 | 4790 | 3658 | 3561 |
| Europa | 13 | 9 | 7 | 13 | 41 | 119 | 93 | 34 | 38 |
| Östliches Mittelmeer | 830 | 746 | 480 | 429 | 348 | 227 | 162 | 125 | 137 |
| Westpazifik | 171[c] | 201[c] | 179[c] | 188[c] | 211[c] | 4457 | 3422 | 2706 | 3853 |
| Gesamt (ohne Afrika) | 3115 | 3922 | 5097 | 7092 | 8283 | 10742 | 8936 | 7038 | 8188 |

[a] In gewissen Fällen konnte nicht die gesamte gefährdete Bevölkerung erfaßt werden
[b] Vor allem klinische Fälle, meistens ohne chronische Infektionen
[c] Außer China

nicht feststellen; in der Schweiz soll sie aber mindestens 20% (Hatz et al. 1978 betragen).

Als dritter Faktor ist die erlahmende Prophylaxedisziplin zu bedenken. Als 4. Grund können wir für die ansteigenden Importe die zunehmende Resistenz der Erreger anführen; wir werden auf diese Aspekte in nachfolgenden Abschnitten zurückkommen.

Von nur noch geringer Bedeutung ist Posttransfusionsmalaria (Miller 1976; Ranque 1981, MMWR 222/83), jährlich werden weltweit knapp 100 Fälle induzierter Malaria notiert (WER 199/81). Selten sind Laborinfektionen (Bending u. Maurice 1980), Infektionen durch akzidentelle Nadelstiche oder Hautverletzungen bei medizinischem Personal (Bruce-Chwatt 1982, Börsch et al. 1982) oder auch bei Drogenabhängigen (Baker u. Crawford 1978). Kongenitale Malaria hingegen scheint zuzunehmen (Bruce-Chwatt 1982; WER 245/82). Einmal soll Malaria anläßlich einer Transplantation durch eine infizierte Niere übertragen worden sein (Stürchler, persönliche Mitteilung).

*Inzidenz*

Wer importiert die Malaria? In der Schweiz handelte es sich nach einer Studie an 207 Fällen (Hatz et al. 1978) um Personen zwischen 1 und 72 Jahren. 86% der Patienten waren Schweizer; 52% waren Touristen, 18% Entwicklungshelfer, 10% Geschäftsleute, der Rest Personal von Fluggesellschaften oder Reisebüros, sowie Personen mit Wohnsitz in Endemiegebieten. Im Extremfall genügte ein 4stündiger Aufenthalt auf einem Flughafen zur Infektion (WER 337/78). In Deutschland ist innerhalb von 2 Jahren der Anteil an Deutschen von 51 auf 30% gesunken, 30% sind asylsuchende Inder und Pakistani, 10% Türken, 12% ostasiatische Flüchtlinge, 13% andere Ausländer (Weise 1981b). Von den Deutschen waren 54% Touristen und Heimaturlauber, 43% hingegen beruflich im Ausland tätig, der Rest war nicht klassifizierbar. In Großbritannien wiederum betrafen 62% der Fälle Neueinreisende oder aus dem Heimaturlaub zurückkehrende Immigranten, 11% Fremde auf der Durchreise und nur 27% waren Briten, davon je rund 25% Touristen, Geschäftsleute, britisch geborene Kinder von Immigranten und andere (Besatzungen, Arbeitnehmer im Ausland, Militär etc.) (CDSC 1979; WER 375/81). Kurzaufenthalte in

Endemiegebieten waren für besonders viele Infektionen verantwortlich (PHLS 1982c). Auch in Dänemark betrafen über 50% der Malariafälle Ausländer (Hatz et al. 1978). In den USA dominierten zu Beginn des letzten Jahrzehnts Importe durch Militärpersonen, jetzt aber diejenigen durch Touristen, Studenten und Lehrer. Häufig sind aber auch Besatzungen von Flugzeugen und Schiffen betroffen (Bruce-Chwatt 1970). Verschiedene Quellen weisen darauf hin, daß die Gefährdung in Afrika am größten ist (Florian 1981, Hatz et al. 1978; Lopez et al. 1979), wie dies aus Abb. 21 hervorgeht.

Nach vorläufigen Resultaten unserer prospektiven Studie wird knapp einer von 1000 Reisenden entweder im Endemiegebiet oder nach der Heimkehr gegen Malaria behandelt. Da zumindest bei den im Ausland festgestellten Fällen die Diagnose nicht durchwegs gesichert wurde, mag dieser Anteil geringfügig überhöht sein. In über 90% der Infekte mit Plasmodium falciparum traten die ersten Symptome entweder noch während des Auslandsaufenthaltes oder innerhalb eines Monats nach der Rückkehr auf (Bruce-Chwatt 1982; Hatz et al. 1978). Eine Verzögerung bis zu einem Jahr wurde selten registriert. Mindestens zum Teil handelt es sich dabei um Patienten, die bei den ersten Symptomen mit Tetracyclinen anbehandelt worden sind (Wernsdorfer u. Kouznetsov 1980). Infektionen mit Plasmodium vivax oder Plasmodium ovale werden später offensichtlich: Knapp über 43% erkrankten innerhalb eines Monats nach der Rückkehr, etwas über 33% in den nachfolgenden

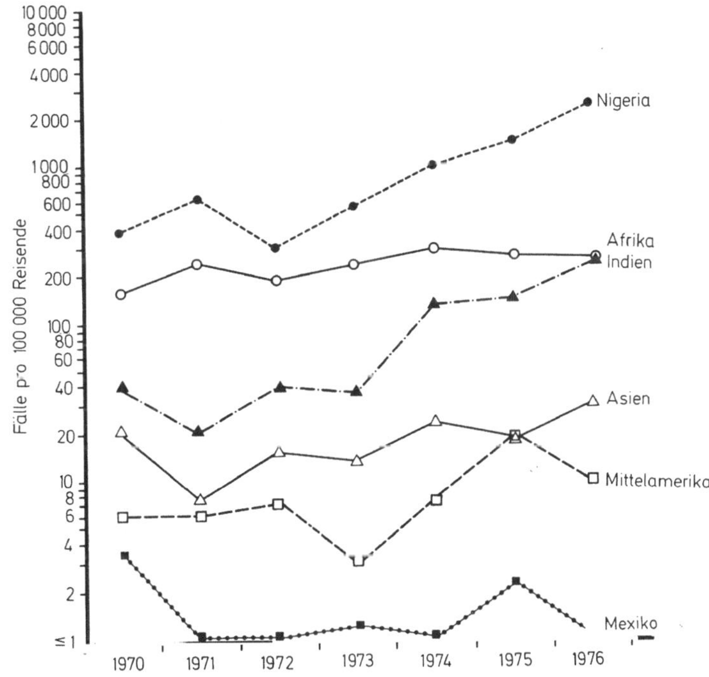


**Abb. 21.** Auftreten von Malaria bei amerikanischen Reisenden in diversen Endemiegebieten (Lopez, kopiert mit Erlaubnis der University of Chicago Press)

5 Monaten, 20% werden zwischen dem 6. und 12. Monat betroffen, die restlichen 4% nach über einem Jahr. Bei Infektionen mit Plasmodium malariae ist der Anteil spätauftretender Symptome noch etwas größer. Gelegentlich kann eine Operation auch ohne Bluttransfusion einen Malariaanfall auslösen.

In den letzten Jahren ist mehrfach über das Auftreten von Malaria bei in der Umgebung von interkontinentalen Flughäfen (Amsterdam, Basel-Mulhouse, Genf, Paris, London, Tokyo, Zürich) tätigen oder wohnhaften Personen berichtet worden, die niemals Endemiegebiete aufgesucht hatten (Leger et al. 1981; WER 337/78, 174/81). Ob die Malaria durch auto- oder allochthone Anopheles übertragen wurde, konnte nicht restlos geklärt werden. In den USA, Japan, der Sowjetunion, möglicherweise auch in Großbritannien, ist offenbar sekundäre Übertragung von importierter Malaria vorgekommen (Bruce-Chwatt 1970, 1982; Nakabayashi et al. 1976; Singal et al. 1977; WER 245/82).

*Ursprung der Erregerspezies*

In der Schweiz und in Deutschland dominiert Plasmodium falciparum mit über 43%, dicht gefolgt von P. vivax mit rund 40%. Der Anteil von P. malariae beträgt 5%, derjenige von P. ovale 1 bzw. 4%. In 2 bzw. 8% lag eine Mischinfektion vor (Hatz et al. 1978; Weise 1981b). Ähnliches gilt für die Niederlande. In Großbritannien hingegen überwog P. vivax mit rund 70% vor P. falciparum mit etwa 20%, P. ovale, P. malariae und etwa 5% Mischinfektionen oder Infektionen mit unbekanntem Erreger (Bruce-Chwatt 1982, WER 136/83). Ähnlich hoch ist die P.-vivax-Quote in Australien, nämlich 81% (Goldsmid 1980). Die Verteilung des Erregerspektrums in den USA lag dazwischen: 55% P. vivax, 32% P. falciparum, 7% P. malariae, 6% P. ovale, 1% Mischinfekte (Lopez et al. 1979).

Die unterschiedliche Verteilung der Erregerspezies erklärt sich aus den Ursprungsländern der importierten Malariafälle. In der Schweiz und in Deutschland stammen über zwei Drittel (71 bzw. 66%) aus Afrika (62% P. falciparum), 20% aus Asien (71% P. vivax), 7 bzw. 2% aus Lateinamerika, 3 bzw. 11% aus anderen Gebieten, v.a. Südeuropa (Hatz et al. 1978; Weise 1981b). 4% der Amerikaner wurden in Afrika, 21% in Mittelamerika, 20% in Asien, je 4% in Südamerika und Ozeanien, 2% in Haiti und wenige in Griechenland infiziert (Lopez et al. 1979). Wie erwähnt stammt der Großteil der britischen Fälle vom indischen Subkontinent (76%), der Rest aus Afrika und weniger als 1% aus anderen Teilen der Welt (CDSC 1979, WER 194/81). In Japan betrafen 81% der Importe aus Südasien Vivax-, 74% derjenigen aus Afrika Falciparummalaria (Nakabayashi et al. 1976). Maßgeblich ist deshalb die Aufschlüsselung der Fälle nach dem Ursprung (Abb. 22).

*Prophylaxedisziplin*

Der Mehrheit (85%) fremder Automobilisten, die Zentralamerika besuchten, war die Notwendigkeit der Malariaprophylaxe unbekannt (Reilly 1980). Bei Reisen in die Malariaendemiegebiete von Kenia und Sri Lanka haben 13% bzw. 21% der deutschen Touristen keinerlei Prophylaxe betrieben. 18% nahmen Resochin zu kurz, 3% unterdosiert ein (Plentz 1978).

Bei Reisenden aus der Schweiz scheint die medikamentöse Prophylaxe der Malaria besonders mangelhaft. Im von uns erfaßten Kollektiv notierten 32% der 8830 Personen, die Endemieländer besuchten, keinerlei Malariaprophylaxe. Dieser

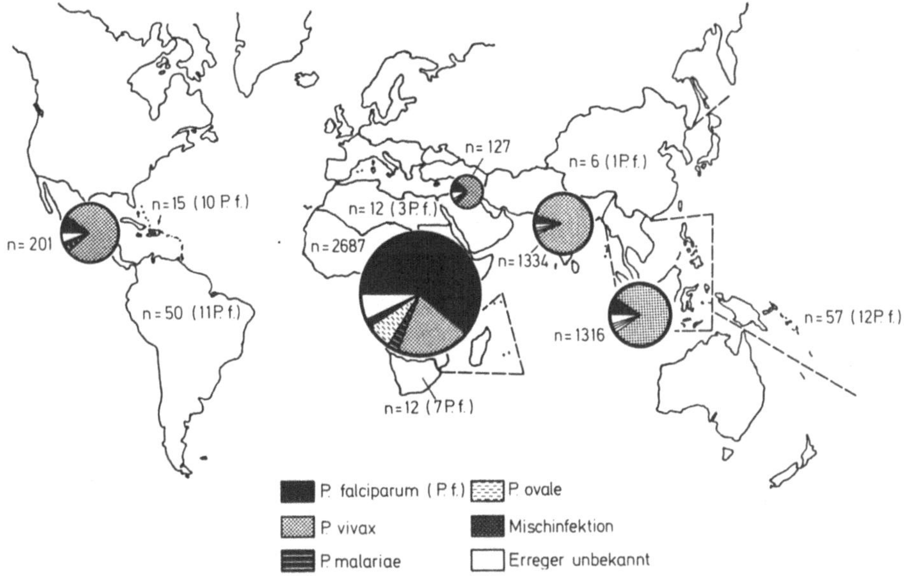



**Abb. 22.** Aus dem Ausland eingeschleppte Malariafälle (n = 5 817) nach einzelnen Erregern aufgeschlüsselt (z. T. unpublizierte Daten der WHO 1980)

Anteil war in Thailand besonders hoch (54%), allerdings wurde damals für auf die Stadt Bangkok limitierten Besuche keine Prophylaxe empfohlen. In Sri Lanka betrieben 24%, in Ostafrika 21% und in Westafrika 17% der Besucher keine Malariaprophylaxe. Provisorische Resultate unserer prospektiven Studie, in der wir auf diesen Aspekt ausführlicher eingehen, deuten darauf hin, daß Touristen eher aus Abneigung gegen Pillen („zurück zur Natur") und einer gewissen Überheblichkeit gegen ärztliche Ratschläge, als aus Unwissenheit davon absehen. Gelegentlich wird ausdrücklich erwähnt, man trinke Gin-Tonic, dies enthalte genügend Chinin …! Nach Wegfall zahlreicher Impfvorschriften können diese Touristen vom Arzt nicht mehr beeinflußt und anderweitig überzeugt werden (Ross Institute 1981). Möglicherweise ist jedoch die Disziplin bei amerikanischen Reisenden etwas besser (Werner u. Stickl 1975).

Bei einem wesentlichen Anteil derjenigen, die die Malariaprophylaxe nicht verweigern, fehlen offenbar detaillierte Kenntnisse. Bei den von Hatz erfaßten Malariapatienten hatten nur 15% eine korrekte Chemoprophylaxe befolgt, bei 49% war sie falsch und/oder unregelmäßig, bei 36% fand keinerlei Chemoprophylaxe statt. Touristen erwiesen sich als nachlässiger als Entwicklungshelfer. Erfahrungsgemäß liegen die Fehler nicht nur bei den Reisenden, sondern z. T. auch bei den beratenden Ärzten (Raeber et al. 1982). Mehrfach dokumentiert ist auch die inadäquate Warnung vor Malaria durch Reisebüros (Rolfe 1978).

*Todesfälle*

Leider sterben alljährlich zahlreiche Besucher von Endemiegebieten an Malaria (Abb. 20). In allen Studien handelte es sich vorwiegend um Infektionen mit Plasmodium falciparum bei Touristen, die aus Afrika zurückkehrten. Teilweise wurden die

Ärzte zu spät konsultiert oder sie  konnten die Ursache des lebensbedrohlichen Zustandes nicht rechtzeitig oder überhaupt nicht erfassen (Mohr 1972b, 1977). Oft
wird Magraiths „unde venis" nicht oder zu spät gestellt. Abgesehen von den in
Abb. 20 dokumentierten Todesfällen gibt es deshalb auch hier eine erhebliche Dunkelziffer. Bei dieser Gelegenheit sei daran erinnert, daß Importmalaria nur einen
minimalen Anteil dieser Parasitose ausmacht. In der Dritten Welt sterben jährlich
noch jetzt 1–2 Mio. Menschen und 200 Mio. werden infiziert (Gilles 1981).

Die Letalität bezogen auf einzelne Industrienationen variiert erheblich. Deutschland meldet für die Jahre 1975–81 eine solche von 1,8% (Weise 1982b), die Vereinigten Staaten für die Periode 1970–1976 2%. Bruce-Chwatt (1982) weist darauf hin,
daß eigentlich nur die Letalität bei Infektion mit P. falciparum berücksichtigt werden sollte, da sie bei den übrigen Plasmodien ohnehin minimal sei. Höchstens ältere
Patienten würden durch Komplikationen (WER 275/82, BAG 279/82) sterben. In
Großbritannien wird deshalb eine Letalität von 2,7% für die Infektionen mit P. falciparum dokumentiert; bei Berücksichtigung sämtlicher Fälle beträgt die Rate nur
0,6%. Seit Einführung der Meldepflicht in der Schweiz, d.h. zwischen 1974 und
1981, sind von den 661 gemeldeten Fällen 16 verstorben, was einer Letalität von
2,4% entspricht.

*Resistenzprobleme*

Ganz abgesehen von zunehmender Resistenz des Vektors Anopheles gegen Insekti-
zide (Pant et al. 1981), können alle humanpathogenen Plasmodienarten gegen ge-
bräuchliche Pharmaka resistent sein. Nachweis (Peters W 1982) und Ursachen
(Wernsdorfer u. Kouznetsov 1980) wurden ausführlich dokumentiert. Die Einteilung in 3 Grade der Resistenz R I, R II, R III (Markwalder u. Meyer 1982; WHO
TRS 529) ist seit über 10 Jahren üblich und sei hier deshalb nur summarisch dargestellt:

1. Resistenzgrad I bedeutet, daß bei klinisch manifester Malaria-tropica-Infektion
   innerhalb von 7 Tagen nach Therapiebeginn keine Plasmodien im Blut mehr
   nachweisbar sind, jedoch spätestens nach 3 Wochen wieder im Blut erscheinen.
   Man unterscheidet dabei eine verzögerte Rekrudeszenz, bei welcher die Plasmodien zeitweilig völlig verschwinden, und eine frühe Rekrudeszenz, bei der sie
   stets vorhanden, aber nicht erkennbar sind.
2. Resistenzgrad II: Die Plasmodienzahl im Blut unter der Therapie wird zwar verringert, die Erreger sind aber weiterhin durchgehend nachweisbar.
3. Resistenzgrad III schließlich bedeutet, daß die Plasmodienzahl durch die Therapie nicht beeinflußt wird.

Gegen 4-Aminochinoline ist bisher erst P. falciparum resistent (Bruce-Chwatt
1982), dies aber seit 1960 in zunehmender Verbreitung (Abb. 23, Campbell et al.
1979; Mahoney 1981; WER 260/82; MMWR 525/81; 328/82, 1S-28S/82). Der Anteil der Resistenz variiert und ist beispielsweise hoch in Vietnam und Kolumbien,
niedrig hingegen in Ostafrika, Brasilien und Ecuador. Gelegentlich sind Stämme
von P. falciparum nur gegen Chloroquin (Nivaquin, Resochin, Aralen, Avloclor),
nicht aber gegen Amodiaquin (Camoquin, Flavoquin) resistent (WHO TRS 529).
Möglicherweise handelt es sich bei der Resistenz um eine dominante Mutante (Fernex 1981).

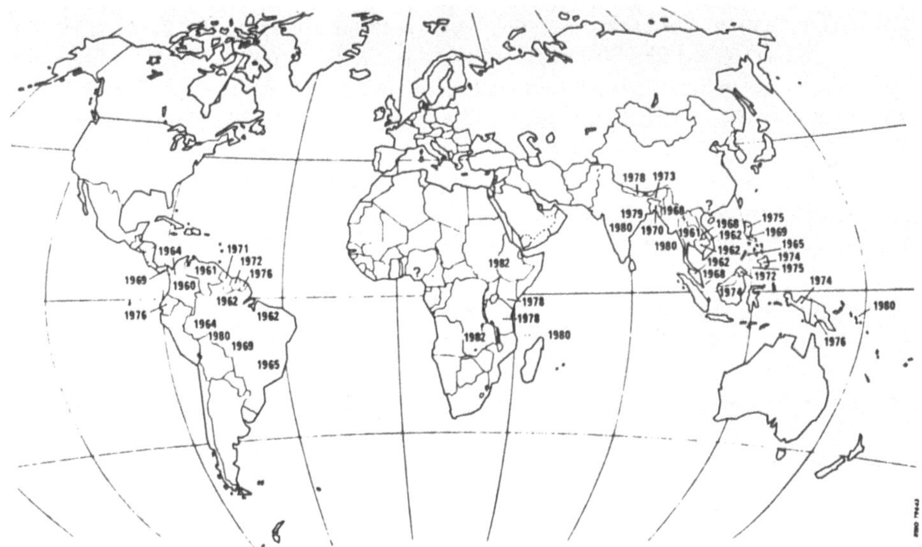

**Abb. 23.** Zunahme der chloroquinresistenten P. falciparum. Ergänzt nach Wernsdorfer u. Kouznetsov 1980, S. 344)

Auch gegen Chinin ist P. falciparum in Südamerika und Südostasien bisweilen nicht mehr empfindlich. Die Resistenz auf Pyrimethamin (Daraprim) und Proguanil (Paludrin) ist in allen Kontinenten verbreitet; oft liegt eine Kreuzresistenz vor. 8-Aminochinoline (Primaquin) wirken gegen P. falciparum, hingegen bestehen Unterschiede von einem P. vivax-Stamm zum andern.

Resistenz gegen Dehydrofolatreduktasehemmer (Pyrimethamin, Proguanil) wurde auch bei P. vivax in Asien und Amerika beobachtet. Die Resistenz gegen Sulfonamide und Sulfone ist noch ungeklärt, da diese mit den Dehydrofolatreduktasehemmern kombiniert werden. Aber auch gegen diese Antifolkombinationen (Fansidar, Maloprim) bestehen Resistenzen bei P. falciparum, so v. a. in den südostasiatischen Flüchtlingslagern (MMWR 493/80, Höfler 1980; Holzer 1980b; Hurwitz et al. 1981), in Indien, Indonesien (Rumans et al. 1979), Papua Neuguinea, Venezuela, Brasilien, Westafrika (MMWR 232/82), Ostafrika (Garner et al. 1981; Herzog et al. 1982; Markwalder u. Meyer 1982; Stahel et al. 1982; Timmermans et al. 1982; Weniger et al. 1982). Von den Patienten mit Antifolkombinationsresistenzen wurde einer unserer prospektiven Studie erfaßt. In anderen Regionen Kenias (Kisumu) scheint P. falciparum noch empfindlich zu sein (Nguyen-Dinh et al. 1982). In einem Einzelfall, der aus Tansania stammt, wurde eine Zweifachresistenz gegen Chloroquin und Fansidar nachgewiesen (Herzog et al. 1983), wie dies früher bereits aus Asien bekannt war. Überdies schützt Fansidar ungenügend vor P. vivax (MMWR 232/82), speziell in Südamerika (WER 294/82). Dies wird auf Pyrimethaminresistenz zurückgeführt. Die Effizienz gegen P. ovale und P. malariae ist noch zu erhärten.

Ganz allgemein zeichnen sich zunehmende Resistenzen gegen alle verfügbaren Prophylaktika (und Therapeutika) ab, dies, obschon versucht wird, neue Pharmaka beschränkt und gezielt einzusetzen (Anonym 1983). In der Praxis scheint dieser Versuch fehlzuschlagen; jedenfalls soll das ausschließlich für klinische Studien verfügbare Mefloquin WR 142 490 (Pearlman et al. 1980) bereits auf dem schwarzen Markt der südostasiatischen Flüchtlingslager erhältlich sein (Peters 1982). Nachdem das Walter Reed Army Institute of Research unter 235 000 Substanzen nur wenige weitere fand, die der klinischen Prüfung zugeführt werden konnten, besteht kaum Aussicht auf baldige Lösung der Mangelsituation (Rozman u. Canfield 1979). Auch das Quinghao (Artemisia annua), eine traditionelle chinesische Heilpflanze, russische und andere Pharmaka, sind nicht überaus vielversprechend (Howells 1982).

Wesentlich ist, daß sogar die kombinierte Prophylaxe mit Chloroquin und Sulfadoxin/Pyrimethamin nirgends in den Verbreitungsgebieten von chloroquinresistenten P. falciparum absolut sicher ist. Nicht nur im Fernen Osten, sondern kürzlich auch in Brasilien (WER 294/82) ist es zu Prophylaxeversagern gekommen, wobei die Ursache des Versagens („host failure") noch unklar ist, jedenfalls aber nicht auf einer allgemeinen Resistenzentwicklung beruht.


## 5.3 Hepatitis

Hepatitiden, auch dies sei vorweggenommen, sind die wohl *häufigsten* schwerwiegenden, zur Hospitalisierung führenden Infektionen nach Besuchen in den Tropen und Subtropen. Der Anteil der Reisehepatitiden machte im deutschsprachigen Raum in der ersten Hälfte des letzten Jahrzehnts 15–24% (Regli et al. 1977; Weise 1976) aller Hepatitiden aus. 1977/78 betrug diese Quote in der Region Zürich 33%, 1979 sogar 40% (Widmer et al. 1980), 1980/81 rund 30% (Grob, persönliche Mitteilung). Ähnliche Quoten werden aus anderen nordeuropäischen Zentren wie Rotterdam (Huisman 1977), Stockholm (Weiland et al. 1981), Kopenhagen (Skinhøy et al. 1981) gemeldet. In Göteborg (Norkrans et al. 1979) und Glasgow (Chaudhuri 1978) betrug der Anteil weniger als 6%, möglicherweise aufgrund einer geringeren Zahl von Reisen in den Süden.

Die epidemiologische Analyse der sogenannten Reisehepatitis konzentrierte sich zunächst auf besonders exponierte Gruppen, wie Missionare (Cline et al. 1967; Frame 1968; Kendrick 1974; Lende 1973; Woodson u. Cahill 1972), Militärpersonen (Cooperative Study 1971; Kluge 1963; Laverdant et al. 1973; Wiedermann et al. 1978), Entwicklungshelfer und andere Berufstätige im Auslanddienst (Diesfeld 1974; Pollock et al. 1969; Schüz u. Meyer-Glauner 1976; Woodson u. Jarrett Clinton 1969) in meist wenigen Ländern. Tabelle 30 zeigt, daß in Entwicklungsländern eine recht einheitliche jährliche Inzidenz von 11–87 pro Tausend aus Industrienationen stammenden Personen besteht. Je nach Reiseziel, Ursprung und Intensität der Kontakte zur einheimischen Bevölkerung variiert diese Quote in beschränktem Maße. Aufenthalte in Hawaii, Japan und Südafrika steigern die Gefährdung nur geringfügig oder überhaupt nicht. Bei langjährigem Aufenthalt von 6 bis zu 10 Jahren erweist sich die Inzidenz als ziemlich konstant (Cline et al. 1967; Frame 1968; Lende 1973; Woodson u. Cahill 1972). Für Flugzeugbesatzungen der Swissair zeigt sich jedoch, bei Ausschluß des z. T. zusätzlichen Risiken unterworfenen männlichen Kabinenpersonals, eine geringfügige Steigerung der in der Schweiz normalen jährlichen Hepatitisinzidenz von 0,5–0,8 auf 2,8 Fälle pro Tausend (Holdener u. Grob 1981; Holdener et al. 1982).

**Tabelle 30.** Jährliche Inzidenz der Hepatitis pro Tausend im Auslandsdienst tätige Personen *ohne* Standardimmunglobulinprophylaxe (extrapoliert)

| Autor | | Art der Population | n | Besuchte Region | Inzidenz |
|---|---|---|---|---|---|
| Kluge | 1963 | Skandinavische UNO-Truppen | 11373 | Gaza | 23 |
| | | Indische, kanadische, brasilianische UNO-Truppen | 13526 | | 10 |
| | | Jugoslawische UNO-Truppen | 6949 | | 1 |
| Cline et al. | 1967 | Missionare und Angehörige | 558 | Weltweit | 16 |
| Frame | 1968 | Missionare und Angehörige | 2782[a] | Äthiopien | 36 |
| | | | 831[a] | Sudan | 20 |
| Pollock et al. | 1969 | Entwicklungshelfer | 942 | Weltweit | 25 |
| Cooperative Study | 1971 | US-Truppen | 43065 | Korea | 11 |
| Woodson u. Cahill | 1972 | Missionare und Angehörige | 6411[a] | Ferner Osten | 7 |
| | | | 675[a] | Afrika | 26 |
| | | | 1226[a] | Mittelamerika | 48 |
| | | | 2334[a] | Südamerika | 76 |
| | | | 2058[a] | Hawaii | 1 |
| Lende | 1973 | Missionare | 1844[a] | Äthiopien | 50 |
| Laverdant et al. | 1973 | Französische Truppen | 2469 | Tropen (?) | 86 |
| Kendrick | 1974 | Missionare[b] | 8363 | Mittlerer Osten Nordafrika | 39 |
| | | | | Lateinamerika | 21 |
| | | | | Übriges Afrika | 15 |
| | | | | Übriges Asien | 14 |
| Diesfeld | 1974 | Entwicklungshelfer | | Weltweit | 23 (−40) |
| | | Diplomaten | | | 1 |
| | | Siemens Außenmontage | | | 9 |
| | | Siemens Büro (Großstadt) | | | 5 |
| Schüz u. Meyer-Glauner | 1976 | Beruflicher Aufenthalt | 99 | Nordafrika | 25 |
| | | | 326 | Westafrika | 32 |
| | | | 73 | Zentralafrika | 31 |
| | | | 238 | Ostafrika | 12 |
| | | | 56 | Südafrika | 4 |
| | | | 174 | Naher Osten | 28[c] |
| | | | 124 | Indischer Subkontinent | 87 |
| | | | 316 | Ferner Osten | 8[c] |
| | | | 74 | Mela-/Polynesien | 16 |
| | | | 138 | Mittelamerika | 12 |
| | | | 427 | Südamerika | 17[c] |

[a] In Originalarbeit in Personenjahren berechnet
[b] Minderheit mit Standardimmunglobulinprophylaxe
[c] Arabien, Argentinien, Japan: kein einziger Fall

Eine erste Studie an 26 119 heimkehrenden Flugpassagieren nach Kurzaufenthal ten im Ausland erfaßte 15 Hepatitismeldungen (Kendrick 1972a). Angaben über Ort und Dauer des Auslandsaufenthaltes fehlten gänzlich. Eine schwedische Studie errechnete ein Hepatitisrisiko von 1/3 000 pro Reise in ein Mittelmeerland (Iwarson u. Stenquist 1976).

**Tabelle 31.** Besuchte Länder, Alter und Geschlecht der 1971–1976 in die Region Zürich eingeschleppten Hepatitisfälle

| | Alter der männlichen Patienten (Jahre) | | | | Alter der weiblichen Patienten (Jahre) | | | | Gesamt |
|---|---|---|---|---|---|---|---|---|---|
| | 15–29 | 30–44 | 45–60 | >60 | 15–29 | 30–44 | 45–60 | >60 | |
| Frankreich | 1 | | | | 1 | | | | 2 |
| Italien | 10 | 5 | 3 | 2 | 2 | 5 | 3 | | 30 |
| Spanien | 4 | 4 | | 1 | 2 | | 1 | | 12 |
| Portugal | 1 | | | | | | | | 1 |
| Griechenland | 4 | | | 1 | 2 | 1 | | | 8 |
| Jugoslawien | 4 | 6 | 1 | | 1 | 1 | 1 | 1 | 15 |
| Türkei | 2 | 2 | | | 2 | | | | 6 |
| Bulgarien | | | | | 1 | | | | 1 |
| S-Europa (sonstige) | 3 | 3 | | | 2 | 1 | | | 9 |
| N-Europa | | 1 | | | 1 | | | | 2 |
| *Europa gesamt* | *29* | *21* | *4* | *4* | *14* | *8* | *5* | *1* | *86* |
| Tunesien | 4 | 3 | | | 5 | 4 | 1 | | 17 |
| Algerien | 2 | | 1 | | | | | | 3 |
| Marokko | 6 | 1 | 1 | | 4 | 1 | | | 13 |
| Div. Maghreb | 4 | | | | | 1 | | | 5 |
| NE-Afrika | 2 | 1 | | | 1 | | | | 4 |
| E-Afrika | 5 | | | | 1 | 1 | | 1 | 8 |
| W-Afrika | 1 | 1 | 1 | | 4 | | | | 7 |
| S-Afrika | 1 | | | | 1 | | | | 2 |
| Div. Afrika | 2 | 1 | 1 | | | | | | 4 |
| *Afrika gesamt* | *27* | *7* | *3* | *1* | *16* | *7* | *1* | *1* | *63* |
| Kanada/USA | 1 | | | | | | | | 1 |
| Mexiko | 4 | 2 | | | 3 | 1 | | | 10 |
| Brasilien | | 2 | | | 2 | | | | 4 |
| Peru/Bolivien | 1 | | | | | | | 1 | 2 |
| S-Amerika (sonstige) | 6 | 1 | 1 | | 1 | | – | | 9 |
| *Amerika gesamt* | *12* | *5* | *1* | *–* | *6* | *1* | | *1* | *26* |
| Naher Osten | 3 | 2 | 2 | | | | | | 7 |
| Mittlerer Osten | 6 | 2 | | | 2 | 2 | 1 | | 13 |
| Ferner Osten | 8 | 8 | | | | | | | 16 |
| *Asien gesamt* | *17* | *12* | *2* | *–* | *2* | *2* | *1* | *–* | *36* |
| Weltweit | 4 | 6 | | | | | | | 10 |
| | *89* | *51* | *10* | *5* | *38* | *18* | *7* | *3* | |
| *Welt gesamt* | | *155* | | | | *66* | | | *221* |

Die eigene retrospektive Untersuchung von 221 Fällen von Reisehepatitis in den Jahren 1971–1976 (Abschn. 2.3.3.1) ergab erstmals ausführliche Daten. Über 50% der Betroffenen war 15–29 Jahre alt, über 66% waren Männer. 39% der Erkrankten hatten in der Inkubationszeit Europa bereist, 28% Afrika, 11% Lateinamerika und 16% Asien (Tabelle 31).

Bei 80% der Fälle handelt es sich um Touristen, bei 7% um Geschäftsreisende, bei je 3% um Entwicklungshelfer oder Berufsleute im Auslanddienst, bei je 2,5% um Reiseleiter und Besatzungsmitglieder der Swissair, bei 2% um Fremdarbeiter nach

**Tabelle 32.** Schweregrad und Typ der 1971–1976 in die Region Zürich eingeschleppten Hepatitiden nach Ursprungsländern

| Hepatitistyp | Non-B-Hepatitiden | | | | | B-Hepatitiden | | | | | ?? |
| Verlauf | Leicht[a] | Mittel[b] | Schwer[c] | ?? | Gesamt | Leicht[a] | Mittel[b] | Schwer[c] | ?? | Gesamt | |
|---|---|---|---|---|---|---|---|---|---|---|---|
| Frankreich | | | | | | | 2 | | | 2 | |
| Italien | 1 | 8 | 1 | 3 | 13 | 13 | 2 | 1 | | 16 | 1 |
| Spanien | | 2 | | 3 | 5 | 5 | 1 | 1 | | 7 | |
| Portugal | | 1 | | | 1 | | | | | – | |
| Griechenland | | 5 | | 1 | 6 | 1 | | | 1 | 2 | |
| Jugoslawien | 1 | 5 | | 1 | 7 | 6 | 1 | 1 | | 8 | |
| Türkei | | 2 | 1 | 1 | 4 | 2 | | | | 2 | |
| Bulgarien | 1 | | | | 1 | | | | | – | |
| S-Europa (sonstige) | | | 1 | 1 | 2 | 4 | 2 | 1 | | 7 | |
| N-Europa | | 1 | | | 1 | 1 | | | | 1 | |
| *Europa gesamt* | *3* | *24* | *3* | *10* | *40 (47%)* | *–* | *34* | *6* | *5* | *45 (53%)* | *1* |
| Maghreb | | 27 | 3 | 6 | 36 | 2 | | | | 2 | |
| NE-Afrika | | 3 | | | 3 | | 1 | | | 1 | |
| E-Afrika | | 7 | | | 7 | 1 | | | | 1 | |
| W-Afrika | 2 | 3 | 1 | 1 | 7 | | | | | – | |
| S-Afrika | | 2 | | | 2 | | | | | – | |
| Div. Afrika | | 2 | 1 | 1 | 4 | | | | | – | |
| *Afrika gesamt* | *2* | *44* | *5* | *8* | *59 (94%)* | *–* | *3* | *1* | *–* | *4 (6%)* | |
| Kanada/USA | | | | | – | | 1 | | | 1 | |
| Mexiko | | 8 | 1 | 1 | 10 | | | | | – | |
| Südamerika | 1 | 11 | | 1 | 13 | | 1 | 1 | | 2 | |
| *Amerika gesamt* | *1* | *19* | *1* | *2* | *23 (88%)* | *–* | *2* | *1* | *–* | *3 (12%)* | |
| Naher Osten | | 4 | | | 4 | | 2 | 1 | | 3 | |
| Mittlerer Osten | | 6 | 2 | 3 | 11 | | 2 | | | 2 | |
| Ferner Osten | 1 | 5 | 1 | 1 | 8 | 1 | 5 | 1 | | 7 | 1 |
| *Asien gesamt* | *1* | *15* | *3* | *4* | *23 (66%)* | *1* | *9* | *2* | *–* | *12 (34%)* | *1* |
| Weltweit | 2 | 4 | | | 6 | | 3 | 1 | | 4 | |
| Non-Europa gesamt | 6 | 82 | 9 | 14 | 111 *(83%)* | 1 | 17 | 5 | – | 23 *(17%)* | |
| *Studie gesamt* | *9* | *102* | *12* | *24* | *151* | *1* | *51* | *11* | *5* | *68[d]* | *2* |

[a] Arbeitsunfähigkeit maximal 28 Tage (oft anikterisch)
[b] Arbeitsunfähigkeit 29–84 Tage, keine Komplikationen
[c] Arbeitsunfähigkeit über 84 Tage und/oder Komplikationen
[d] Davon 61 Ag pos./AK neg., 5 Ag neg./AK pos., 2 Ag pos./AK pos

der ersten Einreise. 17% der Patienten hatten sich weniger als 15 Tage, insgesamt 40% weniger als einen Monat, 63% weniger als 3 Monate im Ausland aufgehalten. 21% waren über 3 Monate, meistens aber kürzer als 1 Jahr unterwegs, bei 16% unseres Patientengutes ließ sich die Aufenthaltsdauer nicht ermitteln.

Im Vergleich zur Reisepopulation sind die Trekker mit 17% aller Fälle sicher überrepräsentiert. Dadurch erklärt sich auch der überhohe Anteil an jungen Männern in der erkrankten Population (Tabelle 31). An zusätzlichen Risiken während der Reise gaben 12 Personen Austernkonsum an (Dienstag 1976, MMWR 449/82, Portnoy et al. 1975), 2 mußten sich im Ausland ärztlich behandeln lassen. 24 Patienten (11%) wiesen andere Risikofaktoren auf: 12 waren medizinisches Personal, 7 hatten sich in der Schweiz einer Behandlung unterzogen und 5 meldeten Kontakt mit Hepatitispatienten.

Tabelle 32 zeigt Schweregrad und Serologie. Einmal mehr bestätigte sich, daß die Hepatitis B eher zu schwererem oder langwierigem Verlauf neigt als die Non-B-Hepatitiden, deren Unterteilung damals noch nicht möglich war. Bei keinem der von uns erfaßten Patienten war die Infektion letal.

Bei Europareisenden erwies sich der Anteil der Hepatitis B ähnlich demjenigen der nichtgereisten Population. Aus Entwicklungsländern hingegen wurden ganz überwiegend Non-B-Hepatitisfälle importiert. Dies bestätigten in der Folge diverse skandinavische Autoren, am ausführlichsten die dänische Gruppe (Skinhøy et al. 1981). Neueste Laborresultate der Abteilung für klinische Immunologie des Universitätsspitals Zürich zeigen anhand 137 Fälle erstmals eine detaillierte Serologie (Apothéloz et al. 1982). Dabei bestätigt sich, daß aus Entwicklungsländern in rund 60% der Fälle Hepatitis A importiert wird, je rund 15% der Fälle wurden als Hepatitis B oder Non-A-non-B-Hepatitis klassifiziert, knapp 10% ließen sich nicht einteilen.

**Tabelle 33.** Serologische Unterteilung der importierten Hepatitisfälle (NK = nicht klassierbar, Regionen mit wenigen Fällen nicht aufgeführt)

| Autoren | n | Ursprungsland der Infektion | Hepatitis [%] | | | | |
| --- | --- | --- | --- | --- | --- | --- | --- |
| | | | B | Non-B | A | NANB | NK |
| Steffen et al. 1977 | 85 | Europa | 53 | 47 | | | |
| Skinhøy et al. 1981 | 28 | | 11 | 89 | | | |
| Apothéloz et al. 1982 | 40 | | 50 | 50 | 25 | 13 | 13 |
| Steffen et al. 1977 | 63 | Afrika | 6 | 94 | | | |
| Skinhøy et al. 1981 | 36 | | 8 | 92 | | | |
| Apothéloz et al. 1982 | 35 | | 16 | 84 | 64 | 11 | 8 |
| Steffen et al. 1977 | 25 | Lateinamerika | 8 | 92 | | | |
| Skinhøy et al. 1981 | 2 | | | 100 | | | |
| Apothéloz et al. 1982 | 20 | | 7 | 93 | 60 | 19 | 14 |
| Steffen et al. 1977 | 35 | Asien | 34 | 66 | | | |
| Skinhøy et al. 1981 | 33 | | 12 | 88 | | | |
| Apothéloz et al. 1982 | 30 | Südostasien | 24 | 76 | 57 | 14 | 5 |
| Weiland et al. 1981 | 90 | Nicht differenziert | 29 | 71 | 42 | 29 | – |
| Norkrans et al. 1979 | 25 | | 20 | 80 | 72 | 8 | – |

Von 3 Studien, welche eine umfassende Hepatitisserologie bei Tropenrückkehrern dokumentieren, belegen 2 (Marklein et al. 1980; Schüz u. Meyer-Glauner 1979) eine rund 6mal häufigere HAV- als HBV-Infektion, dies vor allem nach Aufenthalten in Westafrika, das bereits als sehr gefährdend aufgefallen war (Steffen et al. 1977). Auch Immigranten scheinen gehäuft Hepatitis A einzuschleppen, jedenfalls ist in Stadtbezirken Berlins mit hohem Ausländeranteil die Zahl dieser Fälle besonders hoch (Lange u. Masihi 1982). Dem widerspricht eine Studie (Holzer et al. 1980a), die unter 17 Fällen einen überwiegenden Anteil an Hepatitis B erfaßte, nämlich 6 im Vergleich zu 5 HAV-Infekten. Zudem beschrieb diese Gruppe bei einem Kollektiv von Tropenrückkehrern eine im Vergleich zu den Altersklassenmittelwerten der Schweizer Wohnbevölkerung stärkere Zunahme der HBV- als der HAV-Marker. Dies mag auf unterschiedlicher Patientenselektion beruhen, handelte es sich doch mehrheitlich um Personen nach langem Auslandsaufenthalt, die sich auch in anderen Untersuchungen (Mercier, in Vorbereitung) als besonders HBV-gefährdet erwiesen haben. Beim männlichen Kabinenpersonal der Swissair überwiegt ebenfalls Hepatitis B, was allerdings eher auf Homosexualität als auf Flugverkehr in südliche Gegenden zurückzuführen ist (Holdener u. Grob 1981; Holdener et al. 1982).

Wie weit die Hepatitis B bei Besuchern von Entwicklungsländern durch Sexualkontakte (Seto 1979), Arthropoden (Dick et al. 1974; Wills et al. 1977), Helminthenlarven (Barbotin u. Oudart 1972), Akupunktur (Vanek et al. 1981), andere paramedizinische (Tätowierung, Ohrstich etc.) oder medizinische Handlungen verursacht wird, und ob vielleicht auch geringfügige Hautverletzungen durch Gebüsche, wie sie bei Orientierungsläufern beschrieben worden sind (Ringertz 1971), eine Rolle spielen, muß dahingestellt bleiben.

Das Infektionsrisiko ist nicht nur, wie geschildert, vom Reisestil abhängig, sondern v.a. auch vom Reisezweck und vom Durchseuchungsgrad am Reiseziel. Um die durchschnittliche Gefährdung an verschiedenen Reisezielen abschätzen zu können, haben wir die eingeschleppten Fälle mit der Anzahl der Reisen korreliert (Tabelle 34). Trotz diverser möglicher Fehlerquellen (Abschnitt 2.3.3.1) in dieser Extrapolation (Steffen et al. 1977) sind diese Resultate inzwischen durch solche, die auf einer anderen Methodik beruhen, im wesentlichen bestätigt worden (Skinhøy et al. 1981; Apothéloz et al. 1982). Wenn wir eine durchschnittliche Aufenthaltsdauer im Ausland von 4 Wochen annehmen, so ergibt sich im Vergleich zu den in Tabelle 30 dargestellten beruflichen Aufenthalten, für die Touristen eine etwas geringere jährliche Inzidenz. Dies ist nicht überraschend, bleibt doch die Mehrheit der Ferienreisenden in Hotels mit relativ guten hygienischen Verhältnissen. Trotzdem ist aber die Gefährdung erheblich. Immerhin ist rund 1 von 1000 Besuchern von Entwicklungsländern betroffen, unter Trekkern nach dem Mittleren Osten sogar 1 von nur 50! Provisorische Resultate aus der prospektiven Studie (Abschn. 2.4) bestätigen diese Durchschnittsquoten.

Beachtenswert ist, daß trotzdem der Anteil der mit Standardimmunglobulin geschützten Schweizer Touristen weniger als 5% (Steffen, unveröffentlicht), der deutschen Ferienreisenden 8% (Plentz 1978) beträgt. 50% und mehr der Skandinavier lassen sich immunisieren (Iwarson 1972; Peltola et al. 1982).

**Tabelle 34.** Häufigkeit einer Reisehepatitis (alle Typen) bei verschiedenen Reisezielen

| Reiseziel | Studie<br>Erfassungsperiode | Steffen et al. 1977<br>1971–1976 | Skinhøy et al. 1981<br>1976–1978 | Apothéloz<br>et al. 1982<br>1977–1981 |
|---|---|---|---|---|
| Nordeuropa | | 1 / 175 000 | 1 / 185 000 | 1 / 70 000 |
| Nordamerika | | 1 / 45 000 | 1 / 132 000 | 1 / 97 000 |
| Südeuropa | | 1 / 9 000 | 1 / 32 000 | 1 / 23 000 |
| Nordafrika | | 1 / 1 000 | 1 / 1 800 | 1 / 1 600 |
| Übriges Afrika | | 1 / 1 300 | 1 / 630 | 1 / 800 |
| Mittelamerika | | 1 / 350 | } 1 / 1 400 | 1 / 1 200 |
| Südamerika | | 1 / 700 | | 1 / 1 500 |
| Naher Osten | | 1 / 750 | | 1 / 2 200 |
| Mittlerer Osten | | 1 / 850 | 1 / 1 400 | 1 / 550 |
| Ferner Osten | | 1 / 1 600 | 1 / 1 200 | 1 / 1 800 |

## 5.4 Salmonellen und Shigellen

### 5.4.1 Abdominaltyphus

In der Schweiz hat sich sowohl die Zahl importierter, als auch diejenige einheimischer Infektionen mit Salmonella typhi nach der Epidemie in Zermatt 1963 kontinuierlich vermindert (BAG), obgleich die Reisen nach Südeuropa und in Entwicklungsländer (Abb. 4) zugenommen haben. Die Spitze von 1969 (Abb. 24) ist durch eine Epidemie in einem Hotel von Hammamet (Tunesien) mitbedingt, von welcher 38 Personen, davon 16 Deutsche, 13 Schweizer, 8 Briten und 1 Holländer betroffen waren (Editorial 1969). Bereits vorher waren in der Bundesrepublik Gruppeninfektionen nach Aufenthalt in Ägypten, Mallorca, Hammamet (im Jahre 1968) beobachtet worden (Weise u. Anders 1970). Eine spätere Hotelepidemie in Spanien konnte auf ein Versagen der Wasserversorgung und nachfolgendem Abwaschen mit Wasser aus dem Schwimmbad zurückgeführt werden (CDSC 1977), die auf Kos war durch einen Dauerausscheider im Hotelpersonal bedingt (WER 255/83).

Angesichts verbesserter hygienischer Verhältnisse, mindestens in gewissen Regionen wie Südeuropa (WER 181/80), Karibik (Grell 1978), ist der Rückgang des Typhus verständlich. Im Widerspruch dazu melden aber zahlreiche andere Industrienationen einen Anstieg importierter Typhusfälle. Für Großbritannien erklärt sich dies aus Immigration und Rückkehr vom Heimaturlaub aus dem indischen Subkontinent, stammten doch 66% der Infektionen der Jahre 1973–1977 aus jener Region (CDSC 1977). Wird diese Population, welche übrigens die Infektion auch durch Tätigkeit in Restaurationsbetrieben verbreitet nicht berücksichtigt (WER 383/81), verschwindet der Anstieg; bei zusätzlicher Ausklammerung der aus arabischen Nationen stammenden Fälle, die ebenfalls eher immigrations- als tourismusbedingt sein dürften, ergibt sich wie in der Schweiz eine allmähliche Abnahme der Typhusimporte. Nicht sicher deuten läßt sich der für die Periode 1967–1972 dokumentierte Anstieg der Importe in die Vereinigten Staaten (Rice et al. 1977). Er war im Vergleich zur Zunahme entsprechender Reisen um den Faktor 2–3 überproportional erhöht. Auffällig war aber die vermehrte Inzidenz in den Grenzgebieten zu

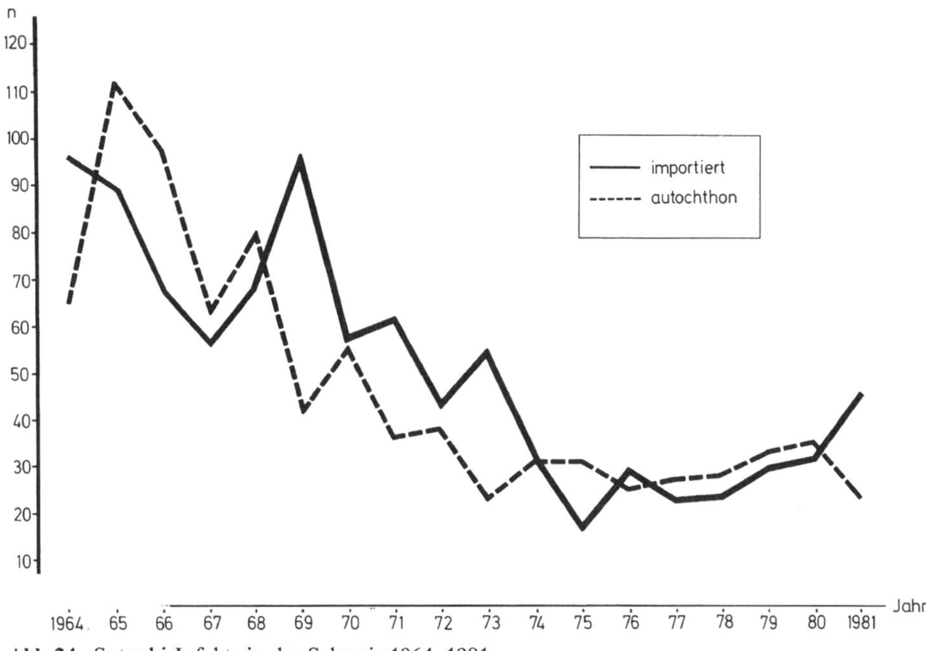


**Abb. 24.** S.-typhi-Infekte in der Schweiz 1964–1981

Mexiko (Baine et al. 1977). 1975/76 ist die Zahl importierter Infektionen mit Salmonella typhi auch in den USA deutlich gesunken (Ryder u. Blake 1979). Besonders hingewiesen sei in diesem Zusammenhang auf die *Ballade von der Typhoid Mary* (Federspiel 1982), eine eindrückliche Schilderung von Sekundärinfektionen, die eine europäische Immigrantin in New York verursachte.

In unseren eigenen Erhebungen haben sich 83% der Infektionen mit S. typhi oder paratyphi als eingeschleppt erwiesen. Dieser Anteil übersteigt den offiziell dokumentierten schweizer Durchschnitt beträchtlich (Abb. 24, BAG 466/79). Den Unterschied erklären wir durch Differenzen in der Fragetechnik. Pagon (persönliche Mitteilung), der diese Fälle ebenfalls sehr detailliert erfaßt, belegt in St. Gallen 75% Importfälle. Mayerhofer analysierte die 1960–1980 in der Region München diagnostizierten Fälle (Dissertation, im Druck) und fand dabei, daß 88% eingeschleppt waren. Vergleichsweise betragen die Importquoten in Großbritannien 88% (PHLS 1983 d), in Kanada 70% (Briedis u. Robson 1978), in Frankreich hingegen lediglich 16% (Bardie et al. 1975).

Um das Maß der Gefährdung unserer Bevölkerung zu ermitteln, haben wir für die Periode 1974–1981 die Zahl der aus einzelnen Ländern und Regionen importierten Typhusfälle mit derjenigen der Auslandsreisen der in der Schweiz wohnhaften Personen verglichen (Abschn. 2.3.3.2, Steffen 1982). Die durchschnittliche Aufenthaltsdauer im Ausland betrug 6 Tage bei europäischen, rund 10 Tage bei interkontinentalen Reisezielen. Unter den Tropenreisenden verfügten 10% über parenteralen Impfschutz, 35% hatten den wohl unwirksamen (Woodward 1980) oralen Impfstoff mit abgetöteten Organismen (Taboral) eingenommen (nicht publizierte Daten aus unserer Studie, s. Abschn. 2.2.1). Für die übrigen, v. a. für die südeuropäischen Reiseziele, war die Impfquote viel geringer.

Die Inzidenz pro Anzahl Reisen ist in Tabelle 35 enthalten. Sie beträgt in Entwicklungsländern nur etwa 1/25000, ist somit etwa um den Faktor 25 niedriger als diejenige der Hepatitis und sogar niedriger als die der Malaria. Bezeichnenderweise ist in unserer prospektiven Kontrollstudie bisher keine einzige Infektion mit S. typhi erfaßt worden. Aus der Detailanalyse der Jahre 1978 und 1979 (Steffen et al. 1981) ging klar hervor, daß jene Reisenden besonders oft betroffen wurden, die in engem Kontakt zur einheimischen Bevölkerung lebten und sich an Stellen verpflegten, an denen die Regeln der Hygiene weniger rigoros beachtet wurden, so z.B. Trekker, Entwicklungshelfer, Gastarbeiter im Heimaturlaub (Chattopadhyay 1977).

Dies läßt sich auch aus folgender Beobachtung ableiten: Kurzaufenthalte bis zu 2 Wochen waren nur für 12% der S. typhi/paratyphi-Infekte, aber für 48% der Shigellosen und 70% der Infektionen mit S. typhimurium oder S. enteritidis verantwortlich. Bei Badeferien wurden nur 9% aller erfaßten Infekte mit S. typhi/paratyphi akquiriert, jedoch 56% der Infekte mit anderen Salmonellosen (p < 0,001). Fast die Hälfte aller Fälle von Abdominaltyphus in der Schweiz wird aus Südeuropa importiert. Kein einziger der 227 erfaßten Patienten ist an Abdominaltyphus verstorben.

**Tabelle 35.** Wahrscheinlicher Ursprung importierter S. typhi und Häufigkeit pro Reise (Schweiz 1974–1981)

| Reiseziel (*Definitionen WHO) | Anzahl importierter Fälle 1974–1981 | Inzidenz (1 Fall auf:) |
|---|---|---|
| Nordeuropa* | 2 | 6000000 |
| Frankreich, Monaco | 9 | 1500000 |
| Italien | 55 | 120000 |
| Spanien, Kanarische Inseln | 29 | 150000 |
| Portugal | 6 | 60000 |
| Jugoslawien | 2 | 600000 |
| Griechenland, Zypern | 1 | 900000 |
| Subtotal Europa | 104 = 46% | |
| Türkei | 11 | 15000 |
| Südwestasien* (Naher Osten) | 7 | 25000 |
| Ost-Südost-Mittelsüdasien* (Mittlerer, Ferner Osten) | 36 | 30000 |
| Subtotal Asien | 54 = 24% | |
| Nordamerika* | – | – |
| Karibik* | 1 | 100000 |
| Lateinamerika | 11 | 60000 |
| Subtotal Amerika | 12 = 5% | |
| Nordafrika* | 27 | 25000 |
| Ostafrika | 4 | 50000 |
| Westafrika | 6 | 15000 |
| Afrika, andere diverse Regionen | 6 | 20000 |
| Subtotal Afrika | 43 = 19% | |
| Diverse Kontinente, unbekannt | 14 = 6% | |
| Gesamt | 227 = 100% | |

**Tabelle 36.** Zeitlicher Ablauf bis zur Diagnose von Salmonellosen und Shigellosen in den 1978/79 in die Region Zürich eingeschleppten Fällen [%]
(n = 18 S. typhi/paratyphi, 340 andere Salmonellosen, 43 Shigellosen)

| | Vor Rückkehr | 1–2 Tage | 3–7 Tage | 8–14 Tage | 15 Tage | ? | Routine-kontrolle |
|---|---|---|---|---|---|---|---|
| *Von Heimkehr zum 1. Symptom* | | | | | | | |
| Salm. typhi/paratyphi | 38 | 12 | | 38 | | 12 | |
| andere Salmonellosen | 43 | 21 | 16 | 5 | 4 | 8 | 3 |
| Shigellosen | 77 | 14 | | 3 | 3 | | 3 |
| *Vom 1. Symptom bis 1. Konsultation* | | | | | | | |
| S. typhi/paratyphi | | | 50 | 38 | 12 | | |
| andere Salmonellosen | 1 | 39 | 29 | 15 | 10 | 3 | 3 |
| Shigellosen | | 37 | 34 | 9 | 17 | | 3 |
| *Von 1. Konsultation zur Diagnose* | | | | | | | |
| S. typhi/paratyphi | 50 | 38 | | 12 | | | |
| Andere Salmonellosen | 48 | 17 | 3 | 4 | 28 | | |
| Shigellosen | 51 | 20 | 3 | 3 | 23 | | |

Nachdenklich stimmt jedoch die in der erwähnten Detailanalyse festgestellte späte Diagnose der Infektionen mit Salmonella typhi und paratyphi. Die Frist vom Auftreten erster Symptome bis zur ersten Konsultation sowie von der ersten Konsultation bis zur Diagnose war länger als bei anderen Salmonellosen oder Shigellosen (Tabelle 36). Eine ähnlich lange Latenzzeit, die durch ein komplexes Krankheitsbild und durch die mehrfach beschriebene Veränderung in der Klinik (Editorial 1972a; Bardie et al. 1975; Herzog 1977, Steffen et al. 1981) erklärlich ist, wurde auch in Großbritannien beachtet (Ghosh 1974).

Je nach Studie entfallen die importierten und die nicht importierten Fälle von Abdominaltyphus mehr oder weniger gleichmäßig auf beide Geschlechter (Tabelle 37, Rice et al. 1977). Für Kleinkinder (CDSC 1978) und geriatrische Patienten (Bowmer 1979; Ryder u. Blake 1979) ist er weiterhin lebensbedrohlich.

Importe von S. paratyphi sind schlecht dokumentiert, obgleich sie ungefähr ebenso häufig vorkommen wie S. typhi. In der Region Zürich fanden sich 1978/1979 6 importierte Fälle im Vergleich zu 2 einheimischen.

Die Jahresberichte des Salmonellenlabors des Instituts für Medizinische Mikrobiologie der Universität St. Gallen bestätigen den überwiegend exogenen Ursprung dieser Fälle. Das Bulletin des BAG hingegen dokumentiert mehrheitlich endogene Fälle. Wir stimmen mit Gsell (1976) darin überein, daß bei diesem Erreger die Importquote besonders niedrig scheint, weil abklärende Rückfragen unterbleiben. Deshalb mußte auf detaillierte Tabellierung verzichtet werden. Breer (persönliche Mitteilung) in Zürich diagnostizierte in den Stuhlproben von 367 Tropenrückkehrern unter 53 Salmonellosen einmal S. paratyphi B, wobei die betreffende Person in Indien nur vorübergehend an leichter Diarrhö gelitten hatte. In Studien aus Schwe-

**Tabelle 37.** Patientendaten und Ursprung der Infektion bei den 1978/79 in die Region Zürich eingeschleppten Salmonellosen und Shigellosen (einheimisch = keine Auslandreisen 4 Wochen vor der Erkrankung)

| | S. typhi | S. para-typhi | S. typhi-murium | S. enteri-tidis | Andere Salmo-nellen | Total Salmo-nellen | Sh. son-nei | Sh. flex-neri | Sh. dysen-teriae | Total Shigel-len |
|---|---|---|---|---|---|---|---|---|---|---|
| *Importiert* | | | | | | | | | | |
| Männlich | 3 | 4 | 36 | 9 | 51 | 103 | 11 | 6 | 2 | 19 |
| Weiblich | 6 | 2 | 12 | 4 | 50 | 74 | 8 | 8 | | 16 |
| Alter (Jahre) | | | | | | | | | | |
| 0– 1 | | | 1 | | 1 | 2 | | 1 | | 1 |
| 2– 4 | | | 5 | 4 | 8 | 17 | 2 | | | 2 |
| 5–14 | 1 | 1 | 3 | | 4 | 9 | 1 | 1 | | 2 |
| 15–29 | 5 | 2 | 15 | 4 | 32 | 58 | 9 | 4 | 1 | 14 |
| 30–49 | 3 | | 19 | 2 | 33 | 57 | 6 | 3 | 1 | 10 |
| 50–64 | | 3 | 3 | 3 | 9 | 18 | | 1 | | 1 |
| > 65 | | | 2 | | 3 | 5 | 1 | 1 | | 2 |
| Unbekannt | | | | | 11 | 11 | | 3 | | 3 |
| Subtotal | 9 | 6 | 48 | 13 | 101 | 177 (48%) | 19 | 14 | 2 | 35 (81%) |
| *Einheimische* | | | | | | | | | | |
| Männlich | | 1 | 52 | 13 | 28 | 94 | 3 | | | 3 |
| Weiblich | 1 | 1 | 51 | 13 | 31 | 97 | 5 | | | 5 |
| Alter (Jahre) | | | | | | | | | | |
| 0– 1 | | | 17 | | 8 | 25 | | | | |
| 2– 4 | | 1 | 28 | | 8 | 37 | 2 | | | 2 |
| 5–14 | | 1 | 10 | 1 | 6 | 18 | 2 | | | 2 |
| 15–29 | 1 | | 16 | 6 | 12 | 35 | 2 | | | 2 |
| 30–49 | | | 19 | 12 | 16 | 47 | 2 | | | 2 |
| 50–64 | | | 3 | 4 | 7 | 14 | | | | |
| > 65 | | | 3 | 1 | | 4 | | | | |
| Unbekannt | | | 7 | 2 | 2 | 11 | | | | |
| Subtotal | 1 | 2 | 103 | 26 | 59 | 191 (52%) | 8 | | | 8 (19%) |
| Gesamt | 10 | 8 | 151 | 39 | 160 | 368 | 27 | 14 | 2 | 43 |
| (%) | (3) | (2) | (41) | (11) | (43) | (100) | (63) | (32) | (5) | (100) |

den (Ringertz u. Mentzing 1968) und Montreal (Briedis u. Robson 1978) werden die Ursprungsorte der importierten Fälle nicht angegeben. Gemäß britischen Angaben sind 92% aller Paratyphusfälle eingeschleppt, mehrheitlich aus dem indischen Subkontinent (PHLS 1983e). S. paratyphi ist weniger virulent als S. typhi. Je nach Quelle beträgt die Letalität 1–3%, wobei Kinder und Greise überdurchschnittlich häufig betroffen sind (Meals 1976; Saphra u. Winter 1957).

## 5.4.2 Enteritische Salmonellosen

Der Import enteritischer Salmonellosen wird sicherlich unterschätzt. Sorgfältige Studien anläßlich von Epidemien (Aserkoff et al. 1970) weisen darauf hin, daß die Mehrheit der Fälle undiagnostiziert bleibt und in den Vereinigten Staaten, wie wohl

**Tabelle 38.** Wahrscheinlicher Ursprungsort der 1978/1979 in die Region Zürich eingeschleppten Salmonellosen und Shigellosen; Häufigkeit pro Auslandsreise

| Region | S.typhi/paratyphi | S. typhimurium | S. enteritidis | Andere Salmonellen | Salmonellen gesamt | Shigellen | Geschätzte Häufigkeit pro Auslandsreise (1 Fall auf:) | |
|---|---|---|---|---|---|---|---|---|
| | | | | | | | Enteritische Salmonellose | Shigellose |
| Großbritannien Skandinavien | | 2 | | | 2 | | 100 000 | |
| Benelux | | | | 1 | 1 | | | |
| BRD | | 3 | 1 | 1 | 5 | | | |
| Österreich | | 12 | 1 | 2 | 15 | | | |
| Frankreich, Monaco | 1 | 1 | | 4 | 6 | | | |
| Italien | 2 | 9 | 5 | 8 | 24 | 2 | 7 000 | 80 000 |
| Spanien, Kanar. Inseln | | 4 | 3 | 12 | 19 | 3 | 5 000 | 30 000 |
| Portugal | | 1 | | 1 | 2 | | | |
| Jugoslawien, Bulgarien | | 2 | 1 | 3 | 6 | | 10 000 | |
| Griechenland, Zypern | | 2 | 1 | 2 | 5 | | 7 000 | |
| Subtotal Europa | 3 | 36 | 12 | 34 | 85 (48%) | 5 (14%) | | |
| Türkei | 3 | 3 | | | 6 | 2 | 1 000 | 1 500 |
| Naher Osten | 1 | | | 4 | 5 | 2 | 2 000 | 4 000 |
| Mittlerer Osten | 3 | 1 | | 15 | 19 | 6 | 400 | 1 100 |
| Ferner Osten | 1 | | | 7 | 8 | 3 | 2 000 | 4 500 |
| Subtotal Asien | 8 | 4 | | 26 | 38 (21%) | 13 (37%) | 1 000 | 2 500 |
| Zentralamerika, Karibik | 2 | 1 | | 4 | 7 | 1 | 1 700 | 7 000 |
| Südamerika | | | | 4 | 4 | 2 | 2 500 | 5 000 |
| Subtotal Amerika | 2 | 1 | | 8 | 11 (6%) | 3 (9%) | 2 100 | 6 300 |
| Maghreb | | 4 | | 8 | 12 | 6 | 1 100 | 2 200 |
| Nordostafrika | | | | 2 | 2 | 3 | 1 000 | 700 |
| Ostafrika | | 2 | 1 | 17 | 20 | 4 | 270 | 1 300 |
| Westafrika | | 1 | | 3 | 4 | | 800 | |
| Afrika, andere/ verschiedene Regionen | | | | 1 | 1 | 1 | | |
| Subtotal Afrika | | 7 | 1 | 31 | 39 (22%) | 14 (40%) | 700 | 2 000 |
| Mehrere Kontinente | 2 | | | 2 | 4 (2%) | | | |
| Gesamt | 15 | 48 | 13 | 101 | 177 | 35 | | |

auch anderswo, nur etwa 1% gemeldet wird. Da Stuhluntersuchungen bei großen, repräsentativen Touristengruppen kaum realisierbar sind (Wittig u. Pfeifer 1979), haben wir wenigstens den entdeckten Anteil der enteritischen Salmonellen in bezug auf Import analysiert. Nach Tabelle 37 erwiesen sich 46% dieser Infektionen 1978/ 1979 als eingeschleppt. In St. Gallen ist dieser Anteil mit 13% niedriger (Pagon 1979, persönliche Mitteilung), was durch die dort ländlichere, weniger reisefreudige Bevölkerung zu erklären ist. Die Quote von knapp 1% in der BRD ist wohl bedingt durch wenig zielgerichtete Befragung (Pöhn 1977; Weise 1982b). Erfahrungsgemäß wird auf den Meldebogen die Rubrik über Auslandsaufenthalte oft nicht ausgefüllt. Wenn dieser nicht ausdrücklich negiert werden kann, fehlt jegliche Kontrolle. Anderseits verzeichnete Schweden bereits 1963 einen Importanteil von 63%, dies allerdings, wenn man typhöse und enteritische Salmonellen zusammennimmt (Ringertz u. Mentzing 1968).

Besonders häufig wurden enteritische Salmonellen aus Ostafrika eingeschleppt (Tabelle 38). Dies überrascht, erweist sich doch diese Region in bezug auf alle anderen häufigen Importkrankheiten (Tabelle 34, 35) als nicht besonders gefährdend. Diese Feststellung wurde aber auch durch Breer (persönliche Mitteilung) bestätigt. Unter 367 Stuhlproben von Tropenrückkehrern fand er Salmonellen in 14%; bei den Keniatouristen betrug allerdings dieser Anteil 27%. Über zwei Drittel der enteritischen Salmonellen wurden nach Kurzaufenthalten von maximal 2 Wochen eingeschleppt. Dies und weitere Indizien weisen darauf hin, daß alle Besucher von Entwicklungsländern ungefähr gleich gefährdet sind. Das Risiko ist dabei erheblich. Im Falle Kenias beispielsweise sind nicht nur 0,37% (Tabelle 38) befallen, sondern zusätzlich ein unbekanntes Vielfaches asymptomatischer oder nicht diagnostizierter und spontan geheilter Fälle. Obgleich dieser Faktor nicht gerade 100 sein muß (Aserkoff et al. 1970), da Tropenreisende im Vergleich zu Daheimgebliebenen wahrscheinlich eher den Arzt aufsuchen, ist er wohl doch bedeutend. Eindrücklich ist der Fall einer finnischen Krankenschwester, die, selbst symptomfrei, nach der Heimkehr aus dem Mittelmeerurlaub eine Epidemie auslöste, von der 137 Personen, davon 71 Neugeborene, betroffen waren (Werner u. Stickl 1975).

In den von uns untersuchten Fällen fanden sich 58 Salmonellaserotypen. In Tabelle 38 sind 11 Flugpassagiere eingeschlossen, welche S.typhimurium aus Wien importierten.

7 Patienten litten an Mischinfektionen. Nach einer Nahrungsmittelintoxikation in Sri Lanka fanden andere Autoren 7 Serotypen und zusätzlich Vibrio parahämolyticus und Plesiomonas shigelloides (Brisou et al. 1982). Salmonella typhimurium und besonders S.enteritidis wurden v.a. aus Südeuropa, die selteneren Serotypen eher interkontinental importiert. Eine ähnliche Verteilung kann aus den limitierten Berichten anderer Länder abgeleitet werden (WER 55/78). In unserem Krankengut sind relativ häufig vorgekommen: S.london (3 importiert/11 autochthon), S.thompson (3/10), S.heidelberg (5/7), S.agona (6/2), S.braenderup (7/1), S.infantis (6/2), S.panama (5/3), S.brandenburg (3/4), S.montevideo (5/2)

In der von uns erfaßten Population erstaunt der überproportional hohe Anteil von Kleinkindern: 12% der Patienten waren unter 5jährig. Dieser hohe Anteil mag auf vermehrte Anfälligkeit und detailliertere Abklärung zurückzuführen sein.

Die klinischen Daten (Steffen et al. 1981) belegen den milden Verlauf; kein Fall war letal. Zu den ernsthaft gefährdeten Gruppen werden höchstens ältere Patienten

(Bowmer 1979) gerechnet. Salmonellosen bei aus Entwicklungsländern stammenden Adoptivkindern erwiesen sich als besonders therapieresistent (MMWR 285/82).

## 5.4.3 Shigellosen

Die Mehrheit der in Europa diagnostizierten Shigellen wird eingeschleppt. In den USA gilt dies nicht für alle Serotypen (Rosenberg et al. 1976).

**Tabelle 39.** Anteile importierter Shigellenstämme (%)

| Quelle | Shigella sonnei | Shigella flexneri | Shigella dysenteriae | Shigella boydii | Alle Shigella |
|---|---|---|---|---|---|
| Knothe 1980 (Rhein-Main, Deutsche 1971–1978) | ? | ? | ? | ? | 69 |
| Knothe 1980 (Rhein-Main, Ausländer 1971–1978) | ? | ? | ? | ? | 82 |
| Gross RJ 1979 (England und Wales, 1972–1978) | ? | 47 | 77 | 67 | ? |
| Steffen et al. 1981 (Region Zürich, 1978/1979) | 70 | 100 | 100 | – | 81 |

Die in Tabelle 39 höheren Importquoten der Schweizer mögen durch gezielteres Erfassen und durch den anteilsmäßig größeren Reiseverkehr bedingt sein.

Die Herkunft der importierten Shigellen wird je nach Studie verschieden beschrieben (Tabelle 40). Dies ist durch den regen Verkehr zwischen Großbritannien und dem indischen Subkontinent (Rowe u. Ross 1976) sowie dem hohen Anteil von Fremdarbeitern in der BRD bedingt.

**Tabelle 40.** Herkunft der importierten Shigellosen (%)

| | Quelle: Jahr | Knothe 1968–1978 (n = 232) | Gross[a] 1977 (n = 1583) | Steffen 1978/1979 (n = 35) |
|---|---|---|---|---|
| Süd-/Südosteuropa | | 49 | 5 | 20 |
| Nordafrika | | 11 | 18 | 26 |
| Übriges Afrika | | <4 | 12 | 14 |
| Naher Osten | | 9 | 11 | 6 |
| Mittlerer/Ferner Osten | | 22 | 47 | 26 |
| Lateinamerika | | <4 | 1 | 9 |
| Unbekannt | | – | 6 | – |

[a] Ohne Shigella sonnei

Sowohl in den Daten von Knothe (1980), als auch in den eigenen (Steffen et al. 1981) haben sich Trekker und Gastarbeiter als besondere Risikogruppen erwiesen. Wie weit sich die Betroffenen die Infektion beim Schwimmen zugezogen haben könnten, ist fraglich (Rosenberg et al. 1976 b). Dieselbe Infektquelle ist auch für andere Infekte, wie Abdominaltyphus, erwogen, aber nicht belegt worden (Meyer 1971). Durch die Zunahme der Importe hat sich das epidemiologische Bild der Ruhr in Europa grundlegend verändert. Es werden nicht mehr hauptsächlich Kinder befallen; auch fehlt der frühere Spätsommergipfel. Zudem hat sich die Keimspezies verschoben. Die früher vorherrschende Infektion mit der Vergärungsgruppe C ist rückläufig. Bedeutsam ist, daß in der DDR eine Arbeiterin, die Schimmelpilzkulturen für die Käseproduktion herstellte, nach importierter Shigellose eine Epidemie verursachte (Rische u. Ziesché 1975). In Einzelfällen wurden Shigellosen (Sh. flexneri) durch ein nachfolgendes Reiter-Syndrom kompliziert (Good u. Schultz 1977).

Shigellosen und Salmonellosen werden reisemedizinisch weiterhin von Bedeutung bleiben, denn die zahlreichen Infektionsquellen bleiben bestehen. Noch 1980 scheiden beispielsweise in Puerto Vallarta (Mexiko) unter den Angestellten der Nahrungsmittelbranche 1,3% Shigella flexneri, 1,4% Salmonella typhi, 9,3% Salmonella spp. aus (Sanchez Leyva 1981).

## 5.5 Venerische Leiden

Naturgemäß ist die Datenerhebung speziell hier lückenhaft und unzuverlässig, aber die wenigen Mosaiksteinchen ergeben trotzdem einige Anhaltspunkte über Gefährdung (Ndiaye 1980) und Import.

In unserer ersten Studie (vgl. 2.2.1) gaben nur 0,64% der Tropenrückkehrer (n = 66) an, unter Geschlechtskrankheiten (mehrheitlich „Gonorrhö") zu leiden. Es handelte sich v. a. um Männer im Alter von 20–49 Jahren auf der Rückreise aus Thailand, dem Fernen Osten und Brasilien. In diesem Teilkollektiv betrug die Quote bereits rund 3%, obgleich zum Zeitpunkt der Befragung die Inkubationszeit noch nicht abgelaufen war. In der einige Monate nach der Heimkehr erfolgten Erhebung (s. 2.3) bestätigten sich vorläufige Resultate, wonach rund die Hälfte der Erkrankungen erst nach der Rückkehr manifest wurde. Somit lag die Quote der Betroffenen höher, nämlich bei rund 1% aller Tropenbesucher. Überraschenderweise wurde jetzt die Mehrheit dieser Infektionen in Ost- und Westafrika, und nicht im Fernen Osten erworben. Dies deckt sich allerdings nicht mit den Erfahrungen von Eichmann (persönliche Mitteilung), wonach aus Asien weiterhin Gonorrhö doppelt so häufig eingeschleppt wird wie aus Afrika oder Lateinamerika, sogar über 10mal so häufig wie aus Nordamerika. Dabei verglich er bei 157 Importfällen den Anteil der Gonorrhöinfektionen mit dem Anteil der Reisenden für jede der erwähnten Regionen.

Es läßt sich nicht nachprüfen, ob die Inzidenz den Tatsachen entspricht und wieweit die Infekte Kontakten mit Prostituierten oder mit anderen Touristen zuzuschreiben sind (Catterall 1975). Die Quote scheint eher niedrig, wenn vergleichsweise 39% einer finnischen Gruppe nach einer Weltreise befürchteten, eine Ge-

104

schlechtskrankheit erworben zu haben (Peltola et al. 1983). Bekannt ist, daß 41% von rund 1 000 untersuchten Masseusen in Bangkok an Gonorrhö, 5% auch an Syphilis litten (Plentz 1982). Mitarbeiter der königlich thailändischen Botschaft in Bonn nennen denselben Anteil von rund 50% venerischen Krankheiten (Weltgesundheit 2V 2942E, S. 12). In Zentralafrika beträgt die Durchseuchung der Prostituierten ebenfalls 51% (Meheus et al. 1974), in Singapore 95% (Khoo et al. 1977), in Agra (Indien) 100% (Lahiri et al. 1978). Nach unpublizierten WHO-Dokumenten sollen in Holland und Schweden je 20% aller Geschlechtskrankheiten importiert sein (Velimirovic, persönliche Mitteilung), dieselbe Quote wurde auch in der Region Zürich errechnet (Eichmann, persönliche Mitteilung).

Intensiv sind die Beziehungen von Schiffsbesatzungen. Auf einer Fahrt erlebten 80 amerikanische Seeleute Geschlechtsverkehr mit 615 Frauen in 112 Häfen von 45 Ländern (Ross 1977). Mindestens 1 107 von 3 316 Mann der US Navy kohabitierten 1974 bei 2 Landungen im Fernen Osten, dies mit bis zu 5 Partnerinnen (Harrison et al. 1979). Von denen, die nach dem Koitus keine Chemoprophylaxe erhielten, erkrankten 10% an Gonorrhö, in der möglichst rasch mit Minocyclin behandelten Gruppe immerhin 5%. Daraus ergibt sich, daß derartige Chemoprophylaxe, eigentlich eine Frühtherapie, wie früher diejenige mit Penicillin, das Infektionsrisiko wohl mindert, bei weitem aber nicht beseitigt. Dies steht im Widerspruch zu volkstümlichen Hoffnungen und Gerüchten. Unsinnig ist der Verkauf von geringen Antibiotikadosen in Hotelhallen zur Chemoprophylaxe der venerischen Leiden (Eichmann, persönliche Mitteilung). Denn erstens wären zur Prophylaxe volle therapeutische Dosen nötig und zweitens existiert kein Chemotherapeutikum, das sämtliche sexuell übertragbaren Krankheiten zu verhindern oder zu kurieren vermag. Kondome schützen bei korrektem Gebrauch vor Gonorrhö, laut vereinzelten Angaben jedoch nicht vor unspezifischer Urethritis (Barlow 1977), Herpes genitalis oder Hepatitis B, was angesichts der Undurchlässigkeit für Luft- und Wasser anzuzweifeln ist.

Über das importierte Erregerspektrum fehlen umfassende Daten. Laut Angaben einer britischen Spezialklinik ist die unspezifische Urethritis mindestens bei Geschäftsleuten die am häufigsten eingeschleppte sexuell übertragene Krankheit (Stuttaford 1980), wobei die Angaben über Reiseziele fehlen. Die steigenden Anteile von therapieresistenten Gonokokken (Brown et al. 1982; Novak 1978; WER 133/82) sind ein Zeugnis des Imports: In Großbritannien stammen 31% der penicillinaseproduzierenden Gonokokken, die 1982 bei Männern isoliert wurden, direkt aus dem Ausland (PHLS 1983 a). Nicht völlig ausgeschlossen ist, daß Gonokokken bei dem in gewissen Hotels herrschenden Durchseuchungsgrad auch bei Erwachsenen ohne Geschlechtsverkehr übertragen werden könnten (Elmros 1977; Gilbraugh u. Fuchs 1979).

Die in Voltaires *Candide,* zudem von J. Burckhardt, S. de Madariaga und bis in neuste Zeit (Arya 1983) verbreitete Hypothese, die Syphilis hätte mit Kolumbus' Schiffen den Weg nach Europa gefunden, scheint zweifelhaft (Hudson 1968). Tatsächlich sind zahlreiche Treponematosen im alten Kontinent schon vor Ende des 15. Jahrhunderts beschrieben worden. Ob und woher eine bösartige Variante der längst eingenisteten Infektion auftrat, ist nicht restlos geklärt. Über importierte Lues fehlen aktuelle Angaben, und auch bei den übrigen venerischen Leiden sind solche mangelhaft. Im Zeitraum von 5 Jahren wurden in Frankreich 15 Importe von Lymphogranuloma venereum beschrieben, die mehrheitlich aus der Karibik, seltener aus Südamerika, Indochina und Portugal stammten (Duperrat u. Labouche 1975). Im deutschen Sprachraum ist eine Zunahme beobachtet (Luger 1978), aber nicht ausführlich dokumentiert worden. Ulcus molle soll jetzt v.a. von aus Mittelafrika zurückkehrenden Europäern und Europäerinnen eingeführt werden, aber auch dies ist mangelhaft belegt (Lüders et al. 1975). Andere Quellen korrelieren die Zunahme in der Bundesrepublik mit derjenigen in der Türkei (Braun-Falco u. Neubert 1978). Unklar ist auch, inwiefern die vor allem bei Homosexuellen verbreiteten enteropathogenen Keime wie Shigellen (Dritz et al. 1977), Amöben (Imperato 1981, Kean 1981), Lamblien (Brandborg et al. 1980), Hepatitis B und A, Enterobius vermicularis, Herpesvirus Typ 2 (Corey u. Holmes 1980; Editorial 1981 b; Kean et al. 1979), Chlamydien (Schachter 1976) durch exotische Sexualkontakte, oder inwieweit sie durch einheimische Verbreitung (Schmerin et al. 1977) übertragen werden. Jedenfalls hat Werner (persönliche Mitteilung) beobachtet, wie Homosexuelle nach Urlaubsfahrten in die Vereinigten Staaten Amöbiasis importierten.

Seit 1981 hat eine vorher praktisch unbekannte Krankheit mit erworbenen Immundefekten (Acquired Immune Deficiency Syndrome, AIDS) (L'Age-Stehr 1983) sich in alarmierender Weise zunächst in den USA verbreitet. Sie tritt v.a. bei sexuell aktiven homo- oder bisexuellen Männern mit häufigem Partnerwechsel auf, bei Drogensüchtigen, bei Haitianern, seltener auch bei Familienangehörigen von AIDS-Patienten, Hämophiliepatienten, die gehäuft Faktor-VIII-Konzentrate erhielten und anderen Patienten nach Bluttransfusionen. Bis Mitte 1983 sind aus den USA knapp 2000 Fälle gemeldet worden. In Europa waren es deren 153 (WER 227/ 83), wobei die betroffenen Homosexuellen teilweise vorgehende Reisen in die USA oder Haiti oder Kontakte zu besuchenden Amerikanern angaben (BAG 339/83, PHLS 1983 b, Weise 1983). In Belgien und in der Schweiz ist das Syndrom auch bei Afrikanern ohne die erwähnten Risikofaktoren beobachtet worden (BAG 339/83; Clumeck et al. 1983). Diverse Viren werden als infektiöses Agens verdächtigt, wobei der Übertragungsweg demjenigen der Hepatitis B ähnelt. Die Letalität ist sehr hoch (MMWR 465/83).

## 5.6 Diverse eingeschleppte Infektionskrankheiten

In den nachfolgenden Abschnitten bemühen wir uns, einen Überblick über die in den letzten 10 Jahren beschriebenen interkontinentalen Importe von häufigeren und seltenen Krankheiten zu geben. Aus Nachbarstaaten oder -regionen eingeschleppte Infektionen und solche, die bei uns vorkommen, sind nur ausnahmsweise berücksichtigt.

Trotz der Durchsicht der angeführten Literatur ist diese Übersicht unvollständig und somit unbefriedigend. Das liegt daran, daß oftmals Patienten nicht abgeklärt oder Diagnosen nicht gesichert wurden. Für gewisse Krankheiten besteht keine Meldepflicht und auch seltene Fälle werden nicht immer publiziert. Oftmals finden sich Einzelberichte unter einem Titel, der in den Nachschlagewerken auch bei systematischer Suche nicht gefunden wird. Obgleich diese Aufstellung nur die berühmte Spitze des Eisberges zeigt, belegt sie doch die Bedeutung einzelner Krankheiten, das Fehlen einer Gefährdung durch andere und weist auf einzelne Risikogebiete und -berufe. Von einer umfassenden Schilderung der geographischen Endemiegebiete wird abgesehen; diese findet sich anderweitig (Stürchler 1981).

106

## 5.6.1 Eingeschleppte Virusinfekte

Pocken (5.1.1), Gelbfieber (5.1.3), Hepatitis (5.3), AIDS (5.5) und diverse Erreger der Reisediarrhö (4.5.6) sind bereits gesondert beschrieben worden.


### 5.6.1.1 Poliomyelitis

In Entwicklungsländern nimmt die Poliomyelitis eher zu (Nathanson u. Martin 1979), während die Impfdisziplin angesichts abnehmender Gefährdung in den Industrienationen nachläßt. Deshalb ist diese Infektion mehr und mehr zu einer Importkrankheit geworden, wobei zu beachten ist, daß meistens nur paralytische Verlaufsformen erfaßt werden, denen eine mindestens 100fach größere Zahl von subklinischen Infekten zuzurechnen ist. Bedenklich ist zudem, wenn eine Epidemie in einem Touristenzentrum von den Behörden verheimlicht wird (Rentchnick 1972), um den Fremdenverkehr nicht zu gefährden. Unter den 1971–1980 in der BRD entdeckten 190 Poliomyelitiserkrankungen entfielen 67% auf einreisende Fremdarbeiter oder Immigranten (Weise 1981b). Nachweislich ist diese Infektion aber auch eine Gefahr für Touristen und Arbeitnehmer in Entwicklungsländern. In den USA waren 22 der 1969–1981 diagnostizierten 203 Fälle von Kinderlähmung importiert (Moore et al. 1982). Poliomyelitis dürfte ungefähr gleich häufig eingeschleppt werden wie die in Laienkreisen gefürchtetere, aber eigentlich harmlosere Cholera. Bisher sind folgende Importfälle bekanntgeworden:

**Tabelle 41.** Dokumentierte eingeschleppte Fälle von Poliomyelitis

| Besuchtes Land<br>(n = Anzahl Fälle) | Ursprung des Besuchers/<br>Importiert nach | Quelle |
|---|---|---|
| Israel | Schweiz | Krech 1980 |
| Brasilien (?) | Schweiz | WER 340/81 |
| Nordafrika | Großbritannien | Krech 1980 |
| ? | Frankreich | Krech 1980 |
| Kolumbien (n = 2) | BRD | Weise 1982b |
| Ägypten | BRD | Weise 1982b |
| Syrien | BRD | Weise 1982b |
| Nepal | BRD | Weise 1982b |
| Philippinen | BRD | Weise 1982b |
| ? | Finnland | WER 340/81 |
| ? | Norwegen | WER 340/81 |
| ? (n = 4) | Schweden | WER 340/81 |
| ? | Rumänien | WER 340/81 |
| ? (n = 5) | Singapore | WER 340/81 |
| ? | Bahrain | WER 340/81 |
| Kanada (n = ?) | Holland (Sektenmitglieder) | Furesz 1979 |
| Mexiko (n = 19), Brasilien,<br>El Salvador, Liberia | USA (älteste Patientin 62jährig) | MMWR 329/80<br>Mann et al. 1982 |
| Tunesien | Holland | Op de Coul et al. 1982 |

## 5.6.1.2 Tollwut

Rabieskontakte werden bei Importfällen fast immer zu spät behandelt und verlaufen somit meistens letal. Die einzige Ausnahme in der nachfolgenden Aufstellung ist der von Geddes u. Gully (1981) geschilderte Fall. In Großbritannien sind sämtliche Tollwutfälle importiert. Außer Großbritannien sind auch Skandinavien, Island, die Iberische Halbinsel, Malta und Zypern sowie in Asien Jemen, Kuwait, Bahrain, Hongkong, Japan, zusätzlich auch Uruguay und Ozeanien rabiesfrei (Stürchler 1981). In den gesicherten Fällen trat meistens der Hund als Vektor auf.

Ob Haushalte norwegischer Missionare während einer rund 5jährigen Aufenthaltsdauer in Indien, Bangladesh, Bolivien oder Equador tatsächlich in 16% von erwiesener oder wahrscheinlicher Tollwut gefährdet sind (Bjorvatn u. Gundersen 1980) bedarf noch einer Bestätigung.

In der nachfolgenden Liste sind v. a. 2 Fälle instruktiv: Im ersten Fall wurde der Hund, welcher im Iran den Öltechniker gebissen hatte, mittels Helikopter gesucht, erlegt, untersucht und als virologisch negativ befunden. Offenbar handelte es sich um den falschen Hund; jedenfalls verstarb der Patient nach dem danach beschlossenen Therapieabbruch an Rabies. Im Fall aus Ruanda (MMWR 135/82) verstarb die Patientin trotz sofort eingeleiteter (Tage 0, 3, 7, 14) korrekter HDC-Vakzingabe, vermutlich weil keine gleichzeitige Anwendung von Rabies-Immunglobulin erfolgte.

**Tabelle 42.** Dokumentierte eingeschleppte Fälle von Rabies

| Besuchtes Land (Anzahl Fälle) | Ursprung des Besuchers/ Importiert nach | Bemerkungen | Quelle |
| --- | --- | --- | --- |
| Iran | Deutschland/Schweiz | Siehe Text | Gsell 1978 |
| Gambia | Großbritannien | Vorzeitiger Therapieabbruch | Maton et al. 1976 |
| ? | Birmingham | | Geddes u. Gully 1981 |
| Türkei (4), Griechenland (2), Ägypten, Iran | Deutschland (8 Fälle, 1965–1981) | | Weise 1981 b |
| ? (6) | Frankreich | | Krech 1980 |
| Indischer Subkontinent (12) Griechenland, Indonesien | Großbritannien (14 Fälle, 1946–1980) | | CDSC 1980 Cohen SL et al. 1976 Macrae 1969 Wilson et al. 1975 |
| Philippinen, Puerto Rico, Mexiko | USA (7 Fälle, 1970–1981) | | MMWR 537/81 |
| Indien | Großbritannien | | WER 384/81 |
| Ruanda | USA/Belgien | Siehe Text | MMWR 135/82 |
| Nigeria | USA | Geimpfter Hund | WER 127/83 |
| Nordafrika (8) | Spanien | | WER 211/83 |
| Kenia | USA | Praeexpositionell 3 Impfdosen HDCV | MMWR 494/83 |

Etliche Viren vermögen beim Menschen unterschiedliche Syndrome dieser Art zu
bewirken. Diese Viren werden durch Arthropoden (Arboviren), Nager, andere
Menschen, Exkrete oder auf unbekannte Weise übertragen. Zahlreiche Erreger, besonders unter den Arboviren, können eine mehr oder minder banale fieberhafte
Allgemeinerkrankung verursachen, so v. a. das Denguefieber. Seltener sind die Meldungen über hämorrhagische Fieber (Simpson 1978), besonders solche mit beglei-
tendem renalen Syndrom (WER 217/82). Einzelne Arboviren zeigen eine überwiegende Neurotropie und können zu Enzephalitiden führen, allerdings sind auch
diese Meldungen selten. Die Ursachen für unterschiedliche Verlaufsformen bei teilweise gleichen Viren sind ungeklärt. Mangelhafte Informationen über das Ausmaß
dieser eingeschleppten Infektionen sind teilweise durch äußerst beschränkte Möglichkeiten der Labordiagnostik bedingt.

Dengue wird wohl am häufigsten importiert, 1977–1981 allein in die USA
943 Verdachts- und 206 bestätigte Fälle (MMWR 23SS/83, Malison und Waterman
1983). 1981/82 wurden in den Vereinigten Staaten 9 in der Karibik erworbene Fälle
des Typ 4 diagnostiziert (MMWR 249/81, 622/81/82, 145/83). Zudem sind Fälle
von Dengue-Typ-1 in die USA aus Mexiko, Kuba, Haiti, Indien, Thailand und den
Philippinen eingeschleppt worden (Kappus et al. 1982). Typ 2 wurde nach Aufenthalten an Kenias Küstenregionen und in Somalia, Sri Lanka, Jamaica festgestellt
(MMWR 407/82, 145/83). In den Südstaaten der USA kommt Dengue nun wieder
endemisch vor (Hafkin et al. 1982). Auch aus Australien (Black RH 1977) und Holland (Haverman et al. 1979) sind eingeschleppte Fälle gemeldet worden. In Großbritannien wurden 1977 innerhalb von nur 2 Monaten 4 Fälle der Typen 1 und 2
diagnostiziert, die aus den Seychellen, aus Saudi Arabien und Nigeria eingeschleppt worden waren, im letztgenannten Fall durch einen Amerikaner (Woodruff
et al. 1978). Auch in dem von uns prospektiv erfaßten Krankengut gab ein Patient
an, er hätte sich eine Dengue während der Reise durch Asien zugezogen. Ein Fall
von Ross-River-Virus aus Fidschi wurde in den USA festgestellt (Pashkow et al.
1981). Das Rifttal-Fieber, obgleich es sich weiter ausbreitet, scheint in Europa klinisch nie manifest aufgetreten zu sein (Mussgay 1980), allerdings weisen schwedische UNO-Truppen im Sinai eine Serokonversionsrate von knapp 5% auf (Niklasson 1982).

Anläßlich einer in London durchgeführten systematischen serologischen Kontrolle bei 86 Patienten, die während ihres Aufenthaltes im tropischen Afrika eine bedeutende fieberhafte Erkrankung durchmachten, fanden sich Antikörper gegen
10 verschiedene Viren: Neben Dengue, u.a. Chikungunya (teilweise mit Ikterus),
O'nyong-nyong (vorwiegend Arthralgien), Mtaya (nicht nur aus West-, sondern
auch aus Ost-Afrika), Zinga, Wesselsbron, Banzi (Woodruff et al. 1978). Bei einer
ähnlich selektionierten Population in Österreich (n = 270) ließen sich in 39 Fällen
Antikörper nachweisen, die durch eine Dengueinfektion bedingt waren, bei 8 weiteren Patienten hat eine Infektion mit dem West-Nil-Virus vorgelegen, bei 13 deutet
das Antikörpermuster auf ein Flavivirus (Hofmann et al. 1983).

Unter den hämorrhagischen Fiebern verursachte Lassa-Fieber Schlagzeilen,
nachdem seit 1969 in Nigeria und den umgebenden Ländern mehrere Endemieher-

de gemeldet wurden. Medizinisches Personal erwies sich als besonders gefährdet, auch Laborinfektionen kamen vor (Monath 1975). Hingegen blieben die befürchteten Infekte bei Kontaktpersonen, welche dieselben Linienflüge wie Infizierte benutzt hatten, aus. Häufig erwiesen sich die Verdachtsfälle als Malaria (Geddes u. Gully 1981; Krech 1980). Gesichert sind folgende Importe:

**Tabelle 43.** Dokumentierte eingeschleppte Fälle von Lassa-Fieber

| Ursprung | Importiert nach | Patienten / Letalität | Bemerkungen | Quelle |
|---|---|---|---|---|
| Nigeria (Lassa) | New Haven (USA) | 1 / 0 | 2 Kolleginnen | Frame et al. 1970 |
| – | New Haven (USA) | 2 / 1 | Laborinfekt | Monath 1975 |
| Nigeria | Hamburg | 1 / 0 | Arzt/Spezialflug | Mohr 1975 |
| Nigeria | Brüssel, London | 1 / 1 | Arzt, parenteral | Monath 1975 |
| Sierra Leone | London (USA) | 2 / 0 | | Woodruff et al. 1973 |
| Sierra Leone | Washington | 1 / 0 | Peace Corps (Linienflug) | Zweighaft et al. 1977 |
| Westafrika | Deutschland | 1 / 1 | | Dietrich (persönliche Mitteilung) |
| Europa (!) | Toronto | 1 / 0 | Nur Antikörper | Clayton 1979 |
| Nigeria | London | 1 / 0 | Nigerianerin | Emond et al. 1982; Cooper et al. 1982 |
| Obervolta | Amsterdam | 1 / 0 | | van der Heide 1982 |
| Nigeria | London | 1 / ? | | Banatvala 1982 |

Das Marburg-Virus wurde 1967 durch importierte Affen aus Uganda nach Marburg eingeschleppt und verursachte dort sowie bei in Belgrad und Frankfurt wohnenden Kontaktpersonen 7 Todesfälle bei 31 Erkrankungen. Der einzige echte Importfall trat bei einem australischen Besucher von Zimbabwe und seiner Begleiterin auf. Er verstarb in Johannesburg, während die Begleiterin und eine diese Patienten pflegende Krankenschwester wieder gesund wurden (Gear et al. 1975). Von der 3. bekannten Epidemie in Kenia 1980 wurden keine Fremden betroffen (Smith et al. 1982).

Das ebenfalls verwandte Ebola-Virus, Erreger des Maridihaemorrhagischen Fiebers, hat bis jetzt keine eigentlichen Importkrankheiten verursacht, allerdings wurde ein Labormitarbeiter in Großbritannien bei Abklärungen infiziert (Emond et al. 1977).

Ein Mädchen indischer Abstammung ist nach einem Ferienaufenthalt in Madras in Ohio an einem hämorrhagischen Denguefieber mit Schock erkrankt und genesen. Der einzige weitere bekannte Fall eines amerikanischen Bürgers betraf ein Mädchen, das in Thailand verstarb (MMWR 476/78). In Deutschland scheinen keine Beobachtungen bekannt zu sein (Mohr 1972b). Hämorrhagische Fieber mit renalem Syndrom scheinen seit dem Koreakrieg in der internationalen Medizin keine Rolle mehr zu spielen (WHO Meeting 1983).

Importe von Virusenzephalitiden scheinen extrem selten. Ein amerikanisches Mädchen hat sich in Ungarn eine zentraleuropäische Zeckenenzephalitis zugezogen und diese nach Cleveland eingeschleppt (Cruse et al. 1979). Einzelfälle von japanischen und venezuelischen Pferdeenzephalitiden wurden aus den USA gemeldet (Calisher, persönliche Mitteilung; Fillis u. Calisher 1979; Pashkow et al. 1981). Aufschlußreich ist auch der Fall eines britischen Hafenarbeiters, der beim Ausladen von Erdnüssen aus Nigeria von einem Insekt gestochen wurde und möglicherweise durch ein Le-Dantec-Virus ein parkinsonähnliches Syndrom entwickelte (Woodruff et al. 1977).

Über den Import bei uns häufig vorkommender Viruserkrankungen läßt sich nichts zuverlässiges aussagen, da diese Infektionen, z. B. Influenza, Zytomegalie, Coxsackie etc. oft nicht weiter abgeklärt werden. In den USA, wo die Durchimpfung dichter ist, werden allerdings Importe von Masern aus Europa geschildert (Zahradnik et al. 1979). Ein Junge verursachte in Florida eine Epidemie mit 203 Fällen, nachdem er in Peru angesteckt worden war (MMWR 657/82). Von den 1697 im Jahre 1982 in den USA diagnostizierten und gemeldeten Masernfällen waren 118 (7%) eingeschleppt. Diese verursachten 613 weitere Infektionen, somit lag in 43% aller nachgewiesener Fälle die Quelle im Ausland, mehrheitlich in Großbritannien, Mexiko, Philippinen, usw. (MMWR 178/83). Die Quote der importierten Fälle nimmt in den USA offenbar zu (Amler et al. 1982). Teilweise kommt es dabei in der Arztpraxis zur Übertragung (MMWR 401/83).


### 5.6.2 Eingeschleppte durch Chlamydien bedingte Infekte


Lymphogranuloma venereum ist unter 5.5 erwähnt.

#### 5.6.2.1 Ornithosen

Sie sind seit längerem weltweit verbreitet. Dadurch und durch den oft illegalen Export von Vögeln aus den Tropen in Industrienationen ist es oft schwierig, den Ursprung nachzuweisen. Eine Gruppenerkrankung bei Seeleuten konnte serologisch gesichert werden, nachdem sich die Betroffenen in Brasilien einheimische Vögel gekauft hatten, die allerdings auf der Überfahrt eingingen (Mohr 1972b).


#### 5.6.2.2 Trachom

Dieses wird trotz hoher Morbidität in den Ländern der Dritten Welt relativ selten importiert. In der Bundesrepublik wurden 50 Fälle in den Jahren 1975–1981 gemeldet, allerdings ist die Nationalität der Patienten unbekannt und bei einem wesentlichen Anteil dürfte es sich um Immigranten etc. gehandelt haben (Weise 1982b). Betroffen waren aber auch nach Saharadurchquerung 3 Studenten, von denen einer zu Hause seine Frau ansteckte (Trojan 1978). In der Schweiz wurden im Zeitraum 1970–1976 3 Fälle dokumentiert (Gsell 1978).

### 5.6.3  Eingeschleppte Rickettsiosen

Auch hier ist das verfügbare Datenmaterial beschränkt (Weyer 1980). Die Rickettsiosen des Menschen werden nach Erregern in 3 Gruppen eingeteilt: Fleckfiebergruppe, Rocky-Mountain-Spotted-Fever-Gruppe und übrige Rickettsiosen.

### 5.6.3.1  Fleckfieber

Diese klassische ehemalige Quarantänekrankheit ist seit dem 2. Weltkrieg in Europa verschwunden. Unter den 60 von 1968–1976 in Europa bekanntgewordenen Fällen sind Spätrückfälle (Brill-Zinsser-Krankheit) ausgeschlossen (Weyer 1980), aber nur bei einem geringen Anteil steht ein interkontinentaler Import fest.

**Tabelle 44.** Dokumentierte eingeschleppte Fälle von Fleckfieber

| Besuchtes Land / Region | Ursprung der Besucher / Importiert nach | Quelle |
| --- | --- | --- |
| Indien | England (Lehrer in Flüchtlingslager) | Weyer 1980 |
| ? | Schweden | Weyer 1980 |
| Äthiopien | BRD (Arzt) | Mohr 1978a |
| ? | Frankreich | Gsell 1978 |
| ? | BRD (6 Fälle 1978–1981) | Weise 1982b |
| ? | ? | MMWR 189/78 |
| – | Rotterdam (Hafenarbeiter) | De Jong 1972 |

Es ist allerdings durchaus möglich, daß sich unter den beispielsweise im OPCS-Monitor und im MMWR aufgeführten Fällen noch einige weitere verstecken, die interkontinental eingeschleppt sind, jedenfalls weisen serologische Untersuchungen auf einzelne frische Rickettsia-prowazekii-Infektionen (McDade et al. 1980).

### 5.6.3.2  Murines Fleckfieber

Dieses kommt auch im europäischen Mittelmeerraum vor, ist aber doch gelegentlich interkontinental importiert:

**Tabelle 45.** Dokumentierte eingeschleppte Fälle von murinem Fleckfieber

| Besuchtes Land | Ursprung des Besuchers / Importiert nach | Quelle |
| --- | --- | --- |
| Kumba (Kamerun) | Bern (Touristin) | Weyer 1980 |
| Westafrika | Holland (Matrose) | de Jong 1972 |
| Marokko | BRD (Tourist) | Weyer 1980 |
| Südamerika | BRD | Weyer 1980 |
| Neukaledonien | Marseille (Endokarditis) | Delprat et al. 1977 |

Vom eigentlichen Rocky-Mountain-Spotted-Fever sind bislang keine interkontinentalen Verschleppungen bekannt.

### 5.6.3.3 Fièvre boutonneuse

Es wird hingegen recht häufig aus Südeuropa eingeschleppt (Baumgartner et al. 1966; Delprat et al. 1977; Laso et al. 1977); auch Laborinfekte sind möglich (Eichenlaub 1979). Hier seien wiederum nur die interkontinentalen Importe aufgeführt.

**Tabelle 46.** Dokumentierte interkontinental eingeschleppte Fälle von „fièvre boutonneuse"

| Besuchtes Land / Region | Ursprung der Besucher / Importiert nach | Quelle |
| --- | --- | --- |
| Krüger-Park (SAR) | Holland (30 Fälle „Neckermann-Krankheit") | Weyer 1980 |
| Krüger-Park (SAR) | Frankfurt (6 Fälle) | Stille (zit. in Weyer 1980) |
| Marokko | Frankfurt (Marokkaner, Heimurlaub) | Stille 1971 |
| Natal (SAR) | Frankfurt | Stille 1971 |
| (Ägypten) | BRD (Stich im Flugzeug) | Mohr 1972b |
| Senegambia | BRD | Eichenlaub 1979 |
| Swaziland | England (Geologe) | Wheldon u. Edwards 1982 |
| Nähe Krüger-Park | England (3 Touristen) | PHLS 1982a |

### 5.6.3.4 Rickettsienpocken

Sie haben wir nirgends als Importkrankheit aufgeführt gefunden. Im eigenen prospektiv erfaßten Krankengut wurde jedoch ein Fall bei einer 44jährigen Touristin, die durch Sri Lanka getrekkt war, von einem Tropenarzt diagnostiziert (Heimgartner, persönliche Mitteilung). Auch in München wurde unlängst ein Fall festgestellt (Stickl, persönliche Mitteilung).

### 5.6.3.5 Tsutsugamushi-Fieber (Japanisches Fleckfieber)

Es wird ebenfalls nur selten importiert.

**Tabelle 47.** Dokumentierte eingeschleppte Fälle von Japanischen Fleckfieber

| Besuchtes Land | Ursprung des Besuchers / Importiert nach | Quelle |
| --- | --- | --- |
| Westirian (Indonesien) | Holland (Mehrere) | Weyer 1980 |
| Region Fuji (Japan) | Connecticut | MMWR 105/74 |
| Philippinen | München | Schomerus u. Holzer 1982 |

### 5.6.3.6 *Q-Fieber*

Es ist außer in Nordeuropa und Neuseeland weltweit verbreitet. Die Mehrzahl der
Fälle ist somit nicht eingeschleppt. In einer epidemiologischen Analyse von
141 Fällen in der Bundesrepublik erwiesen sich lediglich 3 als aus Spanien, Sudan
oder Australien importiert (Weise 1971). Eine ähnliche Importquote zeigt eine britische Studie der 182 in den Jahren 1974–1975 diagnostizierten Fälle. 4 davon waren
aus Südeuropa, der Türkei und Nigeria eingeschleppt worden (Epidemiological
Research Laboratory 1976). Der Anteil an Importfällen würde demnach mindestens 3% betragen.

### 5.6.4 Eingeschleppte bakterielle Infekte

In den vorhergehenden Abschnitten wurden Cholera (5.1.2) und andere Infekte
durch Vibrionen (4.1, 4.5.6), Salmonellen, Shigellen (5.4) und weitere Enterobakte-
rien (4.5.6), Campylobacter (4.1, 4.5.6), Pest (5.1.4) und zusätzliche Yersiniosen
(4.5.6), die Legionärskrankheit (4.4) und Venerea (5.5) besprochen. Über eingeschleppten Tetanus fehlen Berichte.

### 5.6.4.1 *Diphtherie*

Obgleich bei zahlreichen Reisenden wohl keine Immunität besteht (Allerdist 1981),
scheint Corynebacterium diphteriae nur ausnahmsweise eingeschleppt zu werden.
Bei einem 19jährigen Rückkehrer aus Bangladesch wurde var. mitis in England isoliert (CDSC 1977), bei einer Patientin in Basel lag eine kutane Erscheinungsform
vor (Stahel, persönliche Mitteilung). Bei indochinesischen Flüchtlingen wurden je
ein Fall unmittelbar nach der Ankunft in Kalifornien und Hawaii entdeckt
(MMWR 509/79).

### 5.6.4.2 *Meningokokkenmeningitis*

In den letzten Jahren sind keine Erkrankungen bei Reisenden oder in Endemiegebieten arbeitenden Ausländern, bzw. bei deren Angehörigen publik geworden (Eichenlaub 1977).

### 5.6.4.3 *Tuberkulose*

Oft wird es unmöglich sein, den Ursprung einer frisch diagnostizierten Tuberkulose
festzulegen. Allerdings fehlen jegliche Anhaltspunkte für eine Gefährdung durch
kürzere oder auch längere Aufenthalte in Entwicklungsländern. Im Gegenteil, das
Risiko wird ausdrücklich als unbedeutend bezeichnet (Daniel et al. 1976), außer
wenn sich ein ansteckender Patient im gleichen Haushalt aufgehalten hat oder Kinder durch tuberkulöses Personal betreut wurden. Betroffen scheinen bisweilen Militärpersonen (Cowley 1970; Ochs 1962), wobei nach der Rückkehr aus Vietnam

häufig gegen ein oder mehrere Tuberkulostatika resistente Mykobakterien festgestellt wurden.

Bedeutende Probleme hingegen bereiten die Flüchtlingsströme (Barrett-Connor 1978), Immigranten (Geddes u. Gully 1981) und die Gastarbeiter (Weise 1982b). In der ersten Gruppe wurden 3,4% verdächtige Thoraxröntgenbefunde erhoben (MMWR 267/75). In Deutschland wurde bei Flüchtlingen aus Südostasien sogar ein Anteil von 7% behandlungs- oder beobachtungswürdiger Tuberkulose gefunden (Feldmeier et al. 1981). In der Schweiz fand sich eine aktive Tuberkulose nur bei 2% (Somaini 1983). Der Unterschied mag durch unterschiedliche Selektionskriterien bedingt sein. In der Bundesrepublik ist die Tuberkuloseinzidenz bei Ausländern 4mal höher als bei Deutschen, allerdings fehlen Angaben über den Anteil der neu zugezogenen, eingeschleppten Fälle.

### 5.6.4.4 Lepra

Zur Infektion mit Mycobacterium leprae ist ebenfalls ein andauernder, enger Kontakt mit Patienten nötig. Dieser ist bei Touristen fast nie vorhanden, aber bei Arbeit im Ausland möglich (Browne 1970; Charters 1981). Die in der Bundesrepublik 1975–1980 gemeldeten 47 Fälle betrafen deshalb auch nur 2 Deutsche: einen Kapitän und einen wechselweise als Seemann und Fernfahrer tätigen Asienreisenden. Alle übrigen Patienten waren Flüchtlinge (10 Fälle), Studenten oder Touristen aus fernen Kontinenten (8 Fälle) oder Gastarbeiter (27 Fälle). Die Hälfte der Fälle stammte aus Asien, vorzugsweise aus Vietnam, 17 aus Südeuropa (Türkei, Griechenland), je 3 aus Afrika und Südamerika. Sekundärinfektionen wurden nicht notiert, obgleich die ansteckende Lepra lepromatosa überwog (Weise 1981b).

In den Vereinigten Staaten waren 1971–1973 von 419 gemeldeten Fällen 31 (7%) von US-Bürgern importiert, 308 wurden von Ausländern eingeschleppt, 80 waren autochthon (Golden et al. 1977). In einer sich über die Jahre 1967–1976 erstreckenden Analyse erwiesen sich dort 343 von 1432 (24%) als in den USA geboren (Enna et al. 1978), von denen aber die Mehrheit innerhalb der Vereinigten Staaten infiziert wurde. Unter den in New York City diagnostizierten Leprafällen waren 99% im Ausland geboren (Levis et al. 1982). Unter den Vietnamflüchtlingen betrug die Prävalenz 1,4:1000 (Barrett-Connor 1978), wobei die weniger ansteckende tuberkuloide Form dominierte.

Angesichts zahlreicher Immigranten wurden für die Periode von 1972 bis 1976 222 Leprafälle aus den Niederlanden gemeldet, (Faber 1979) von denen 12% von Allgemeinpraktikern der dermatologischen Behandlung zugeführt wurden. In der Schweiz hingegen wird die Diagnose selten gestellt; notiert sind 6 Fälle in den Jahren 1970–1976 (Gsell 1978).

### 5.6.4.5 Melioidose

1–7% der durchschnittlich 6 Monate in Vietnam stationierten US-Truppen zeigen laut serologischen Tests eine latente Infektion. Einige klinische Fälle sind in diesem Kollektiv entdeckt worden (Barrett-Connor 1978), wobei die Einzelfälle mit Septikämie mit Pseudomonas pseudomallei eine Letalität von 90% zeigte.

### 5.6.4.6 Brucellose

Obgleich Brucella melitensis recht häufig importiert wird, sei ihre Epidemiologie hier nicht detailliert geschildert. In Europa vorwiegend aus Mittelmeerländern, in den USA aus Mexiko eingeschleppt, sind interkontinentale Importe höchst selten; nur Einzelfälle von Griechenland (Steffen 1977) und Italien (n = 11, Fox u. Kaufmann 1977) in die Vereinigten Staaten, sowie aus Afrika nach Großbritannien (PHLS 1973 a, b) wurden beschrieben. Nach eigenen Beobachtungen stellt die Einnahme von Antazida durch Inaktivierung der Magensaftbarriere ein besonderes Risiko dar (Steffen 1977; Editorial 1978). Häufig haben diese Patienten nichtpasteurisierte Milchprodukte konsumiert, oder es gibt in der Vorgeschichte Hinweise auf Kontakte mit Schafen oder Ziegen (Schwarz u. Conen 1981).

### 5.6.4.7 Pasteurellosen, Tularämie

Pasteurella multocida wird selten auf den Menschen übertragen. Bekannt geworden sind Infektionen nach einem Löwenbiß bei 3 Personen, wobei offen blieb, wo diese Verletzungen stattfanden (PHLS 1972 a). Ein Fall von Tularämie nach Zeckenbiß im Bundesstaat Virginia wurde nach Großbritannien importiert (PHLS 1972 a).

### 5.6.4.8 Anthrax

Bacillus anthracis hat bei einem aus Haiti zurückgekehrten Amerikaner eine schwere Konjunktivitis bewirkt (Editorial 1976). Nachfolgend konnte der Erreger im Centers for Disease Control in Atlanta aus 26% von 368 geprüften Ziegenfellprodukten isoliert werden (MMWR 224/76). Es handelte sich um Teppiche, Trommeln, Kleidungsstücke, Handtaschen, Puppen. Einer der Teppiche war noch nach 3 Jahren kontaminiert. In Großbritannien konnte man nur einen der in der Zeit von 1961 bis 1980 diagnostizierten 145 Fälle auf Tätigkeit mit Lederwaren im Ausland zurückführen (CDSC 1982 a). Kontaminiertes Garn aus Pakistan bewirkte bei einer Weberin eine Pleuritis und Meningitis mit letalem Ausgang (James 1976). In der Bundesrepublik waren 1970–1979 4 von 29 Patienten durch importierte Erreger betroffen: ein Hafenarbeiter, eine Perückenmacherin, eine Textilarbeiterin und ein Gelegenheitsarbeiter hatten beruflich mit Tierfellen oder -haaren zu tun (Weise 1981 b).

### 5.6.4.9 Spirochätosen

Unter den Treponemenarten ist einzig der Erreger der Syphilis bedeutsam. Frambösie scheint in den letzten Jahren nicht mehr eingeschleppt worden zu sein (Gsell 1978); die Krankheit galt beinahe als ausgerottet (Hopkins 1977), scheint aber wieder aufzuflackern (Editorial 1980 b). Die Pinta ist ebenfalls auf wenige Gebiete beschränkt. Von Borrelien scheinen ebenfalls keine interkontinentalen Verschleppungen mehr vorzukommen.

Leptospirosen können, müssen aber keineswegs eingeschleppt sein (CDSC 1982b, 1983). Beispiele von Importen betreffen Personen, die in Honduras (Pashkow et al. 1981) oder Surinam (van Heukelen et al. 1979) Ratten zumindest gesehen haben.


### 5.6.5 Eingeschleppte Mykosen

Dermatophyten werden häufig importiert. Dies ist schlecht dokumentiert, da zahlreiche Pilzarten weltweit verbreitet sind. Abgeklärt werden vorwiegend Systemmykosen und in geringerem Maße subkutane Mykosen. Aber auch kutane Importmykosen werden oft gefunden (Gentilini et al. 1969). Die Diagnose wird nicht nur bei Rückkehrern oder bei in anderen Klimazonen beheimateten Besuchern unserer Länder gestellt. Betroffen sind auch Personen, die mit Pilzen in wärmeren Klimaräumen Kontakt hatten (lebende Organismen bzw. Materialien wie Früchte, Fasern, Hölzer, Fette u. ä.; vgl. Krempl-Lamprecht 1978).

Tinea nigra wurde in Deutschland und Kanada beobachtet, z. B. bei einer weitgereisten Reiseleiterin und 2 aus Asien und Südafrika zurückgekehrten Touristinnen (Dorn u. Krempl-Lamprecht 1978; Hani 1972; Kane et al. 1976; Scherwitz et al. 1976). Tinea capitis hingegen findet sich eher bei Gastarbeitern und Besuchern aus Schwarzafrika oder dem Mittelmeerraum (Krempl-Lamprecht 1978). Jährlich werden in Großbritannien rund 10 Fälle von Maduramykose bestätigt, die v. a. vom indischen Subkontinent, in geringerem Ausmaß auch aus Arabien und der Karibik importiert sind. Mehrheitlich sind Immigranten betroffen (PHLS 1977; Mackenzie 1979); so auch ein in München tätiger Baupraktikant aus Sierra Leone (Krempl-Lamprecht 1978). Bei 2 europäischen Kindern und der Mutter des einen wurde Microsporum ferrugeum gezüchtet, nachdem in den betreffenden Familien je ein asiatisches Kind aufgenommen worden war (Clayton 1967; Krempl-Lamprecht 1978).

Auch bei den Histoplasmosen stammt die Mehrheit der beschriebenen Fälle aus Großbritannien, wohin jährlich 2–5 Fälle importiert werden. Bei diesen Patienten handelt es sich überwiegend um Personen, die jahrlang in Entwicklungsländern gewesen waren, oder wiederum um Immigranten. In einer Serie von 48 Importfällen erwies sich die asiatische Histoplasmose als von der klassischen Form leicht verschieden (Symmers 1972). Histoplasmosen können auch erst nach einer Latenz von 25 Jahren symptomatisch werden (PHLS 1972d).

Kokzidioidomykosen sind etwas seltener; im Verlaufe von 30 Jahren wurden in Großbritannien nur etwas über 10 importierte Fälle registriert (Symmers 1979). In der Schweiz wurden 2 Fälle entdeckt, einer davon bei einer aus Arizona stammenden Frau (Ferrari 1976; Gsell 1978). Erst kürzlich importierte ein amerikanischer Neger diesen Pilz erstmals nach Australien (Steele et al. 1977). In einer Literaturübersicht werden 11 weitere Fälle von pulmonaler Kokzidioidomykose in Europa dokumentiert: 7 Patienten infizierten sich im Südwesten der USA, 2 in Venezuela; bei den übrigen Fällen handelt es sich um Laborinfektionen oder solche unbekannten Ursprungs (Ferrari 1976). Meistens ging der Infektion eine Tuberkulose oder ein Malignom voraus. Zusätzlich fand Gsell (1978) bei seinen Recherchen 2 weitere Laborinfektionen und einen Fall, wobei sich der Betroffene in Lateinamerika in einem mit Fledermäusen besiedelten Bergwerksstollen aufgehalten hatte. Weiter litt ein

Patient 2 Jahre nach einem Aufenthalt in Kalifornien an einem eitrigen Knieabszeß, aus dem Coccidioides immitis isoliert wurde. Bedeutsam ist, daß auch von in den USA ausgebildeten norwegischen und Bundeswehrsoldaten gesicherte Coccidioides- sowie Histoplasmoseinfektionen importiert werden (Kraus u. Schaller 1974; Krempl-Lamprecht 1978; Lieske 1980). Meistens nimmt die Gefährdung mit zunehmender Aufenthaltsdauer zu; angeblich soll aber bereits eine einzige Autofahrt mit offenem Fenster durch das San Fernando-Valley oder v.a. durch das San Joaquin-Valley in Einzelfällen für eine Infektion genügen (Seeliger 1979).

Parakokzidioidomykose (Südamerikanische Blastomykose) ist in Europa bei Rückwanderern mehrfach beobachtet worden. Zwei Beschreibungen stammen aus der Schweiz (Stanisic et al. 1979; Wegmann u. Zollinger 1959). 8 Fälle wurden in Europa detailliert geschildert. Es gibt aber offenbar etliche weitere, nicht ausführlich beschriebene Fälle (Altmeyer 1976; Seeliger 1979; Stanisic et al. 1979; Symmers 1979). Auch 11 Importe in die USA sind dokumentiert, von denen allerdings ein Teil zur Behandlung aus lateinamerikanischen Kliniken zugewiesen worden ist (Bouza et al. 1977).

Auch Chromomykose kann importiert werden; beschrieben wurde ein von der Insel Montserrat in der Karibik stammender Patient, der 8 Jahre nach dem Wohnsitzwechsel nach Großbritannien erste Symptome beobachtete (Hay 1979).

## 5.6.6 Eingeschleppte Protozoonosen

Die durch Plasmodien bedingten Infektionen sind im Abschnitt 5.2 beschrieben. Über Trichomonaden, Toxoplasmose etc. fehlen Importdaten.

**Tabelle 48.** Dokumentierte eingeschleppte Fälle von Trypanosomiasis rhodiense (R) oder T.gambiense (G)

| Besuchtes Land | Ursprung des Reisenden / Importiert nach | Bemerkung | Quelle |
|---|---|---|---|
| Botswana | USA (3 Fälle) | Safari (R) | Spencer et al. 1975 |
| Kenia | USA | Safari (R) | Spencer et al. 1975 |
| Ruanda | USA | Safari (R) | Spencer et al. 1975 |
| Liberia | Liberia/USA | Immigrant (G) | Spencer et al. 1975 |
| Gambia | Großbritannien | Student (G[a]) | Walters 1970 |
| Sudan | Großbritannien | Tabakarbeiter (G) | Walters 1970 |
| Botswana | Schweiz | Safari (R) letal | Boller 1977 |
| Gambia | Schweden | Bootsfahrt (G) | Sterner u. Nåsander 1976 |
| Botswana | BRD | (R) | Recht et al. 1977 |
| Kamerun | BRD | Maler/Tourist (R) | Werner u. Stickl 1975 |
| Kongo | Kanada | Lehrerin (G) | Seah u. Flegel 1972 |
| Botswana | Südafrika (4 Fälle) | (1 Fall letal) | Robins-Browne et al. 1975 |
| ? | BRD | ? (R) | Mohr 1980 |

[a] Wegen Psychose verhaftet, zu 3 Monaten Gefängnis verurteilt, mit Elektroschock behandelt und bei Verdachtsdiagnose Hirntumor kraniotomiert

## 5.6.6.1 Trypanosomiasis

Die Schlafkrankheit ist selten, aber zu Recht gefürchtet. Eine Übersicht von
109 Fällen bei Europäern in den Jahren 1904–1963 (Duggan u. Hutchinson 1966)
erfaßte v.a. Missionare, Militärpersonen, Jäger, Wald- und Landexperten. Über
90% waren Männer, die bis zur Einführung von aromatischen Arsenderivaten im
Jahre 1912 wohl ausnahmslos verstarben; später betrug die Letalität 14%. Die Importfälle mit T.rhodesiense oder gambiese der letzten Jahre sind in Tabelle 48 enthalten. Die Regierung von Botswana prüft, ob Tsetsefliegen durch Versprühen von
Endosulfan eliminiert werden könnte (Davies 1982). Sofern dies gelingt, wäre eine
für fremde Besucher bedeutende Risikozone beseitigt.

Auch Trypanosoma cruzi wird importiert. Folgende Fälle von Chagas-Krankheit
sind bekannt:

**Tabelle 49.** Dokumentierte eingeschleppte Fälle von Trypanosoma cruzi

| Besuchtes Land | Ursprung des Reisenden / Importiert nach | Bemerkung | Quelle |
| --- | --- | --- | --- |
| Argentinien ? | BRD | Seemann | Mohr 1973 |
| Brasilien | BRD | lebte in Indianerhütten | Mohr 1978b |
| Lateinamerika | Kanada | Immigranten | Schipper et al. 1980 |

## 5.6.6.2 Leishmaniasen

Diese Infektionen epidemiologisch zu erfassen, erweist sich als besonders schwierig. Vor kurzem wurde festgehalten, sie seien vernachlässigt worden (Marsden
1979). Sie sind zu häufig, um einzeln besprochen zu werden, aber zu selten, um zuverlässige Angaben über die Herkunft zu gewähren. Kala-Azar, die viszerale Leish-
maniase, scheint vorwiegend in Südeuropa erworben zu werden (Baumann u.
Gloor 1972; Walters 1970); sie betrifft recht häufig Kinder (Löhr u. Wolf 1978). Jedoch sind Verschleppungen aus Nordafrika (Hany et al. 1974) und aus Israel nach
Philadelphia ebenfalls beschrieben worden (Marsden 1979). Einzelne dieser Importfälle verlaufen letal (Gottstein et al. 1975). Leishmania tropica stammt eher aus
dem vorderen und mittleren Osten. Importfälle scheinen in Europa nicht selten, sie
kommen auch in der Schweiz vor (Gyr 1978). Teilweise sind ganze Familien betroffen (Walters 1970). An der Münchner Universitätshautklinik wird monatlich mindestens ein frischer Fall diagnostiziert (Werner, persönliche Mitteilung). Aus den USA
wird eine Vielzahl von Beispielen gemeldet (Rau et al. 1976). Leishmania brasiliensis wird wohl kaum außerhalb von Lateinamerika auftreten.

Insgesamt machen offenbar die Leishmaniasen rund 0,5% der diagnostizierten
Parasitosen aus (Diesfeld 1975; Wiedermann 1979). Das entspricht weniger als
0,1% der nach der Rückkehr untersuchten Arbeitnehmer.

## 5.6.6.3 Amöbiasis

Entamöba histolytica wird sehr häufig importiert. Da in den meisten Ländern keine Meldepflicht besteht oder diese abgeschafft wurde (Weise 1982b), wird dies mit Daten aus den maßgeblichen Tropeninstituten belegt. In Hamburg wurden 1967–1969 bei 3,8–4,7%, in Wien 1974 bei 3,3% (Wiedermann 1979), in Basel 1974–1977 bei 2,6–5,5% (Hässig 1977) des untersuchten Krankengutes Amöbiasis festgestellt. Die Häufigkeit der dort diagnostizierten Malaria ist im Vergleich dazu nur geringfügig niedriger, obgleich Amöbiasis gewiß sehr viel häufiger eingeschleppt wird (Stamm 1976). Dies ist dadurch bedingt, daß in den Tropeninstituten ein selektioniertes Probandengut untersucht wird. Die Quote von 1–5% Amöbiasis mag auf zurückkehrende Arbeitnehmer zutreffen (Werner u. Stickl 1976), die Teilresultate der eigenen prospektiven Studie (vgl. 2.4.1) ergeben nur 0,3%. Dieser Anteil entspricht wohl eher einer gemischten Population, in der Ferienaufenthalte überwiegen.

Angesichts der mangelhaften Daten ist man versucht, sich durch epidemiologische Erhebungen bei möglichst allen Stellen, die in einer Region zur Diagnose befähigt sind, Klarheit zu verschaffen. Im Rahmen einer Dissertation in Zürich ist dieser Weg begangen worden (Stierli u. Steffen 1978). Es bestehen aber gravierende weitere Probleme. Nachgewiesenermaßen haben einzelne Laboratorien zu häufig Amöben diagnostiziert und v.a. Makrophagen oder segmentierte Granulozyten im Stuhl als Entamoeba histolytica deklariert (Krogstad et al. 1978). Da parasitologische Methoden nicht standardisiert waren, bestanden lange Zeit auch unter Fachleuten Divergenzen in der Differenzierung der verschiedenen Protozoenarten (Baumgartner et al. 1976; Elsdon-Dew 1968; Reichlin et al. 1981). Auch in der erwähnten Züricher Studie sind derartige Fehlerquellen und zudem falsch-negative Resultate durch Verdünnung nach Provokation (Gyr et al. 1979) nicht auszuschließen. Jedenfalls hat ein Ringversuch mit MIF-Präparaten bei den teilnehmenden Ärzten keine vollständige Übereinstimmung ergeben. Trotz dieser Einschränkungen läßt sich sagen, daß die Amöbiasis alle Altersgruppen ungefähr proportional zu deren Anteil in der Reisepopulation befällt. Erstaunlicherweise, und im Unterschied zu allen anderen Tropenkrankheiten, ist diese Diagnose bei Frauen meistens häufiger als bei Männern (Haider u. Rasul 1975; Stierli u. Steffen 1978; Wilmot 1962). Einzelne Quellen (Green 1977; Pehrson 1983) belegen allerdings das Gegenteil. Hormonelle Faktoren (Duong u. Barrabes 1976; Tanimoto-Weki 1975) sind erwogen worden; möglicherweise erleben Männer ihre Infektion weniger symptoma-

**Tabelle 50.** Häufigkeit der Amöbiasis nach Aufenthalt in verschiedenen Regionen

|                | Stierli u. Steffen 1978 | Florian (1978) |
|----------------|-------------------------|----------------|
| Lateinamerika  | 1 : 340                 | 1 : 44         |
| Asien          | 1 : 450                 | 1 : 57         |
| Afrika         | 1 : 600                 | 1 : 103        |
| Südeuropa      | 1 : 25000               | –              |

tisch. Dafür spricht, daß bei Routinekontrollen vergleichbarer Populationen nach Aufenthalt in exotischen Ländern die Quote positiver Befunde bei beiden Geschlechtern gleich ist. Unter Berücksichtigung der Dauer des Auslandaufenthaltes scheinen alle Reisezwecke ungefähr gleichmäßig betroffen.

Die Inzidenz pro Aufenthalt in verschiedenen Regionen haben Florian (1978) bei Montagearbeitern der Fa. Siemens und Stierli u. Steffen (1978) bei einer sehr heterogenen Population von Touristen und Berufstätigen erfaßt. Beide Studien kommen zu vergleichbaren Schlüssen in der Reihenfolge der Gefährdung (Tabelle 50). Die bei Florian konstant um den Faktor 6–8 höhere Quote erklärt sich zunächst aus der Aufenthaltsdauer. Soweit bekannt, lag diese bei Stierli im Durchschnitt bei 9 Monaten, beim Siemens-Personal hingegen betrug der Einsatzturnus 3 Jahre (Florian 1978). Ferner konnte Stierli den Ursprungsort nur in 58% seiner Fälle eruieren. Zudem mag die Qualität der Umgebungshygiene bei Montagearbeitern in den Jahren 1964–1977 wohl derjenigen von Touristen, Swissair-Personal etc. in den Jahren 1971–1973 etwas unterlegen gewesen zu sein. Die in der Züricher Studie dokumentierte überproportionale Gefährdung im indischen Subkontinent, West- und Nordostafrika paßt zu der Angabe, in Indien hätten 57% der Mitglieder des Peace Corps eine Amöbiasis erlitten (Grossman 1969). Andererseits ist die Prävalenz der Amöbiasis in Ägypten und mehreren lateinamerikanischen Staaten besonders hoch (WHO 1969).

Diese Parasitose kommt auch im gemäßigten Klima vor, beispielsweise in Kanada (White 1977) oder in seltenen Einzelfällen auch in der Schweiz (Stahel et al. 1975). Häufig liegen Mischinfekte vor (Baumgartner et al. 1976).

Bei Flüchtlingen aus Südostasien wurden in den USA bei Stuhlkontrollen 2% Entamoeba histolytica nachgewiesen (Barrett-Connor 1978), bei immundiagnostischen Untersuchungen in Europa lagen 51% positive Befunde vor (Feldmeier et al. 1981).

Die Klinik der Amöbiasis in unseren Breitengraden unterscheidet sich von derjenigen in den Tropen. Dort auftretende Dysenterie (Gelfand 1970) ist bis zur Heimreise abgeklungen, es überwiegt hier das postdysenterische Colon irritabile, das wohl über 90% der symptomatischen Fälle ausmacht (Gyr 1977; Stierli u. Steffen 1978). Andere intestinale Amöbiasen wie Amöbom, Amöbenappendizitis machen weniger als 2% aus, und auch die extraintestinalen Amöbiasen der Leber, der Haut oder anderer Organe sind selten, führen aber immer wieder zu Todesfällen (Adams u. McLeod 1977). Noch vor einigen Jahren waren diese häufiger als die durch Malaria verursachten (Stamm 1970). Gegenwärtig dürften aber letztere überwiegen. In unseren Breitengraden wird der Anteil asymptomatischer Amöbiasis unter allen infizierten Fällen mehrheitlich als größer gewertet als der Anteil symptomatischer Fälle (Gyr 1977; WHO 1969). Die Amöbiasis bei Homosexuellen ist unter 5.5 erwähnt.

Es sei betont, daß angesichts der erläuterten zahlreichen Unsicherheiten die epidemiologischen Daten der Amöbiasis höchstens als sehr grobe Richtwerte betrachtet werden können. Es ist zu hoffen, daß künftig auf modernen Prinzipien basierende epidemiologische Studien unternommen werden.

### 5.6.6.4  Lambliasis

Es gibt verschiedene Anhaltspunkte dafür, daß Giardia lamblia etwas häufiger als
Entamoeba histolytica importiert wird: In unserer eigenen prospektiven Studie stehen 24 Fälle (0,4%) von Lambliasis 18 von Amöbiasis gegenüber, dies nach Auswertung von 6000 Berichten von Rückkehrern. Bei über 1000 in Basel untersuchten
Tropenrückkehrern fanden sich 5,5% Lambliasen, 4,1% Amöbiasen (Baumgartner
et al. 1976). Diese Quote ist in den nachfolgenden Jahren konstant geblieben. In
München haben diese Werte 4,4, respektive 3,7% betragen (Werner u. Wohlfahrt
1982).

Von Giardia lamblia infiziert werden alle Altersgruppen, Kinder unter 10 Jahren
etwas überproportional. Frauen erweisen sich in 71% als symptomatisch, Männer
hingegen nur in 50%. Unter 99 Fällen stammten 43% aus Afrika, 26% aus Amerika
und 24% aus Asien (Degrémont et al. 1979). Die asiatischen und afrikanischen Fälle
waren in 84%, die aus anderen Regionen stammenden nur in 38–48% symptomatisch. Eine Übertragung in Europa und in den USA (MMWR 169/77) ist möglich,
v. a. durch direkten Kontakt, wie beispielsweise bei Homophilie (Brandborg et al.
1980), in Einzelfällen bereits durch Inhalation (Schumann et al. 1982). Komplikationen, v. a. Pseudohepatitis und Malabsorption sind selten (Degrémont et al. 1979;
Wolfe 1978). Lebensbedrohliche Folgen sind in unseren Breiten unbekannt.

An interkontinentalen Importen besonders hervorgehoben wurden diejenigen
aus der Sowjetunion, wobei Touristengruppen und offizielle Besucher in Lenin-
grad, Minsk und Kiew (Brandborg et al. 1980; Brodsky et al. 1974; Jokipii u. Jokipii
1974; Roberts u. Mathias 1978) betroffen waren. Die Inzidenz bei einer Reise von
8 Tagen betrug bis zu 62%. Besucher, die Wasser getrunken hatten, zeigten sich als
vermehrt gefährdet (Walzer et al. 1971).

### 5.6.7  Eingeschleppte Helminthosen

Helminthen werden sehr häufig eingeschleppt. Von den rund 130 menschenpatho-
genen Wurmarten sind nur knapp 30 so verbreitet oder häufig, daß sie praktische
Bedeutung erlangen. In abnehmender Häufigkeit kommen bei Tropenrückkehrern,
Gastarbeitern aus dem mediterranen Raum und auch bei Mitteleuropäern folgende
Spezies vor (Aspöck 1980):

– Enterobius vermicularis (unzuverlässige Angaben)
– Trichuris trichiura,
– Ascaris lumbricoides,
– Taenia spp.,
– Ancylostoma duodenale,
  und Necator americanus,
– Trichostrongylus spp.,
– Hymenolepis nana,
– Schistosoma mansoni,
– Schistosoma haematobium,
– Strongyloides stercoralis,

122

**Tabelle 51.** Eingeschleppte Helminthosen in verschiedenen Kollektiven (Mehrbefall einzeln addiert)

| Ort: | Hamburg | Berlin DDR | München | New York | Wien | Paris | Amsterdam | Basel | Kalifornien | Wien | Wien | Wien | Wien |
|---|---|---|---|---|---|---|---|---|---|---|---|---|---|
| Quelle: | Diesfeld | Flenje et al. | Werner u. Wohlfahrt | Kent u. Ebbesen | Aspöck | Mohr | Gsell | BAG | Barrett | Picher u. Aspöck | Aspöck et al. | Aspöck et al. | Aspöck et al. |
| Jahr: | 1975 | 1972 | 1982 | 1980 | 1980 | 1968 | 1978 | 638/79 | 1978 | 1973 | 1975 | 1975 | 1973 |
| n: | 4416 | 3303 | 1952 | 5278 | 814 | 174 | 3290 | 214 | 1077 | 391 | 476 | 389 | 43 |
| Enterobius vermicularis | | 48 | | | | | | | | 2 | | | |
| Trichuris trichiura | | 96 | 54 | 138 | | | 326 | 28 | 97 | 18 | 33 | 6 | 16 |
| Ascaris lumbricoides | | 54 | 14 | 15 | | 17 | 93 | 36 | 328 | 4 | 26 | 1 | |
| Taenia spp. | | 6 | 6 | 2 | | | 23 | | | 1 | 10 | 1 | 3 |
| Ancylostoma duodenale Necator americanus | 74 | 3 | 10 | 26 | | 79 | 194 | 60 | 44 | 7 | 1 | | 35 |
| Trychostrongylus spp. | | | | | | | | | | | | | |
| Hymenolepis nana | | | | | | | 9 | | | 1 | 1 | | |
| Schistosoma mansoni | | | 1 | 3 | | 10 | 78 | | | 5 | | | 1 |
| Schistosoma haematobium | 33 | | 9 | | | 9 | | | | | | | 9 |
| Strongyloides stercoralis | | | 2 | 10 | | 22 | 61 | | 13 | 5 | | | |
| Filarien | 14 | | 12 | | | 10 | | | | | | | |
| Echinococcus spp. | 221 | 5 | | | | | | | | | | | |
| Diverse | 221 | 5 | 3 | 19 | | | 21 | | | 1 | | | |
| Helminthen gesamt [n] | 342 | 207 | 89 | 213 | 47 | | 805 | 124 | 482 | 44 | 63 | 11 | 40 |
| [%] | 7,7 | 6,3 | | 4,0 | 5,7 | | 24,5 | 57,9 | 44,7 | 11,2 | 13,2 | 2,8 | 93,0 |
| Art der Population | TRK | TRK | TRK | TRK | TRK | AFR STUD | MIX | FLU (Indochina) | FLU (Indochina) | FLU (Uganda) | FRA (Türkei) | Einheim. Kontrolle | FRA (Brasilien, Obervolta) |
| Datum der Studie | 1958/1963 | 1967–1970 | 1973–1981 | 1978? | ? | 1963 | 1976 | 1979 | | 1972 | 1974 | 1974 | |

*TRK*, Tropenrückkehrer; *AFR STUD*, afrikanische Studenten; *MIX*, viele Immigranten, wenig Tropenrückkehrer; *FLU*, Flüchtlinge; *FRA*, Fremdarbeiter

– Filarien,
– Echinococcus spp.

Es überrascht, daß angesichts der unterschiedlichen Helminthenspektren in verschiedenen Teilen der Tropen bei allen davon befallenen Rückkehrern (wo immer sie herkommen) dieselben Helminthen importiert werden. Dies wird erklärt durch die Lebensgewohnheiten der Besucher, die nur ausnahmsweise barfuß gehen, in Flüssen oder Seen waten, die gewisse Speisen meiden und somit nur von wenigen Spezies infiziert werden können. Zahlreiche Untersuchungen belegen die hohe Gefährdung von Tropenreisenden, wobei betont werden muß, daß es sich dabei ganz überwiegend um Langzeitbesucher handelt. In einer Schilderung von 64 Fällen betrug die durchschnittliche Aufenthaltsdauer in den Tropen 5,6 Jahre, Entwicklungshelfer waren deutlich überproportional, Touristen und in der Stadt tätige Angestellte hingegen unterdurchschnittlich betroffen (Stürchler u. Degrémont 1976).

Innerhalb der besonderen Population, die sich nach der Heimkehr aus den Tropen von einem spezialisierten Institut untersuchen läßt, werden laut Tabelle 51 rund 6% Wurminfektionen entdeckt. Bei untersuchten Tropentouristen fand sich nur eine Rate von 3%, im eigenen noch weniger ausgewählten Probandengut (s. 2.4.1) sogar nur 0,2%.

Unter den Helminthosen bei Gastarbeitern sind diejenigen bei Krankenschwestern aus dem Fernen Osten besonders beeindruckend (Aspöck 1980): 94 Koreanerinnen zeigten in 72% Trichuris, bei 37 Philippininnen betrug diese Rate 22%. Für Ascaris lagen die Anteile bei 21 und 3%, für Clonorchis bei 3 bzw. 0%.Die Kontrollgruppe von 177 österreichischen Krankenschwestern zeigte lediglich eine Rate von 0,6% Ascaris. Glücklicherweise kann allgemein festgestellt werden, daß trotz erheblicher Helminthenindices der Gastarbeiter und anderer Importe aus tropischen und subtropischen Ländern das Infektionsrisiko für den daheimgebliebenen Mitteleuropäer fast gleich Null ist (Warren 1974). Viele und gerade die gefährlichsten Wurmerkrankungen können nicht von Mensch zu Mensch, sondern nur auf dem Umweg über den Zwischenwirt verbreitet werden, der hier nicht vorhanden ist. Das gilt beispielsweise für alle Filarien, für alle Schistosomaspezies und die meisten übrigen Trematoden. Andere Helminthenspezies benötigen bestimmte ökoklimatische Voraussetzungen, insbesondere ein feuchtwarmes Milieu, wie es in Mitteleuropa nicht gegeben ist. Obgleich sich sehr viele mit Hakenwürmern infizierte Personen hier aufgehalten haben, vermochte sich nirgends ein Herd zu bilden (Aspöck 1980).


### 5.6.7.1 Trematoden

Die Schistosomiasis nimmt im Unterschied zu vielen anderen Tropenkrankheiten bei verbesserter ökonomischer Situation zu. Die neuen Stauseen und die intensivierte Bewässerung erlauben die weitere Verbreitung der Wasserschnecken, des Zwischenwirts der Bilharziose. In den Vereinigten Staaten rechnet man mit Tausenden von durch Schistosomaspezies infizierten Personen. Zum Teil handelt es sich um eingewanderte Puertoricaner, von denen ungefähr 10% betroffen sind, aber auch um Asiaten, jemenitische Landarbeiter (Warren et al. 1974), zurückkehrende Truppen und Reisende. Aus fast allen europäischen Ländern werden ebenfalls

124

zahlreiche Importfälle gemeldet; in einzelnen Tropeninstituten zeichnet sich eindeutig eine zunehmende Tendenz ab. Zu einem großen Teil handelt es sich um Immigranten, allerdings sind auch Personen aus Industrienationen v. a. nach langjährigem Aufenthalt betroffen. Die Schistosomiasis gehört zu den Krankheiten, die zu häufig sind, als daß jeder Fall einzeln aufgeführt werden könnte, anderseits aber zu selten, um statistische epidemiologische Analysen zu erlauben (Pernet 1976; Gsell 1978). Zunehmend wird auch akute Schistosomiasis, das Katayama-Syndrom aus Äthiopien, eingeschleppt (MMWR 436/82; 9/83; Zuidema 1981).
Clonorchis sinensis wird von Reisenden selten importiert, je ein Fall wurde in Großbritannien und in den USA notiert (Hartley u. Douglas 1975; Kent u. Ebbesen 1980). Unter indochinesischen Flüchtlingen findet sich der Befund bis zu 44%, dies allerdings inklusive der Fälle von Opisthorchis viverrini (Feldmeier et al. 1981). Paragonimus westermani, der Lungenegel, wird nur bei ostasiatischen Einwanderern beobachtet (Johnson et al. 1982). Metagonimus yokogawai wurde in den USA kürzlich aus dem Orient eingeführt (Goldsmith 1978). Häufiger ist der Import des Leberegels Fasciola hepatica. In Einzelfällen wird auch Fasciola gigantica beobachtet, so nach Aufenthalt in Ruanda, Burundi oder Uganda (Janssens et al. 1968).

### 5.6.7.2 Zestoden

Tanien werden häufig bei Rückkehrern diagnostiziert, es ist aber jeweils ungewiß, ob diese nicht bereits zu Hause erworben worden sind. Dasselbe gilt für Hymenolepis nana und einen Teil der Echinokokken. Vor allem Echinococcus alveolaris ist in Mitteleuropa endemisch, Echinococcus cysticus hingegen wird zumeist aus dem Mittelmeerraum importiert (Drolshammer et al. 1973); 2 Italiener zeigten in Australien meningitische Komplikationen einer Zystizerkose (Gubbay u. Matz 1977).

### 5.6.7.3 Nematoden

Ascariasis tritt v. a. bei Gastarbeitern und Immigranten auf, wird aber auch von Reisenden importiert und kann bei Einheimischen vorkommen. Ankylostomiasis und Strongyloidiasis werden ebenfalls häufig eingeschleppt. Die Quoten sind aus Tabelle 51 ersichtlich (Berthoud u. Berthoud 1975). Trichinellosen sind hingegen nur selten. Für uns von Bedeutung sind Fälle, die aus Ägypten nach Frankreich oder nach einer Kreuzfahrt in die USA importiert worden sind (Most 1978; Thérizol et al. 1975). Bei einer Geschäftsfrau aus Dominica (Westindien) ergab die Abklärung eines chronischen Hustens in London die Diagnose Syngamus (Grell et al. 1978), die bei Europäern extrem selten ist (Basden et al. 1974).

Unter den Filariosen wird die Onchozerkose gelegentlich importiert (Stürchler u. Degrémont 1976). Auch von der Loiasis sind etliche Fälle beschrieben (Barnett u. Wolter 1971; Farrer et al. 1981; Hubler et al. 1973; Kazacos u. Smith 1979; Pilley et al. 1973; Sacks et al. 1976); allein in Amsterdam wurden innerhalb eines Jahrzehnts 83 Diagnosen gestellt (Wetsteyn 1979). Besondere Mühe bereitete die Diagnose bei selteneren Symptomen wie Polyarthritis (Bouvet et al. 1977) oder beim Entweichen der Würmer während überlanger Untersuchungen (Eveland et al. 1975). Die Brugiase brachten einige Rückkehrer aus Vietnam heim (Gsell 1978). Auch die Einschleppung von Dipetalonema perstans ist verzeichnet worden (Stürchler et al. 1978), ebenso die Wuchereriasen (Gentilini et al. 1969). Als weitere Folge einer Filariose wird gelegentlich die tropische pulmonale Eosinophilie beobachtet (Neva u. Ottesen 1978). Der Fall eines Gießers nach 2jährigem Aufenthalt in Indien und eines 3jährigen Adoptivkindes aus Bangladesch sind kürzlich in der Schweiz beschrieben worden (Stürchler 1978).

### 5.6.8 Eingeschleppte Ektoparasitosen

#### 5.6.8.1 Myiasen

Einzelne Importfälle davon sind beschrieben, bei denen Fliegenlarven in die Haut oder in die Konjunktiva eingedrungen waren. Mehrheitlich handelte es sich um Tumbu- (Cordylobia anthropophaga) oder Dasselfliegen (Dermatobia hominis).

**Tabelle 52.** Dokumentierte Einschleppung von Myiasen

| Besuchtes Land | Importiert nach | Bemerkung | Quelle |
|---|---|---|---|
| Afrika | Großbritannien (2 Fälle) | Tumbufliege | PHLS 1976a |
| Venezuela | GB | Dermatobia hominis | PHLS 1976a |
| Nigeria | GB | Tumbufliege | PHLS 1972b |
| Zambia | GB | | PHLS 1972b |
| Israel | GB | Konjunktival Oestrus ovis | PHLS 1976a |
| Zentralafrika | USA | | Guillozet 1980 |
| Afrika | USA | | Guillozet 1980 |
| Brasilien | Deutschland | Dermatobia hominis | Birnbaum u. Werner 1977 |
| ? | Schweiz (6 Fälle) | | Meyer HE 1971 |

#### 5.6.8.2 Tungiasis

Sie wird ebenfalls gelegentlich importiert. Gewiß besteht eine erhebliche Dunkelziffer, die nicht diagnostiziert oder mitgeteilt wird. Festgehalten sind ein Import aus Gabun nach England (PHLS 1976a) und mehrere ebenfalls aus Afrika nach Deutschland eingeschleppte Fälle (Pfister 1977).

#### 5.6.8.3 Skabies

Sie nimmt weltweit zu; sicherlich wird ein Teil der bei uns diagnostizierten Fälle aus dem Ausland eingeschleppt.

126

## 5.7 Zusammenfassung (Epidemiologie)

Die Synopsis in Abb. 25 legt die durchschnittliche Gesundheitsgefährdung bei einem Besuch in einem Entwicklungsland dar. Den Daten liegt eine mittlere Aufenthaltsdauer von knapp einem Monat zugrunde. Differenzen zwischen Regionen oder einzelnen Hotels, sowie zwischen Gruppen mit unterschiedlichem Reisestil haben sich eindeutig nachweisen lassen. Interkontinentalreisen in andere Industrienationen zeigen im Vergleich zu einem Heimaufenthalt bei gleichbleibender Tätigkeit keine erfaßbare Risikosteigerung.

Es ist klar ersichtlich, daß die in mehr als 1% auftretenden Gesundheitsstörungen banal sind. Immerhin wird einer von wenigen Hundert bis Tausend „Tropen"reisenden von schwerwiegenderen Infektionen wie Parasitosen, Geschlechtskrankhei-

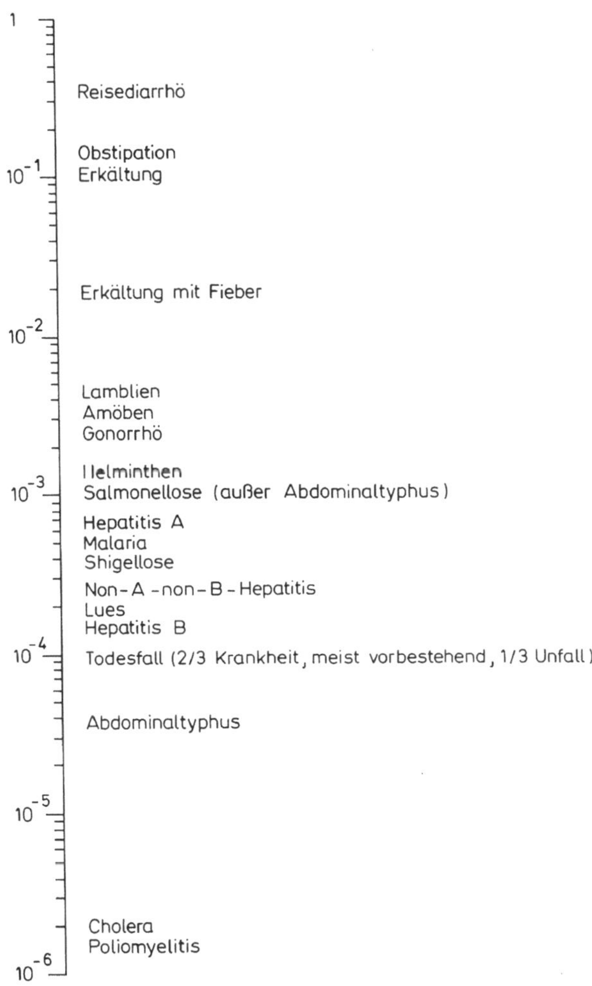


**Abb. 25.** Geschätzte Inzidenz diverser Importerkrankungen pro Aufenthalt in einem Entwicklungsland (provisorische Resultate, 1982)

ten, Hepatitis betroffen. Alarmierend ist die Importquote der Malaria von knapp 1:1000, alljährlich sterben in Europa 10–40 dieser Patienten. Dies ist zumeist durch mangelhafte Prophylaxedisziplin bedingt. Andere exotische Krankheiten („Tropenkrankheiten“), nach Magraith definiert als jene, die normalerweise außerhalb des Tätigkeitsfeldes unserer Ärzte erworben werden, sind ausgesprochen selten. Die oft gefürchtete Cholera beispielsweise wird kaum häufiger importiert als Poliomyelitis. Unfallpatienten, die einen Heimtransport benötigen, waren vorwiegend ältere Feriengäste, die im Hotel oder in dessen Umgebung stürzten. Prophylaktische Maßnahmen gegen die meisten der wesentlichen Krankheiten sind möglich, wie wir im nachfolgenden Teil schildern werden.

# Teil III

# Präventivmedizin

# 6 Präventivmedizinische Konsequenzen

## 6.1 Reisetauglichkeit

### *6.1.1 Flugtauglichkeit*

Schwere Zwischenfälle sind so selten, daß wir sie in keiner unserer eigenen Studien zu erfassen vermochten. In der Beurteilung der Flugtauglichkeit müssen wir uns somit ganz auf die Erfahrungen der Liniengesellschaften stützen. Die einzelnen Liniengesellschaften verfügen über entsprechende Richtlinien, die sich allerdings z.T. recht wesentlich unterscheiden.

Fliegen sei nicht gestattet bei schweren Anämien mit einem Hämoglobingehalt von weniger als 9,5 g%, findet Baark (1979) während andere diese Grenze bei 7,0 g% ansetzen (Kusumi 1981). Fliegen sei zudem kontraindiziert 6 Monate nach einem Myokardinfarkt, bei Knöchelödemen oder anderen Anzeichen einer kardialen Dekompensation, bei extremer Hypertonie etc. (s. S.26–36). Allgemein kritisch beurteilt werden auch Retinopathien und Verschlüsse der zentralen A. oder V.retinae (Trojan 1978; U.S. Dept. Transportation 1981), sowie pulmonale Hypertonie (Matthys et al. 1974). Andere verantwortliche Ärzte von Fluggesellschaften haben trotz einer weit weniger restriktiven Haltung kaum je ernsthafte Komplikationen bei Krankentransporten erlebt. Maßgeblich ist im Einzelfall die Begleitung und die Ausrüstung; der Heimtransport schwerkranker Patienten im Linienflugzeug um die Welt ist möglich (Robinson u. Williams 1980). Sicher kontraindiziert ist ein Linienflug bei folgenden Bedingungen (Holdener, persönliche Mitteilung):

- Herz-Kreislauf-Krankheiten:
    - schwerste Herzinsuffizienz
    - frischer Herzinfarkt (je nach Schweregrad 2–12 Wochen)
    - schwere Anämie (Hb < 7,0 g%)
- Psychose oder Epilepsie, die dekompensiert sind.
    Eventuell läßt sich die Medikation verdoppeln, der Patient kann in „Halbnarkose" mit Begleitung reisen.
- Gefangenes Gas in Körperhöhlen (vergleiche Evakuationsflug):
    - Eustachitis mit fehlendem Druckausgleich
    - Pneumothorax etc.
- Akute ansteckende Krankheiten, z.B. Poliomyelitis, Röteln
- Ungepflegte Inkontinenz

Schwangere mit unkompliziertem Verlauf der Gravidität brauchen bis 4 Wochen vor dem Geburtstermin nicht gemeldet zu werden. Nach diesem Zeitpunkt oder beim Vorliegen von Riskikofaktoren sollte der Arzt der Fluggesellschaft informiert werden. In der Regel wird auch dann die Flugtauglichkeit als „medical case" zuerkannt. Bei vielen Patienten besteht gegen einen Flug keine Kontraindikation, aber der Krankentransport sollte dem Arzt der Fluggesellschaft spätestens 3 Tage vor dem Flug angemeldet werden. Nur so ist es möglich, das benötigte Material rechtzeitig bereitzustellen, beziehungsweise an den Startpunkt des Transportes zu bringen.

Zu bedenken ist, daß allein reisende Patienten sich selbst versorgen müssen. Auch Diätwünsche, sollen frühzeitig, d.h. einige Tage vor dem Flug angemeldet werden. Medikamente sollten stets im Handgepäck mitgenommen werden (James 1976). Behinderte, die häufig reisen, sollten sich eine Frequent Traveller Medical Card (FREMEC) ausstellen lassen. Herzschrittmacherpatienten wissen meistens genau, daß sie durch Metalldetektoren an den Kontrollstellen evtl. gefährdet werden können; sie benötigen ein Arztzeugnis, um diese Kontrollen zu vermeiden. Nach häufigen Bluttransfusionen können Alarmzeichen dieser Detektoren auf ein vermehrtes Serumeisen hinweisen (Baumann u. Liebnach 1982).

Mögliche negative Auswirkungen der luftfahrtbedingten Gesundheitsprobleme können durch geeignete Maßnahmen beeinflußt werden (Tabelle 53).

**Tabelle 53.** Maßnahmen bei luftfahrtbedingten Gesundheitsproblemen

| Diagnosen | Empfehlungen | Bemerkungen |
| --- | --- | --- |
| *Hypoxie* <br> Lungenerkrankungen, Herzinsuffizienz, Koronarinsuffizienz <br> Anämie | – Streß vor dem Flug vermeiden (evtl. Rollstuhl, keine Abschiedsparty) <br> – Sitz im Nichtraucherabteil <br> – Flüge ohne Druckkabine vermeiden <br> – Keine zu üppigen Mahlzeiten <br> – Nötigenfalls Sauerstoffgabe | VK < 50% bedeutet hohes Risiko, Sekrete werden in der trockenen Kabinenluft visköser. Prinzipiell wird jeder, der die Flugzeugtreppe ersteigen kann, den Flug ertragen. Bedrohliche Anämie: Transfusion |
| Sichelzellanämie | – Nötigenfalls Sauerstoffgabe | |
| Epilepsie | – Wie Lungenerkrankungen <br> – Evtl. Medikation erhöhen | Hypoxie ist nur einer der maßgeblichen Faktoren, wesentlicher sind stroboskopartige Effekte bei Helikoptern, Hyperventilation, Angst etc. |
| *Druckveränderung* <br> Erkältung (Rhinitis, Sinusitis, Pharyngitis, speziell Eustachitis) | – Abschwellende Nasentropfen <br> – (Modifizierter) Valsalva-Versuch <br> – Antiphlogistika, evtl. intramuskulär | Barotrauma kann so meistens verhindert werden. In schweren Erkrankungsfällen evtl. Flug verschieben |
| Aerodontalgie | – Eis auflegen <br> – Analgetika | Zahnärztliche Sanierung vor dem nächsten Flug |
| Meteorismus, nach abdomineller Operation | – Meiden von blähenden Speisen, kohlensäurehaltigen Getränken <br> – Vgl. Kontraindikationen | Individuelle Unterschiede in der Neigung zu Meteorismus Fluguntauglich zwei Wochen nach Operation am Gastrointestinaltrakt |
| Kolostomie | – Wie bei Meteorismus <br> – Größerer Kolostomiebeutel | Reservebeutel mitnehmen |

**Tabelle 53** (Fortsetzung)

| Diagnosen | Empfehlungen | Bemerkungen |
|---|---|---|
| *Druckveränderung, Forts.* Abdominelle Hernie | – Wie bei Meteorismus<br>– Vorhandenes Bruchband tragen<br>– Vgl. Kontraindikationen | |
| Säuglinge | – Bei Auf- und Abstieg aus Flasche schlucken lassen (nötigenfalls an Finger saugen lassen) | Flugtauglich ab 7. Tag nach Geburt, vorher wegen mangelhafter Entwicklung der Lungen nicht. |
| Taucher | | Sollten 3–24 h nach Tauchgang nicht fliegen, um Risiko einer Luftembolie zu mindern (Speckhard 1977, AMA Commission 1982) |
| *Lufttrockenheit* | | |
| Konjunktivitis | – Augentropfen | |
| Kontaktlinsenträger | – Kontaktschalen entfernen | |
| Neigung zu Nasenblutung | – Nasensalbe | |
| Urolithiasis | – Hoher Flüssigkeitskonsum | |
| Dehydrierung | – Vor allem Kinder sollen häufig etwas trinken | |
| *Turbulenz* | | |
| Neigung zu Kinetose | – Sitz bei Flügelansatz wählen, möglichst Nichtraucherabteil<br>– Rücklehne zurück<br>– Augen schließen, Kopf still halten<br>– Nachtflug bevorzugen<br>– Nicht beengende Kleider tragen, nötigenfalls Kragen etc. öffnen<br>– Genügende Luftzufuhr aus Düse<br>– Leichte Mahlzeiten einnehmen<br>– Medikamentöse Prophylaxe s. 6.3.3 | Patient soll von Angehörigen oder Besatzung beruhigt werden |
| Kiefersperre | | Bei geringster Neigung zu Kinetose Kontraindikation wegen Aspirationsrisiko (Ausnahme: vgl. Mills u. Harding 1983 b) |
| *Bewegungsarmut* | | |
| Varikose, nach Phlebothrombose | – Alle 1–2 h auf und ab gehen<br>– Elastische Stützstrümpfe tragen<br>– Evtl. 1. Klasse wählen<br>– Evtl. Thrombozytenaggregationshemmer | Isometrische Kontraktionen stets günstig<br>In vorderster Sitzreihe Beine hochlagern (nur in einzelnen Flugzeugtypen möglich) |

Um gegen zirkadiane Dysrhythmie vorzubeugen, ist eine den überflogenen Zeitzonen, dem Alter und der Belastung vor der Abreise angepaßte Ruhepause vor und nach der Ankunft zu empfehlen, die nötigenfalls durch Schlafmittel unterstützt werden soll.

Bei Diabetikern, Patienten mit Antikoagulanzienbehandlung, aber auch bei Einnahme von Ovulationshemmern sind in der Medikation die großen Zeitverschiebungen zu berücksichtigen. Kleinere Zeitverschiebungen von 2–3 h sind bedeutungslos. Folgende Grundregeln sind zu beachten:

- Bei Antikoagulanzien und Ovulationshemmern sind Präparate mit längerer Wirkdauer, respektive höherer Dosierung (keine Minipillen!) zu bevorzugen.
- Bei sehr kurzen Aufenthalten (Stewardeß, Geschäftsreisende) ist vom Abweichen von der Zeitrechnung am Wohnort abzuraten, es sei denn, die Medikation falle in die Stunden der Nachtruhe. Dies läßt sich allmählich auspendeln.
- Reisen in den Westen bringen eine Verlängerung des Tages. Dem ist bei Antidiabetika- und Antikoagulantieneinnahme durch eine Zwischengabe Rechnung zu tragen, deren Dosierung sich nach der üblichen Dosis und Einstellung des Patienten, nach dem Ausmaß der Zeitverschiebung, nach der Anzahl der Mahlzeiten und den Streßfaktoren zu richten hat.
- Reisen in den Osten mit verkürzten Tagen bedingen entweder eine entsprechend verringerte Dosis oder ein allmähliches Rückpendeln zum üblichen Zeitpunkt der Medikation. Detaillierte Anweisungen dafür finden sich beispielsweise bei Baark 1979, S. 103–112.
- Nötigenfalls ist eine Kontrolle von Blutzucker oder Prothrombinzeit (Quick-Wert) vorzuplanen.

Heimtransporte mit Luftambulanzen werden seit 1870 durchgeführt. Damals wurden während der Belagerung von Paris 160 Patienten mittels Beobachtungsballon ausgeflogen. 1915, im 1. Weltkrieg in Serbien, wurde erstmals ein Flugzeug verwendet. Es gibt nur wenige Kontraindikationen für Transporte mit Luftambulanzen. Meistens ist gefangene Luft oder andere Gase, deren relativer Druck bei steigender Flughöhe zunimmt, Ursache für eine Ablehnung. Reanimation inklusive Defibrillation im Flug sind möglich und schon vielfach erfolgreich durchgeführt worden. Je nach geplanter Flughöhe und vorgesehenem Kabinendruck bedeuten folgende Zustände einen Grund zur Ablehnung eines Ambulanzfluges (Kontraindikationen):

- Extrem verminderte Sauerstoffsättigung[a]
- Pneumoenzephalographie (1 Woche)[a]
- Vitrektomie mit Gasfüllung (dauernd)[a]
- Pneumothorax, sofern Entlastung im Flug unmöglich[a]
- Gasblasenkrankheit nach Tauchunfall[a]
- Hochinfektiöse Krankheiten (Risiko für Crew)

[a] Abhängig von maximaler Flughöhe/Kabinendruck

Aus Kostengründen und angesichts beschränkter Reichweite der meisten Ambulanzflugzeuge wird der Transport bei gewissen interkontinentalen Transporten oft mit Linienkursen erfolgen (Robinson u. Williams 1980).

Bezüglich der medizinischen Probleme der Luftevakuationen sei auf die entsprechende Spezialliteratur verwiesen (Parer 1982; Parsons 1982; Steffen 1976, US Department of Transportation 1981).

### 6.1.2 Tauglichkeit zu Aufenthalten in verschiedenen Klimazonen

Nach Diesfeld (1971) lassen sich folgende Tauglichkeitsklassen unterscheiden:
1. Tauglich für besondere Anforderungen in den Tropen unter ungünstigen klimatischen Bedingungen in abgelegenen, unerschlossenen Gegenden mit weitgehendem Auf-sich-allein-gestellt-Sein (Entwicklungshelfer, landwirtschaftliche Praktikanten, Mitarbeiter von Missionsstationen, Expeditionsteilnehmer).
2. Tauglich für besondere Anforderungen in den Tropen unter ungünstigen klimatischen Bedingungen, aber günstigen Kommunikationsmöglichkeiten bei guter wirtschaftlicher und sozialer Sicherung und guter ärztlicher Versorgung (Berater, Experten von Industrie, Landwirtschaft, Handel und Verwaltung, Angehörige internationaler Organisationen).
3. Tauglich für normale Anforderungen in den Tropen unter günstigen Umweltbedingungen mit allen Einrichtungen der Hygiene und Zivilisation, die das Leben auch in ungünstigen klimatischen Zonen erleichtern (Diplomatischer Dienst, Behördenberater, Kaufleute, Mitarbeiter von Luftverkehrsgesellschaften).
4. Tauglich für kurzfristige oder kürzeste Aufenthalte in tropischen Zonen unter zwar meist sehr komfortablen Bedingungen, die aber besonders belastet sind durch häufigen und raschen, oft extremen Klimawechsel im modernen Reiseverkehr (Touristen, Regierungsvertreter, Geschäftsreisende etc).

Klimawechsel finden für Reisende unserer Breiten v. a. beim Besuch der Tropen statt, die sich übrigens klimatisch nicht präzis definieren lassen. Wir werden uns deshalb fortan auf diese Zonen mit höherer Temperatur, vermehrter Luftfeuchtigkeit und UV-Strahlung konzentrieren. Akklimatisation ist möglich, sie dauert aber 7–14 Tage (Eyckmans 1982). Besonders langsam paßt sich der adipöse, übermüdete oder der alte, speziell kreislaufgeschädigte Mensch an. Auch Patienten mit verminderter Fähigkeit zu gesteigerter Perspiration (Ichthyosis, großflächige seborrhoische Dermatitis oder Akne mit Narben, kongenitale ektodermale Dysplasie) und Personen mit vermehrtem Alkoholkonsum sind benachteiligt. Für jedermann jedoch empfiehlt sich eine mehr oder minder lange, ruhige Akklimatisationsphase (Owen 1976). Es wird postuliert, daß die Adaptation an die Biotropie des mitteleuropäischen Wettergeschehens mit seinen kurzfristigen, aperiodischen meterologischen Störungen einen konstanten Trainingsfaktor darstellt, der gehäuften und schwerwiegenden Herz- und Kreislaufstörungen oder Schädigungen beim Klimawechsel im Reiseverkehr in warme Länder vorbeugt.

Vom Klimawechsel gänzlich abzuraten ist nur wenigen reisewilligen Personen. Der Einzelne weiß meistens aus Erfahrung von zu Hause, ob er warme oder kalte Klimata (z. B. Raynaud-Syndrom) allgemein schlecht verträgt. Er lehnt einen derartigen Wechsel deshalb selbst ab. Gegebenenfalls ist für sämtliche Tauglichkeitsklassen bei schwerwiegenden Herz- und Kreislauferkrankungen von einem Tropenaufenthalt abzuraten, z. B. bei unkontrollierter Angina pectoris, Herzinfarkt vor weniger als 6 Monaten, dekompensierter Herzinsuffizienz, unkontrollierter Hypertonie mit systolischen Blutdruckwerten über 200 mmHg, Status nach Enzephalomalazie vor weniger als 6 Monaten. Aufgrund unserer Resultate (4.3) und Erfahrungsberichten zufolge (Röllinghoff 1980) sollten auch Patienten mit gastrointestinalen Störungen von einem derartigen Aufenthalt absehen, da Kostwechsel die Beschwerden eher verschlimmern. Eine fehlende Magensaftbarriere steigert, wie geschildert (4.5.2), das Infektionsrisiko.

Personen mit emotioneller Instabilität sind für Langzeitaufenthalte (Klasse 1–3) ungeeignet (Röllinghoff 1968). Oft werden aber gerade solche Angestellte sich zur Versetzung melden, oder sie werden dafür vorgeschlagen, dies im Glauben, man könne Probleme auf diese Weise lösen oder ihnen entfliehen. Diese Personen neigen dann zu Depression, Aethylismus, etc. (Engel 1980). Ausgeschlossen werden Hyperthyreosen (Fleischer 1980), bedeutende Herz- und Kreislauferkrankungen, Nephropathien, Endokrinopathien und, wie erwähnt, chronische Störungen des Verdauungsapparates. Für die Klassen 1 und 2 untauglich sind zusätzlich Tuberkulosefälle vor weniger als 3 Jahren, Störungen im blutbildenden System oder andere Prozesse, die einer regelmäßigen ärztlichen Kontrolle (z. B. insulinpflichtiger Diabetes) bedürfen. Angehörige der Klassen 1 und 2 sind bei Erkrankungen der Tränenorgane, Lider, Bindehaut für erneute Infektionen vermehrt anfällig. Keratitiden neigen durch Temperaturschwankungen und mechanische Reize zu Rezidiven, ebenso rezidivieren unter Belastung Chorioretinitiden, Zentralvenenverschluß und Ablatio retinae leichter. Auch für Glaukompatienten sind Aufenthalte fern aller ärztlichen Hilfe nicht ratsam (Trojan 1978). Patienten mit Urolithiasis in der Anamnese müssen eine Dehydrierung unter allen Umständen vermeiden. Sie sind sicherlich für die erwähnte Klasse 1 untauglich (Röllinghoff 1964). Ihnen muß eine regelmäßige Kontrolle der Urinfarbe empfohlen werden. Bei Neigung zu orthostatischer Hypotonie ist noch dringender als üblich von übermäßigem Sonnenbaden abzuraten.

Mindestens zur Erlangung der Tauglichkeitsklasse 1 ist eine eingehende ärztliche Untersuchung vor der Abreise unerläßlich. In der Bundesrepublik liegen ausführliche „Berufsgenossenschaftliche Grundsätze für arbeitsmedizinische Vorsorgeuntersuchungen bei Arbeitsaufenthalt im Ausland" (Fassung Dezember 1979) vor, die für alle Tätigkeiten empfohlen sind, die länger als 3 Monate dauern. Arbeitstauglichkeit z. B. in großer Hitze und Akklimatisationsfähigkeit lassen sich aber auch aufgrund vorhergehender Tests nicht sicher voraussagen (Höfler 1968). Zudem ist eine ärztliche Abklärung vor der Abreise angebracht für längere Aufenthalte, wenn vorbestehende Krankheiten vorliegen, sowie bei Personen über 60 Jahren, die sich schon seit längerer Zeit keiner Kontrolle unterzogen haben. Bei langer Latenz seit der letzten zahnärztlichen Konsultation empfiehlt sich zudem zu überprüfen, ob nicht noch vor der Abreise eine Gebißsanierung nötig ist.

Bei einer Mehrheit der Reisewilligen mit vorbestehenden Krankheiten kann ein günstiger Effekt des Klimawechsels vorausgesagt werden, v. a. bei chronisch rheumatischen Beschwerden und chronischen Infektionen der Atemwege (Steffen u. van der Linde 1981). Ausnahmen von dieser Grundregel sind von Cunningham beschrieben worden (1972). Im Einzelfall ist es bei genauer Kenntnis des Zustandes eines Patienten und des Klimas im Zielgebiet (Diesfeld 1971) meistens nicht allzu schwierig, zuverlässig zu beraten. Nach Möglichkeit sollen weder unnötige Risiken eingegangen, noch unangebrachte Verbote ausgesprochen werden. Alter allein ist,

136

wie wir dargelegt haben (Abb. 5), kein Grund gegen Reisetauglichkeit. Es kommt vielmehr auf den Grad der körperlichen und geistigen Elastizität an. Die zahlreichen „Globetrotter" der älteren Jahrgänge, denen man überall begegnet und die sich oft hochbetagt Strapazen unterziehen, die einen untrainierten Jugendlichen erschöpfen, sind ein beredtes Beispiel für den Trainingszustand und die Anpassungsfähigkeit im physischen und psychischen Bereich, die sich auch der alternde Organismus noch erhalten kann (Diesfeld 1971).

## 6.2 Immunisationsprophylaxe

Bei Reisen ist zu unterscheiden zwischen „obligatorischen", d.h. zur Einreiseerlaubnis im Zielland erforderlichen Impfungen (Gelbfieber, Cholera, früher Pocken) und „fakultativen" Impfungen, die von keiner Behörde der besuchten Länder gefordert werden können (alle übrigen Impfungen). Bei ersteren sind die Formalitäten peinlich genau zu beachten (WHO 1982, S. 60–61).

**Tabelle 54.** Synopsis der Immunisierung bei Interkontinentalreisen

| Immunisierung | Applikation | Schutzwirkung (%) | Wirkdauer | |
|---|---|---|---|---|
| | | | ab | bis |
| Gelbfieber | s. c. | >99 | P: 10. Tag<br>R:  1. Tag* | O: 10 Jahre<br>E: lebenslang |
| Cholera | i. c./s. c./<br>i. m. | ∼50 | P:  6. Tag<br>R:  1. Tag* | O:  6 Monate<br>E:  3–4 Monate |
| Poliomyelitis | p. o.<br>i. m. | >99<br>>99 | 4 Wochen<br>4–6 Wochen | lebenslang (?)<br>5 (–10?) Jahre |
| Tetanus | i. m. | >99 | 4 Wochen | 10 Jahre |
| Diphtherie | i. m. | ∼80 | | 5 (–10) Jahre |
| Immunglobulin | i. m. | ∼80 | 4.–7. Tag | ∼4 Monate |
| Hepatitis B | i. m. | ∼95 | 30.–60. Tag | 5 (?) Jahre |
| Hyperimmun-B-Immunglobulin | i. m. | ∼85 | 4.–7. Tag | ∼1 Monat |
| Vivotif, Typhoral L | p. o. | ∼90 | 14. Tag (L) | 3 Jahre |
| Pest | i. m. | ? | wenige Tage | 6 Monate |
| Tollwut | i. c./s. c./<br>i. m. | >99 | ∼7 Tage | 2–3 Jahre |
| Tuberkulose (BCG) | i. c. | 0–80 | | 10 (?) Jahre |
| Meningokokken | s. c. | 90 | 7. Tag | 1–3 Jahre |
| Frühsommer-Meningo-enzephalitis | i. m. | 98 | wenige Wochen | ∼3 Jahre |

*P*, Primovakzination; *R*, Revakzination, *innerhalb von 10 Jahren (Gelbfieber), bzw. von 6 Monaten (Cholera); *O*, Offiziell; *E*, Effektiv; *L*, nach letzter Dosis

Für die bei Reisenden anzuwendenden Impfungen wird in den nächsten Abschnitten folgende Gliederung angewandt.

a) Impfstoff,
b) Schutzwirkung inkl. Schutzdauer,
c) Applikation,
d) Nebenwirkungen,
e) Interaktionen,
f) Indikation: Die Richtlinien können nicht nach einzelnen Ländern formuliert werden, da sich die epidemiologische Situation und die von den Behörden der Zielländer formulierten Vorschriften häufig, z. T. innerhalb von Wochen ändern. Um die aktuelle Situation zu erfassen seien folgende Quellen empfohlen:
   - TIM, Travel Information Manual, erscheint monatlich, erhältlich durch P. O. Box 7627, Amsterdam International Airport, Holland.
   - Weekly Epidemiological Record der WHO.

Es sind in dieser Schrift nur die Indikationen im Zusammenhang mit interkontinentalen Reisen enthalten.

g) Kontraindikationen. Für Impfungen gelten folgende allgemeine Kontraindikationen:

- Fieberhafte Erkrankung (aber nicht der banale Schnupfen),
- hirnorganische Anfallsleiden,
- allergische Diathese (betrifft vor allem Eiweiß und Antibiotikarückstände, s. Text);
- Immunabwehrschwäche bei allen Lebendvakzinen:
   - primär: Agammaglobulinämie, Leukämie, Lymphom etc.
   - sekundär: Steroiddosen von über 5–10 mg Prednisolon/Tag, Immunsuppressiva, Zytostatika, Radiotherapie;
- Schwangerschaft (gilt nur für Masern, Röteln, Mumps absolut).
   Um eine Beeinträchtigung der Schwangerschaft durch eine Allgemeinreaktion zu vermeiden, ist es aber zweckmäßig auf Impfungen generell zu verzichten, sofern diese nicht sicher indiziert sind (Ehrengut 1982).

Im Gegensatz zu früheren, eher auf theoretischen Überlegungen basierende Empfehlungen haben sich zeitliche Abstände zwischen Impfungen als unnötig erwiesen (MMWR 81/80). Pausen von weniger als 4 Wochen sind sogar schädlich. Dies ergab sich v. a. dadurch, daß bei Reisenden seit dem Entfallen der Pockenimpfung nur noch eine oder wenige (Gelbfieber, Poliomyelitis, Typhus) Lebendvakzinen verabreicht werden müssen und daß bei gleichzeitiger Applikation von mehreren Impfstoffen keine nachteiligen Effekte beobachtet wurden. Ausnahmen dieser Grundregel (Poliomyelitis/Typhus/Immunglobulin) werden einzeln erläutert oder sind in Tabelle 54 aufgeführt. Mehrere Vakzinen, ausgenommen kombinierte Impfstoffe, sollten nicht an der gleichen Stelle injiziert werden. Bei Personen mit früheren erheblichen Impfreaktionen ist weiterhin eine zeitliche Staffelung empfehlenswert.

**Tabelle 55.** Ablauf der Beratung und Impfungen bei Reisen in Entwicklungsländer

| Publikum | 1. Konsultation | 2. Konsultation |
|---|---|---|
| Hoteltouristen, Geschäftsreisende | Gelbfieber<br>Cholera (1 Dosis)<br>Poliomyelitis (Boosterung oder 1. Dosis)<br>Tetanus (Boosterung oder 1. Dosis, evtl. mit Diphtherie) | –<br><br>(evtl. Poliomyelitis, 2. Dosis)<br><br>(evtl. Tetanus, 2. Dosis) |
| wann ideal: | 2–6 Wochen vor Abreise | – |
| Entwicklungshelfer, „Abenteurer" | Gelbfieber<br>Cholera, 1. Dosis<br>Poliomyelitis oder Typhus<br>Tetanus (Boosterung oder 1. Dosis, evtl. mit Diphtherie) | Immunglobulin<br>(evtl. Cholera, 2. Dosis)<br>Typhus<br>(evtl. Tetanus, 2. Dosis) |
| wann ideal: | 3–7 Wochen vor der Abreise | 1–2 Wochen vor der Abreise |

Möglichst nicht gleichzeitig:

- Poliomyelitis p.o. / Typhus p.o. ($> 2$ Wochen)
- Viruslebendvakzine / Immunglobulin ($> 2$ Wochen)
- Typhus p.o. / Antibiotika, Sulfonamide, Malariaprophylaxe ($> 7$ Tage)
- Bei Anamnese schwerer Nebenwirkungen


Wenn obligatorische Impfungen bei Reisenden kontraindiziert sind, so ist dem Betreffenden ein Impfbefreiungszeugnis mit amtlichen Beglaubigungsstempel auszustellen; dies in englischer oder französischer Sprache und evtl. zusätzlich in der Sprache des Ziellandes. Folgender Text ist üblich:

I certify, that
Mr/Mrs/Miss......................................................................................................................
born ..................., is suffering from ............ / is pregnant.

Vaccination against ............... has therefore been refused for medical reasons, according to the World Health Organisation Official Record No. 56, page 54 (1954).

Mr/Mrs/Miss ..................... has lived in ................... until his/her departure to ................... .

[Beglaubigungsstempel]                                                             [sig.]


Je certifie, que
Monsieur/Madame/Mademoiselle .........................................................................................
né (e) ............... est atteint(e) de ............... / est enceinte.

La vaccination contre ................ a été refusé pour cause médicale conformément aux Actes Officiels de l'Organisation Mondiale de la Santé, no 56, page 54 (1954).

La personne mentionée ci-dessus a vecu en ............... jusqu'a son départ en ............... .

[Beglaubigungsstempel]                                                             [sig.]

### 6.2.1. *Gelbfieberimpfung*

a) Impfstoff

Gegen diese seltene, gefährliche, vorläufig auf tropische Gebiete Afrikas und Südamerikas (Tabelle 26) beschränkte Arbovirose ist nur mehr ein Impfstoff gebräuchlich. Es handelt sich um den attenuierten Stamm 17-D, lebende, in Hühnerembryonen (Fa. Wellcome) oder Maushirn (Fa. Pasteur) kultivierte Gelbfieberviren mit abgeschwächter Virulenz (Theiler u. Smith 1937). Die ursprünglich von einem westafrikanischen Patienten namens Asibi herstammende Vakzine war vor Jahrzehnten vorübergehend durch Vogelleukose- (Waters et al. 1972) und Hepatitis-B-Viren kontaminiert. Letzteres führte bei einer Impfaktion bei 2,5 Mio. amerikanischen Soldaten in Nordirland zu 28 600 Erkrankungsfällen mit Ikterus, von denen 62 verstarben (Cockburn 1981). Seit die Beigabe von Humanprotein verboten wurde, ist diese Gefahr gebannt. Der früher zumeist von Franzosen benutzte Dakar-Stamm wird wegen übermäßigem Neurotropismus nicht mehr verwendet.

Der gefriergetrocknete Impfstoff enthält nach den Richtlinien der WHO pro Dosis mindestens 1 000 Maus-$LD_{50}$, das Arilvax der Fa. Wellcome zudem auch maximal 2 IE Neomycinsulfat und 5 IE Polymyxin-B-Sulfat. Zur Konservierung ist ein relativ hoher Proteingehalt erforderlich. Im Tiefkühlfach bei $-25\,°C$ wäre der Impfstoff über Jahre haltbar. Bei $4\,°C$ ist im Falle von Arilvax die Lagerzeit auf 1 Jahr beschränkt. Deshalb limitiert die Herstellerfirma die Verwendbarkeit ihres Produktes auf diese Frist. Einige wenige Tage bei Zimmertemperatur genügen nicht, den noch nichtaufgelösten Impfstoff zu zerstören. Der Pasteur-Impfstoff hingegen muß bei $-20\,°C$ konserviert werden, und zwar während maximal 6 Monaten. Die Impfstoffe müssen im Dunkeln aufbewahrt werden. Einzelne Hersteller, z. B. das Robert-Koch-Institut, liefern den Impfstoff unter Vakuum abgeschmolzen in Brechampullen. Diese sind vorsichtig zu öffnen, denn bei massivem Lufteinbruch kann der Impfstoff zerstäubt werden. Die Inhalation einer bedeutenden Dosis von Impfstoffstaub kann bei Ungeimpften eine Gelbfiebererkrankung bewirken. Bei Stechampullen, wie sie beispielsweise von der Fa. Wellcome vertrieben werden, erübrigen sich derartige Bedenken.

Je nach Hersteller werden als Lösungsmittel steriles Wasser oder physiologische Kochsalzlösung geliefert. Auch diese Lösungen sind im Kühlschrank bei Temperaturen von rund $4\,°C$ (unter $15\,°C$) aufzubewahren. Bei der Mischung von Impfstoff und Lösungsmittel ergibt sich eine homogene Suspension, die wiederum vor Licht abgeschirmt bei $4\,°C$ zu halten und gemäß den Richtlinien der Hersteller nach spätestens einer Stunde zu verwerfen ist. Tatsächlich bleibt aber die Vakzine über mehrere Stunden verwendbar (Lucasse u. Visser 1978). Der beschriebenen Lagerungsprobleme wegen ist die Gelbfieberimpfung mindestens vorläufig auf Impfzentren beschränkt. Die Herstellerfirmen sind bemüht, die Haltbarkeit zu steigern.

Nach der Erstimpfung vermehrt sich das Virus im Organismus, erscheint zwischen dem 3. und 7. Tag in der Blutbahn, neutralisierende Antikörper treten zwischen dem 7. und 10. Tag auf.


b) Schutzwirkung

Die Gelbfieberimpfung ist eine der sichersten verfügbaren Impfungen, in 97–100% der Erstimpfungen kommt es zur Serokonversion (Freestone et al. 1977). Bei Erstvakzination wird der Impfschutz erst ab dem 10. Tag, bei Revakzination (s. Tabelle 54) sofort anerkannt. Offiziell ist der Impfschutz auf 10 Jahre limitiert, tatsächlich dauert er aber länger (Huber HC, persönliche Mitteilung), wahrscheinlich für das ganze Leben. Da das Denguefieber ebenfalls durch ein Arbovirus der Gruppe B bedingt ist, postulieren einige Autoren, man könne durch die Gelbfieberimpfung zusätzlich eine Teilimmunität auch dagegen erwerben (Schäfer 1979).

c) Applikation

Die Impfdosis beträgt für alle Altersstufen (vgl. 6.2.1 g) 0,5 ml (min. 1 000 $LD_{50}$). Sie wird einmalig subkutan appliziert. Niedrigere Dosen verzögern Virämie und Antikörperbildung (Fox 1943) und erhöhen somit möglicherweise das Risiko einer Enzephalitis (Panthier 1956). Die intrakutane Anwendung hat sich nicht bewährt (Draper u. Knott 1964).

Bei Verdacht auf Allergien auf Hühnereiweiß, Neomycin oder Polymyxin ist eine intrakutane Vortestung mit 0,1 cm³ einer 1:20 verdünnten Impfstofflösung angezeigt. Sofern nach einer halben Stunde keine Hautreaktion auftritt, kann die Impfung erfolgen, nicht aber bei Nachweis einer allergischen Sofortreaktion. Je nach Gefährdung des Reisenden muß ein Zeugnis (6.2) ausgestellt werden, aus dem hervorgeht, die Impfung sei im betreffenden Einzelfall aus medizinischen Gründen kontraindiziert, oder es muß auf die Reise verzichtet werden. Sofern die Allergie auf den zugefügten Antibiotika beruht, kann eventuell auf den Pasteur-Impfstoff ausgewichen werden.

d) Nebenwirkungen

Dank moderner Überwachungsmethoden und modifizierter Herstellung des Impfstoffes sind die erwähnten Verunreinigungen durch Hepatitis B, Vogelleukose, wie auch gesteigerter Neurotropismus mit hohem Enzephalitisrisiko (Fox) ausgeschlossen. Allgemein ist diese Impfung gut verträglich. Gelegentlich kann ein Kreislaufkollaps auftreten, was einzelne Zentren veranlaßt, die Geimpften noch 30 min zu beobachten (Werner, persönliche Mitteilung). Lokale Rötung, Schmerzen, evtl. Schwellung an der Injektionsstelle treten nur in einer Minderheit der Fälle auf und sind selten schwerwiegend. Bei weniger als 10% der Erstimpfungen kommt es, meist um den 5.–8. Tag, zu einer Allgemeinreaktion mit leichtem Fieberanstieg, Kopfschmerzen und Übelkeit. Nur 0,2% der Geimpften werden arbeitsunfähig. Einzelfälle von Gallen- und Nierenkoliken (Stickl 1980 a) wurden erwähnt. Schwere Nebenwirkungen sind sehr selten:

- *Enzephalitis.* Bei über 100 Mio. applizierten Dosen wurden 15 Fälle bei Kindern im Alter von höchstens 7 Monaten beschrieben. Nur 1965 ist ein 3jähriges Mädchen 12 Tage nach einer Gelbfieberimpfung an akuter Enzephalitis verstorben (Anonym 1966).
- *Leberfunktion.* Keinerlei hepatotoxische Wirkung ist nachweisbar (Freestone et al. 1977), seitdem kein Humanserum mehr beigemischt wird.
- *Allergie.* Anaphylaktischer Schock und leichtere allergische Reaktionen können unter Berücksichtigung der nachfolgend angegebenen Kontraindikationen vermieden werden.

e) Interaktionen

Die gleichzeitige oder nur um wenige Wochen verschobene Gabe anderer Impfstoffe führt gelegentlich zu einem Antagonismus: Choleravakzine simultan oder bis zu 3 Wochen vor oder nach Gelbfieberimpfstoff verabreicht, bewirkt eine Verminderung der gelbfieberneutralisierenden und der vibriociden Antikörper (Felsenfeld et al. 1973). Wir schließen daraus nicht, daß ein zeitlicher Abstand unbedingt erforderlich ist, wohl aber sollte auf unnötige Choleravakzination, wie wir noch ausführen werden, verzichtet werden. Auch die gleichzeitige Gabe von Masernimpfstoff vermindert die Gelbfieberserokonversionsrate von 97% auf 85% (Meyer et al. 1964). Simultane BCG-Applikation hingegen wirkt synergistisch, die Pockenimpfung schien die Antikörperbildung nicht zu beeinflussen (Tauraso et al. 1972). Bis jetzt fehlen Berichte über eine gesteigerte Rate von Nebenwirkungen oder verminderte Serokonversion bei gleichzeitiger Applikation von Poliomyelitis- oder Typhusvakzine.

f) Indikation

*Absolut*

- Reisende in Länder, die bei der Einreise den Nachweis einer (bei Erstimpfung vor mindestens 10 Tagen) erfolgten Vakzination fordern (Schwarzafrika, nördliche Länder Südamerikas, vgl. TIM).
- Reisende in tatsächliche Endemiegebiete (vgl. WER, Abschn. 5.1.3)
- Laborpersonal, das mit Gelbfieberviren arbeitet.

*Empfohlen*

- Reisende in Länder, welche die Immunisierung gegen Gelbfieber empfehlen (potentielle Endemiegebiete in Schwarzafrika, Lateinamerika Abb. 26).

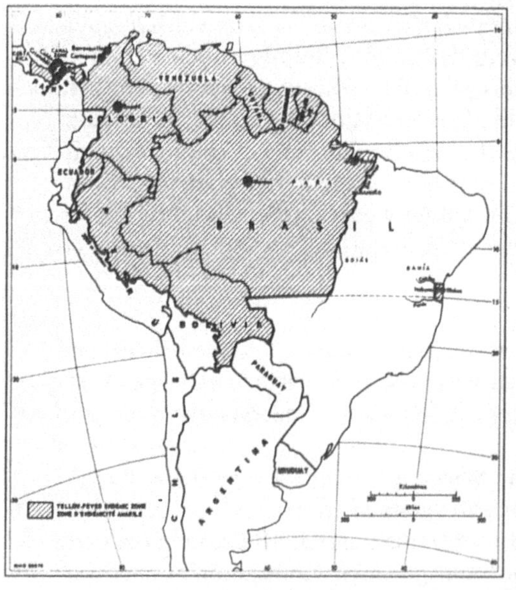
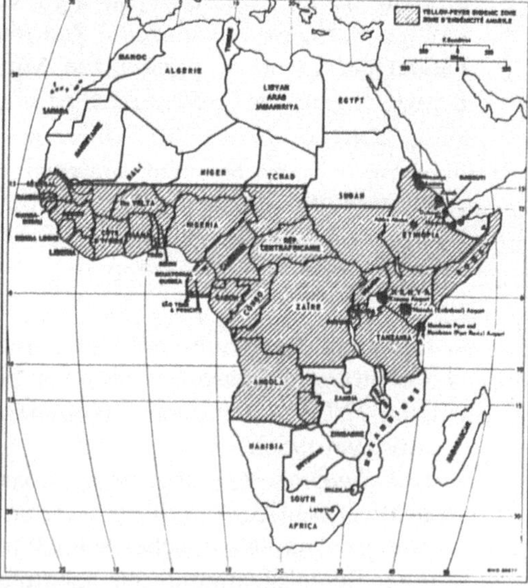

**Abb. 26.** Potentielle Gelbfieber-Endemiezonen (WHO 1982)

– medizinisches Personal, das Gelbfieberimpfungen vornimmt.

Allgemein ist es richtig, großzügig gegen Gelbfieber zu immunisieren, denn die Vakzine ist gut verträglich und bietet einen sicheren und lang andauernden Schutz. Dadurch vermag man sich angesichts der sicher mangelhaften Information (Monath et al. 1980) und der plötzlich tausende von Kilometern entfernt auftretenden Epidemien abzusichern (vgl. Tab. 26). Momentan fragwürdig ist die Indikation speziell beim Besuch von Kenia: Obgleich seit über einer Dekade kein Fall dort verbrieft wurde, liegt das Land in der potentiellen Endemiezone. Wir empfehlen den Impfschutz für Safaris, dies angesichts des in den Nachbarländern besonders ungewiß wirkenden Meldewesens, nicht aber für Badeferien.

*Unnötig*
– Bei Reisen außerhalb der potentiellen Endemiegebiete, insbesondere Asien.


g)  Kontraindikationen
– Akute Infekte mit Fieber oder bedeutende chronische Infekte
– Kinder unter 6 (wenn möglich 12) Monaten wegen vermehrter Gefahr einer Enzephalitis (Anonym 1966) und möglicher relativer Immundefizienz.
– Allergie auf
   Hühnereiweiß (Quincke-Ödem, Asthma, Kollaps nach Eierspeisen, möglicherweise nur Angabe „Abneigung gegen Eier");
   Neomycin
   Polymyxin B $\big\}$ nur bei einzelnen Impfstoffen (Fa. Wellcome);
   (im Zweifelsfall Vortestung, s. 6.2.1 c)
– Immunabwehrstörung, sei diese primär (Agammaglobulinämie, Leukämie, Lymphom etc.) oder sekundär (Steroiddosen von über 5–10 mg Prednisolon/Tag, Immunsuppressiva, Zytostatika, Radiotherapie) bedingt (Herzog u. Just 1982; MMWR 82/80).
– Schwangerschaft: Obgleich bisher keine Embryopathie festgestellt worden ist, bleibt aus theoretischen Überlegungen diese Impfung relativ kontraindiziert, und zwar besonders im 1. Trimenon und im Monat vor der Entbindung. Im Einzelfall sind Infektionsrisiko und potentielle Nebenwirkungen sorgfältig abzuwägen. (Anonym 1968; Levine et al. 1974).
– Stillende.
– Bei Status nach Enzephalitis empfehlen einzelne Vakzineproduzenten, das letzte EEG zu berücksichtigen.


### 6.2.2 Choleraimpfung

a)  Impfstoffe
Die gebräuchlichen Impfstoffe sind dem von Kelle Ende des letzten Jahrhunderts eingeführten recht ähnlich. Sie bestehen aus in vitro gewachsenen Vibrio cholerae der Sero- bzw. Biotypen Ogawa, Inaba, El Tor, die chemisch überwiegend durch Phenol 0,4%, seltener durch Formalin abgetötet wurden. Nach Empfehlungen der WHO sollte die Vakzine $8 \cdot 10^9$ Organismen aus verschiedenen Serotypen enthalten. Der Impfstoff muß im Kühlschrank (2–10 °C) vor Licht geschützt aufbewahrt werden; er ist beschränkt haltbar.

Da die Verläßlichkeit dieser Choleraimpfstoffe sehr zu wünschen übrig läßt, wird nach verbesserten Vakzinen gesucht. Ein Durchbruch ist aber bislang weder mit attenuierten Vibrionen (Texas-Star), Zellextrakten, inaktivierten Toxinen, noch Mischungen von Zellen und Toxoid gelungen. Auch Aluminiumhydroxyd (Joo u. Csizer 1978; Sulianti Saroso et al. 1978) oder -phosphat (Pal et al. 1980) adsorbierte Vakzinen können nicht völlig befriedigen. Da diese Vibrionen im wesentlichen nur im Darmlumen und an der Oberfläche der Mukosa wirken, scheint es schwer zu sein, eine Immunität gegen Cholera zu erreichen; die parenterale Applikation erscheint unlogisch. Offenbar vermag sie die lokale Immunität auch nur ungenügend zu stimulieren. Laut ersten Berichten über eine peroral oder intramuskulär applizierte Untereinheit B (Subunit) des Toxins, bewirkte diese keinerlei toxische Reaktion, hingegen einen vielversprechenden Anstieg eines lokalen IgA-Antitoxins bei 80% der Probanden (Svennerholm et al. 1982). Da Rekonvaleszenten mehrere Monate nach einer Cholera nicht reinfiziert werden, erscheint ein Schutz jedenfalls prinzipiell möglich.

b) Schutzwirkung

Es ist unbestritten, daß die Immunisierung gegen Cholera auch in der vorgeschriebenen Dosierung einen beschränkten Schutz gewährt. Je nach Population schwankte die Schutzrate bei dem herkömmlichem Impfstoff mehrheitlich um 50% über 3 (Mosley et al. 1969) – maximal 6 Monate (MMWR 1973/78), bei intradermaler Applikation über nur 2–4 Monate (McBean et al. 1972; Philippines Cholera Committee). Bei Kleinkindern erwies sich die Immunisierung mit herkömmlichen Vakzinen als weniger zuverlässig (Benenson et al. 1968 b; Mosley et al. 1969; Sommer et al. 1973 a, b), speziell auch bei intradermaler Applikation (Philippines Cholera Committe 1973). Während neue Versuche mit Öl als Adjuvans wegen Nebenwirkungen abgebrochen werden mußten, ergab die Bindung an Aluminiumhydroxid Schutzquoten bei Kleinkindern von 88–100% nach 6 Monaten, von 68–92% nach 14–18 Monaten (Pal et al. 1980; Sulianti Saroso et al. 1978). Im Alter über 5 Jahren

**Tabelle 56.** Anwendung der Choleravakzine

| Applikationsart: | Intradermal | | Subkutan oder intramuskulär | | |
|---|---|---|---|---|---|
| Alter: | < 5 Jahre | > 5 Jahre | > 6 Monate < 5 Jahre | > 5 Jahre < 10 Jahre | > 10 Jahre |
| Erstimpfung | | | | | |
| – 1. Dosis | 0,1 ml | 0,2 ml | 0,2 ml | 0,3 ml | 0,5 ml |
| – 2. Dosis | 0,1 ml<br>im Prinzip | 0,2 ml<br>unlogisch | 0,2 ml | 0,5 ml | 1,0 ml |
| Boosterung | 0,1 ml | 0,2 ml | 0,2 ml | 0,3 ml | 0,5 ml<br>1,0 ml |
| Charakterisierung | Pro-forma-Impfung | | Wirksamere Impfung | | |
| – Vorteil | Weniger Nebenwirkungen | | Besserer Impfschutz | | |
| – Nachteil | Weniger Impfschutz | | Mehr Nebenwirkungen | | |

hingegen war die Schutzwirkung für diese Zeiträume auf 52–61%, bzw. 51% beschränkt. Somit ist der Nutzen dieser Modifikation auf die Anwendung in Entwicklungsländern beschränkt, wo Kleinkinder besonders gefährdet sind. Die Impfung gewährt nur eine antibakterielle, nicht aber eine antitoxische Immunität (WHO 1969). In einzelnen Studien wurde festgestellt, der Impfstoff würde lediglich den Schweregrad der Infektion mindern (Sommer et al. 1973), er könne die subklinische Ansteckung nicht verhindern (Oseasohn et al. 1965). Die Schutzwirkung scheint erst ab dem 8. Tag zu bestehen (Sommer). Offiziell ist sie vom 6. Tag an anerkannt.

c) Applikation

Zur Diskussion stehen die intradermale, subkutane und intramuskuläre Anwendung. Nachdem bei kleinen Probandenzahlen die Schutzwirkung nach intradermaler Injektion nicht vermindert schien, erwies sie sich in größeren Feldstudien als verkürzt und erniedrigt (McBean et al. 1972). Dies hat sich später in den Philippinen bestätigt (Philippines Cholera Committe 1973). Anderseits werden Nebenwirkungen aber durch die intradermale Gabe reduziert (Turner 1978; U. S. Department of Health and Human Services 1982). Eindeutige Unterschiede zwischen subkutaner und intramuskulärer Applikation lassen sich nicht nachweisen. Je nach Quelle schwanken die Dosierungsrichtlinien erheblich; die gebräuchlichsten Mengen sind in Tabelle 56 enthalten und unter Abschn. f) erläutert.

d) Nebenwirkungen

Nach einer Übersicht von Pollitzer (1957) kommen gefährliche Nebenwirkungen bei intaktem Impfstoff nicht vor. Meistens treten innerhalb weniger Stunden nach der Injektion eine lokale Schwellung und Schmerzen auf, viel seltener eine leichte Temperaturerhöhung, Kopfschmerzen, Übelkeit oder Durchfall. In jedem Impfzentrum melden Geimpfte gelegentlich, meistens bei i. m. oder s. c. Revakzination, nach 4–12 Tagen hohes Fieber und intensive Schwellung, Rötung und Schmerzen im Injektionsbereich (Benenson et al. 1968 b, Tewari 1936). Diese Beschwerden dauern meistens 1–2 Wochen an und werden durch unnötig große Antigengabe bei sensibilisierten Individuen erklärt. Auf ruhende Entzündungsherde (z. B. Zahngranulom), Malignom (z. B. Lymphom) oder manifeste Allergien wirkt die Choleraimpfung als schmerzhafter Provokationsreiz; zu Reaktionen kann es zudem bei Phenolallergie kommen (Stickl 1980 a). Gelegentlich sollen auch Koliken bei Chole- oder Urolithiasis ausgelöst werden (Stickl, persönliche Mitteilung). Eine postvakzinale Parese des 6. Hirnnerven wurde in Indien beschrieben (Patil et al. 1977) und wurde in Einzelfällen auch nach Pocken- und Tollwutimpfung beobachtet. Ein Todesfall nach Cholera-Typhus-Kombinationsimpfung (Mittermayer 1976) ist wohl eher der letzten Komponente zuzuschreiben. Anaphylaktischer Schock nach häufiger Revakzination wurde nur in der Zeit des 1., Pseudoappendizitis in der des 2. Weltkrieges berichtet.

e) Interaktionen

Außer einer verminderten Antikörperbildung bei gleichzeitiger Gelbfieberimpfung (Felsenfeld et al. 1973) sind offenbar keine Interaktionen beobachtet worden.

f) Indikation

Grundlegend unterscheiden sich bis in die neueste Zeit die Indikationsstellungen amerikanischer und einzelner deutscher Quellen (U.S. Department of Health and Human Services 1982) und der WHO (1982) von britischen und anderen deutschen Empfehlungen (Manson-Bahr u. Apted 1982): Während erstere diese Immunisierung nur für Länder empfehlen, die ein Internationales Zertifikat verlangen, oder für „Hochrisikogruppen, die in hochendemischen Gebieten unter inadäquaten Bedingungen arbeiten und leben", oder für Personen mit geschwächter Magensaftbarriere (U.S. Department of Health and Human Services 1982, S.64–65) und die WHO ganz darauf verzichten, Reisenden diesen Schutz nahezulegen, findet Manson (a.a.O., S.3), ähnlich wie zahlreiche andere Autoren, die Choleraimpfung „notwendig für Reisende nach West- und Ostafrika, Ägypten, den Sudan, den Nahen und Mittleren Osten, Pakistan, Indien, Burma und Südostasien".

Wir befürworten die erstere, restriktive Haltung, und zwar aus folgenden Gründen: Die importierte Cholera ist extrem selten. Wie in 5.1.2 geschildert betrifft sie nur einen von ca. 500000 Reisenden, die Letalität ist gering. Obgleich in einzelnen Staaten wie den USA (MMWR 173/78) und Teilen der Bundesrepublik Deutschland (Bundesgesundheitsamt 1981) diese Impfung den Touristen seit etlichen Jahren nicht mehr empfohlen wird, scheinen die Bürger dieser Länder keineswegs überproportional betroffen (Tabelle 25). Wenn wir hypothetisch annehmen, die Impfung wäre 100%ig wirksam, was den Tatsachen bei weitem nicht entspricht, so würden die Ausgaben für einen verhinderten Krankheitsfall DM/sfr 10 Mio. betragen; dabei enthalten sind Kosten für Injektionsmaterial, Impfstoff, Injektionstarif (DM/sfr 5.–), Anteil an Konsultationskosten (DM/sfr 15.–). Für jeden verhinderten Todesfall (Letalität rund 2%) müßten DM/sfr 500 Mio. ausgegeben werden, davon 25 Mio. ausschließlich für Impfstoff, Injektionsspritzen und Nadeln. Überdies ist zu befürchten, daß Geimpfte gelegentlich im Glauben an die Sicherheit der Impfung die mangelhafte Schutzwirkung der Choleravakzine vergessen und dadurch in der Expositionsprophylaxe besonders nachlässig werden. Die WHO hat festgestellt, daß die Choleraimpfung keine sinnvolle Maßnahme darstellt, um das Entstehen einer durch Einschleppung ausgelösten Epidemie zu verhindern (WER 131/78, WHO 1982, S.7). Wir grenzen somit die Indikation folgendermaßen ab:

*Absolut*

Vom Zielland geforderte Impfung. Dabei genügt eine einzige Injektionsdosis (MMWR 173/78, Ausnahme siehe unten) von 0,5 ml i.m. (oder s.c.) oder, speziell bei empfindlichen Personen, von 0,2 ml intradermal. Die Dosierung für Kinder ist der Tabelle 56 zu entnehmen. Früher forderten einzelne Länder, z.B. Saudi Arabien, ausdrücklich eine Grundimmunisierung mit 2 Injektionsdosen.

*Empfohlen*

– Hochrisikogruppen, speziell medizinisches Personal und Entwicklungshelfer, die Cholerapatienten betreuen oder unter schlechten hygienischen Verhältnissen in hochendemischen Gebieten leben und arbeiten. Diesen Personen ist die bestmöglich wirkende Dosis angebracht, d.h. sie erhalten eine Grundimmunisierung mit einer ersten Gabe von 0,5 (bis 1,0) ml Impfstoff i.m., gefolgt von weiteren 1,0 ml i.m. nach (10 Tagen–) 4 Wochen. Kinder unter 12 Jahren erhalten 2mal 0,5 ml, Kleinkinder noch weniger (Tabelle 56). Boosterdosen sind in diesen Fällen auf eine einzige Dosis von 1,0 ml (Kinder 0,1–0,5 ml) beschränkt.

146

– Besuche in hochendemischen Gebieten bei fehlender Magensaftbarriere (Editorial 1975b; Music et al. 1970; Nalin et al. 1978a), Cannabiskonsum (Nalin et al. 1978b), sowie Verpflegung unter voraussehbaren mangelhaften hygienischen Bedingungen. Die Dosierung ist logischerweise mit derjenigen obengenannten Hochrisikogruppen identisch.
– Laborangestellte, die mit Choleravibrionen arbeiten.

*Unnötig*

Bei touristischen Besuchen und Geschäftsreisen in Endemiegebieten (Ausnahmen s.o.). In Lateinamerika und in der Karibik kommt die Cholera nicht vor (vgl. 5.1.2).

g) Kontraindikationen
– Akute Infekte mit Fieber oder bedeutende chronische Infekte,
– Kinder mit Neigung zu Konvulsionen.
– Frühere Überempfindlichkeitsreaktion auf Choleravakzine.
– Schwangerschaft wird uneinheitlich beurteilt, da nur ein einziger Bericht (Rudelic 1971) gehäufte Spontanaborte und Frühgeburten beschreibt. Mißbildungen wurden niemals beobachtet. Im Einzelfall sind die Risiken sorgfältig abzuwägen.
– Allergische Diathese.
– Bestehende Herz-Kreislauf-, Leber-, Nierenerkrankungen, Diarrhö, neurologische Erkrankungen (IABS 1979, S.48), welche durch eine Allgemeinreaktion verschlimmert werden könnten.


### 6.2.3 *Pockenimpfung*

Die Pocken sind ausgerottet. Es besteht kein Anhaltspunkt dafür, daß diese Viruserkrankung erneut auftreten könnte (Breman u. Arita 1980). Eine Impfung gegen die nicht mehr existierende Krankheit erübrigt sich nicht nur, angesichts gravierender Nebenwirkungen ist sie absolut kontraindiziert (Dick 1978, S.52; Dittmann 1981, S.30–76; Lane et al. 1969; Rich et al. 1980). Pro Mio. Erstimpfungen stirbt 1 Person an postvakzinaler Enzephalitis oder Vaccinia necrosum. Auch bei Revakzination können derartige Nebenwirkungen mit tödlichem Ausgang (1:4000000) vorkommen (WHO 1980, S.30). Überdies treten bei Kontaktpersonen Eczema vaccinatum auf, auch hier sind Fälle mit letaler Folge beschrieben (Lane et al. 1969).

Inzwischen haben alle Regierungen die WHO darüber informiert, daß sie bei Einreisen keine Pockenzertifikate mehr verlangen. In den neuen Auflagen der internationalen Impfzeugnisse fehlt die Seite der Pockenimpfung oder ist mit rotem Aufdruck versehen (WER 245/83). Sofern Reisende, durch fehlinformierte Reisebüros oder diplomatische Vertretungen gedrängt (WER 150/83) oder aus Bedenken vor Impfzeugniskontrollen staatlicher oder lokaler Behörden eine Vakzination verlangen, so ist eine solche nicht gerechtfertigt, sondern nur ein offiziell beglaubigtes Zertifikat in englischer oder französischer Sprache, wonach die Impfung aus medizinischen Gründen kontraindiziert sei (vgl. 6.2, Bundesgesundheitsamt 1981).

Pockenimpfungen bleiben nur für diejenigen Laborangestellten indiziert, die mit Pocken- oder eng verwandten Viren arbeiten (WHO Resolution WHA 33,4, WER 151/83). In den USA wird Impfstoff nur für diese (oder Militär-) Personen freigegeben (WER 235/83). Nachdem kein therapeutischer Nutzen, beispielsweise bei Herpes, nachgewiesen werden konnte, sollten sie sonst überhaupt nicht mehr angewandt werden (WER 291/82). Bezeichnenderweise wurde in Kalifornien kürzlich einem Arzt die Praxisbewilligung in 1. Instanz entzogen, weil die Anwendung von Pockenimpfstoff zu Komplikationen geführt hatte; die 2. Instanz setzte die Strafe für 5 Jahre zur Bewährung aus (MMWR 159/82). Auch eine WHO-Expertengruppe hat im März 1982 festgehalten, unnötige Pockenimpfungen könnten als medizinischer Kunstfehler gewertet werden.

Für den Bedarfsfall werden 200 Mio. Impfdosen in Genf und Neu Delhi bereitgehalten (WER 149/83). Da eine biologische Kriegsführung für möglich, allerdings für unwahrscheinlich (Stelzenmüller 1982) gehalten wird, impfen verschiedene Armeen ihre Truppen weiterhin gegen Pocken (MMWR 682/82, WER 151/83).

### 6.2.4 Impfungen gegen Poliomyelitis, Tetanus und Diphtherie

Ganz bewußt seien diese nicht reisespezifischen Impfungen unter den „fakultativen" als erste genannt. Da einerseits die Inzidenz der beiden erstgenannten Infektionen in allen Entwicklungsländern höher ist als in den Industrienationen, anderseits aber kein Besucher exotischer Ziele vor Kontakten mit den betreffenden Erregern sicher verschont bleibt, empfiehlt sich ein Impfschutz für alle Reisenden. Die ärztliche Beratung vor Interkontinentalreisen bietet eine willkommene Gelegenheit, diese Immunisierung nötigenfalls aufzufrischen. Eine Erläuterung aller Eigenschaften dieser Impfungen erübrigt sich, denn sie sind bei uns für die gesamte Bevölkerung empfohlen und somit bestens bekannt. Lediglich die wesentlichsten Daten seien stichwortartig wiedergegeben.

### 6.2.4.1 Poliomyelitis

a) Impfstoff
- Vermehrungsfähige attenuierte Poliomyelitisviren Typ I, II, III zur Schluckimpfung, orale Poliovakzine (OPV, Sabin).
- Inaktivierte (durch Formalin) Poliovakzine (IPV, Salk), enthält Spuren von Streptomycin und Neomycin.

b) Schutzwirkung
Bei beiden Impfstoffen kommt es in über 95% zur Bildung von Antikörpern gegen alle 3 Serotypen. Die Dauer des Impfschutzes beträgt mindestens 5 Jahre; bei OPV tatsächlich wohl lebenslänglich.

c) Applikation
OPV: Suspension des trivalenten Impfstoffes auf Würfelzucker oder mit Wasser einnehmen; bei Erstimmunisierung 2 Dosen im Abstand von 1 Monat; Boosterung alle 5–10 Jahre. In der Regel wird dieser Impfstoff bevorzugt.

IPV: primär 4 Dosen, die ersten 3 im Abstand von je 4–8 Wochen, die 4. nach weiteren 6–12 Monaten; Boosterung nach 5 Jahren. Dieser Impfstoff wird empfohlen für Immundefiziente, mit IPV vorgeimpfte Personen und evtl. auch (s. u.) bei vorher ungeimpften Erwachsenen (MMWR 22/82).

148

d) Nebenwirkungen
OPV: Eine kleine Minderheit meldet Müdigkeit oder Fieber. Impfbedingte Paralyse bei Geimpften oder deren Angehörigen tritt in 0,2–3 Fällen/Mio. Impfungen auf (Dittmann 1981, S. 118; MMWR 22/82; Noah 1982); dies besonders bei vorher ungeimpften Erwachsenen und bei Immundefizienz (Fulginiti 1982, S. 142; Löffel et al. 1982); evtl. Konvulsionen (IABS 1979, S. 165–171, 215–216).

IPV: Lokale Schwellung oder Rötung (25%), Temperaturanstieg (5%) (IABS 1979, S. 161).

e) Interaktionen
Aus theoretischen Überlegungen wird davon abgeraten, OPV und die orale Typhusimpfung gleichzeitig einzunehmen, da beide die gleichen Organe (Peyer-Plaques, Mesenteriallymphknoten) belasten. Auch die Standardimmunglobulingabe ist zeitlich zu staffeln (6.2.5 e).

f) Indikation
*Absolut:* Keine (Ausnahme: gewisse Kinder im Alter 3 Monate–6 Jahre mit Reiseziel Brasilien)
*Empfohlen:* Effektiver Impfschutz für alle Altersstufen und für alle Reisen.
*Unnötig:* nie

g) Kontraindikationen
– Akute Infekte mit Fieber oder bedeutende chronische Infekte.
– Schwangerschaft (besonders IPV, auf rein theoretischer Basis. Eine Häufung von Mißbildungen ist nicht beschrieben. Bei Impfkampagnen wird empfohlen, Gravide nicht auszuschließen).
– Allergie auf Streptomycin, Neomycin (nur IPV).
– Immundefizienz der zu impfenden Person oder eines Angehörigen (nur OPV), vgl. 6.2.

### 6.2.4.2 Tetanus

a) Impfstoff
Tetanustoxoid, d.h. durch Formaldehyd entgiftetes Exotoxin, an Aluminiumhydroxyd oder -phosphat gebunden.

b) Schutzwirkung
100%ig etwa einen Monat nach der Erstimmunisierung (Maclennan et al. 1973). Nach Verletzungen ist eine Boosterung nur dann erforderlich, wenn die letzte Impfdosis über 5 Jahre zurückliegt. Häufigere Auffrischungen steigern lokale Nebenwirkungen und senken die Antikörperproduktion (Stevens u. Saxon 1979).

c) Applikation
Zur Basisimmunisierung werden 2 i.m.-Injektionen zu 0,5 ml in einem Intervall von 4 Wochen verabreicht. Eine 3. Impfung nach 3–12 Monaten ist empfehlenswert. Bei Verzögerung des Ablaufs der Grundimmunisierung ist es meistens nicht nötig, diese von neuem zu beginnen (BAG 331/81, MMWR 392/81). Zur Boosterung ist eine

Injektion alle 10 Jahre erforderlich, die evtl. mit Diphtherietoxoid kombiniert werden kann.

d) Nebenwirkungen

Häufig harmlose Lokalreaktion mit Schweregefühl, Schmerzen, selten und v.a. bei Hyperimmunisierung (Levine et al. 1961; Stevens u. Saxon 1979) Schwellung, Rötung. Sehr selten sind steriler Abszeß, sowie Mono- und Polyneurititden, Trismus, allergische Reaktionen (Ehrengut 1970). Kasuistisch sind Einzelfälle von Verbrauchskoagulopathie, Schock etc. mit letalem Ausgang beschrieben (Dittmann).

e) Interaktionen

Unmittelbar nach Malaria ist die Antikörperbildung vermindert (Greenwood et al. 1972; Monjour et al. 1982; Williamson u. Greenwood 1978).

f) Indikation

*Absolut:* Keine.

*Empfohlen:* Effektiver Impfschutz für alle Reisen, speziell für ältere Mitbürger (Kishimoto et al. 1980; Werner et al., im Druck).

*Unnötig:* Nie (außer bei bestehendem Impfschutz). Eine durchgemachte Infektion bewirkt keine belastbare Immunität.

g) Kontraindikation

- Akute Infekte mit Fieber, bedeutende chronische Infekte.
- Neigung zu Konvulsionen (einzeln abwägen).
- Frühere Unverträglichkeitsreaktion schweren Grades oder andere maßgebliche Allergie (einzeln abwägen, evtl. hochgereinigten Impfstoff (Relyveld et al. 1979) benützen).
- Immunsuppressive Therapie: wegen schlechterer Antikörperbildung möglichst den Zeitpunkt der nächsten Applikation verschieben (MMWR 403/81).


## 6.2.4.3 Diphtherie

a) Impfstoff

Diphtherietoxoid durch Formaldehyd entgiftet, an Aluminiumphosphat oder -hydroxyd gebunden. Thiomersal dient als Konservierungsmittel.

b) Schutzwirkung

Je nach Anzahl der Injektionen bei Kindern 74–84% mit schützendem Titer von Antitoxin, bei Erwachsenen eher weniger. Allerdings lehrt die Erfahrung aus den Frühzeiten der Diphtherieimpfung, daß bereits eine schwache Toxin-Antitoxin-Mischung die Inzidenz drastisch reduzierte und v.a. den Verlauf milderte (Dittmann 1981; S.145; IABS 1979, S.9).

c) Applikation

In der Regel zusammen mit Tetanustoxoid, wobei für Kinder bis 7 Jahre eine stärkere Dosierung, als D bezeichnet, verwendet wird (7–25 Lf/0,5 ml). Da dies bei

Kindern über 7 Jahren und speziell bei Erwachsenen zu intensiven Nebenwirkungen führt, wird für diese nur 2 Lf, als d bezeichnet, injiziert, und zwar stets intramuskulär. Für den Ablauf der Immunisierung bei Kindern sei auf detaillierte Terminpläne verwiesen (Herzog u. Just 1982); bei Erwachsenen kann die Tetanusboosterung höchstens alle 10 Jahre mit d kombiniert werden. Ob sich ein vorgängiger Schick-Test erübrigt (Schär 1973, S. 32), ist nicht ganz unbestritten (Dick G 1978, S. 25; Sheffield et al. 1978; Turner 1978). Uns scheint diese Abklärung bei Anwendung des 2 Lf-Vakzine unnötig.

### d) Nebenwirkungen

Da Diphtherietoxoid selten allein appliziert wird, ist die Rate der Nebenwirkungen der Einzelkomponente schwer bestimmbar. Bekannt sind bei der kombinierten Impfung Lokalreaktionen in 58% (Middaugh 1979), die oft von Schwellung (35%), Juckreiz (24%), Fieber (7%), Urtikaria (2%) begleitet sind; 0,7% sterile Abszeße werden eher dem Adjuvans zugeschrieben. In einer Rekrutenschule wurden 0,5% für 2 Tage arbeitsunfähig (Wiesmann et al. 1972). Bei Tetanus-Diphtherie-Kombinationsimpfungen kommt es in 1 Fall unter 3 Mio. Vakzinationen zu tödlichen Komplikationen; eine Rate, die sich von derjenigen der alleinigen Tetanustoxoidapplikation nicht signifikant unterscheidet (Dittmann 1981, S. 147–154, 238). Die Daten dieser Schrift sind allerdings mit Vorsicht zu betrachten, denn es ist nicht immer nachgewiesen, daß die Todesfälle wegen, und nicht einfach nach der betreffenden Impfung aufgetreten sind.

### e) Interaktionen: Keine.

### f) Indikation

Obgleich die Inzidenz der Diphtherie besonders in Industrienationen sehr gering ist, wird mehrheitlich ein allgemeiner Impfschutz empfohlen. Da durch die Impfung das Risiko von gravierenden Nebenwirkungen nicht gesteigert wird und auch die Kosten nicht sehr hoch sind, kann die Impfung befürwortet werden (WHO 1982).

### g) Kontraindikationen

– Akute Infekte mit Fieber, bedeutende chronische Infekte.
– Neigung zu Konvulsionen (einzeln abwägen).
– Frühere Unverträglichkeitsreaktion schweren Grades oder andere maßgebliche Allergie (einzeln abwägen, evtl. Moloney-Test, Fulginiti 1982, S. 78).
– Immunsuppressive Therapie: wegen schlechterer Antikörperbildung möglichst Dosis verschieben (MMWR 403/81).
– Negativer Schick-Test (sofern bekannt).

## 6.2.5 Immunglobulin zur Prophylaxe der Hepatitis

Angesichts der relativ hohen Inzidenz insbesondere der Hepatitis A, nimmt deren Prophylaxe bei den reisespezifischen fakultativen Immunisierungen einen zentralen Platz ein, obgleich es sich dabei nicht um eine aktive Impfung handelt.

a) Impfstoff

Der aktive Impfstoff gegen Hepatitis A befindet sich noch nicht im Handel. Vorläufig kann nur die Gabe von Immunglobulin angeboten werden. Dabei handelt es sich um eine aus menschlichem Plasma gewonnene sterile Lösung von Antikörpern. Der Titer der Antikörper gegen das Hepatitis-A-Virus (anti-HAV) ist entscheidend (Mosley et al. 1968). Er wird durch Beimischung von in Hochendemiegebieten gewonnenem Plasma gesteigert. In einzelnen derart angereicherten Immunglobulinen ist der HAV-Gehalt im Vergleich zu einem Referenzpräparat der WHO angegeben. Die Immunglobuline enthalten 10–18%, meistens 16–17% Protein, wovon mindestens 95% Immunglobuline sind. Die Haltbarkeit bei Zimmertemperatur ist auf eine Woche beschränkt.

b) Schutzwirkung

Zahlreiche Studien haben für Aufenthalte in Entwicklungsländern eine Wirksamkeit von rund 55–95% gegen Hepatitis belegt (Borg 1967; Cline et al. 1967; Cooperative Study 1971; Frame 1968; Gellis et al. 1945; Kark 1983; Kluge 1963; Landrigan et al. 1973; Mosley et al. 1968; Woodson u. Jarrett Clinton 1969; Woodson u. Cahill 1972). Schutz besteht v. a. gegen Hepatitis A; beschränkte Abwehr gegen andere Hepatitiden ist nicht sicher belegt (Abb et al. 1978; Knodell et al. 1976; Seeff u. Hoofnagle 1979). Die Erfolge dieser passiven Immunisierung basieren besonders auf der verabreichten Dosis (Cooperative Study 1971) und der Aufenthaltsdauer (Pollock 1969; Stokes et al. 1951; Woodson u. Jarrett Clinton 1969). Die Dosierungsrichtlinien variieren zwischen 0,01 (Krugmann et al. 1960, 1979; Seeff u. Hoofnagle 1979) –0,5 ml/kg Körpergewicht (Barandun et al. 1976). Da bei Soldaten in Korea bereits innerhalb der ersten 3 Monate nach einer Gabe von 2 ml/Person (ca. 0,03 ml/kg KG) doppelt so viele Hepatitisfälle beobachtet wurden wie nach einer Dosis von 5 ml (Cooperative Study 1971) und außerdem bei 0,02 ml/kg KG zwar eine verminderte Zahl manifester Hepatitiden, anderseits aber eine Steigerung anikterischer Fälle (Dold et al. 1968, Schüz u. Röllinghoff 1975; Wiedermann et al. 1978) beobachtet wurden, scheinen uns allzu niedrige Dosierungen nachteilig. Derartige, übrigens auch in den USA kontroverse (Krugmann 1979; Seeff u. Hoofnagle 1979) Empfehlungen für kurze Aufenthalte (Centers for Disease Control 1982) lassen sich durch Daten aus Originalstudien nicht genügend belegen. Aber auch überhohe Dosen ergeben keinen zusätzlichen Nutzen (Cooperative Study 1971). Die Dauer des Schutzes erstreckt sich über rund 4 (bis evtl. 6) Monate (Stokes et al. 1951); bei persistierendem Infektionsrisiko ist die Applikation nach dieser Frist zu wiederholen (Diesfeld 1974; Lende 1973; Schüz u. Meyer-Glauner 1976; Woodson 1969).

Die umstrittene geringere präexpositionelle Schutzwirkung gegen Hepatitis B (Editorial 1979; Maynard 1978; Seeff u. Hoofnagle 1979), die vom Antikörpertiter abhängt, ist seit der Einführung einer entsprechenden aktiven Impfung (s. 6.2.6 c) weniger bedeutend. Gegen andere Infektionskrankheiten gewähren die Standardimmunglobulindosen keinen Schutz (Cooperative Study 1971).

c) Applikation

Angesichts der möglichen glutealen Lokalschmerzen, die speziell bei längeren Flügen störend sind, und der erst am 4.–7. Tag maximalen Blutspiegel (Barandun et al.

1976) sollte die Immunglobulingabe etwa eine Woche vor der Abreise, angesichts
der kurzen Halbwertszeit (rund 4 Wochen) jedoch möglichst nicht viel früher erfolgen. Als Dosierung empfehlen wir 0,05 ml/kg KG eines Immunglobulins, das mindestens 100 IE/ml anti-HAV laut WHO-Referenzpräparat enthält. Bei Aufenthaltsdauer unter 4 Wochen pflegen wir diese Dosis geringfügig abzurunden. Bei Immunglobulinen mit geringerer Antikörperkonzentration sind entsprechend höhere Mengen angebracht. Sie werden stets i.m. verabreicht. Um den Lokalschmerz zu lindern, hat sich die Beimischung von 0,5 ml Xylocain 2% bewährt. Laut Hersteller sind dadurch keine Nachteile zu befürchten (IUIS/WHO Meeting 1982).

Erfahrungsgemäß verfügt in der Schweiz vorläufig ein dem Alter ungefähr äquivalenter Prozentsatz der Bevölkerung über anti-HAV (Stadelmann et al. 1980), in etlichen anderen Ländern ist dieser Anteil bedeutend höher (Frösner et al. 1979). Bei älteren, aber auch bei jüngeren Personen mit intensiver Reise- oder mit Hepatitisanamnese lohnt es sich somit, die Antikörper zu bestimmen, denn bei positivem Resultat kann auf die Immunglobulingabe verzichtet werden.


## d) Nebenwirkungen

Da Immunglobuline bei Reisenden weder intravenös noch in großen Dosen appliziert werden und es sich höchstens ausnahmsweise um Patienten mit Antikörpermangelsyndrom handelt, sind schwere Nebenwirkungen extrem selten (Bruhl 1977). Anaphylaxie scheint nur bei unbeabsichtigter i.v.-Gabe vorzukommen. Glutäales Spannungsgefühl und Schmerzen treten v.a. bei größeren Volumina (über 5 ml an einer einzigen Injektionsstelle) häufig auf; gelegentlich (ca. 1%) beobachten wir einen orthostatischen Kollaps post injectionem, wobei die Immunisierten sich aber stets innerhalb einer Stunde vollständig erholen. Selten sind Nausea und Erbrechen (Seifert 1980). Es gibt keine Anhaltspunkte für dadurch übertragene Hepatitis B oder AIDS (WER 237/83).


## e) Interaktionen

Da Immunglobulin die Antikörperbildung gegen lebende, attenuierte Virusvakzinen zu mindern vermag, sollten letztere wenn möglich 2 Wochen vorher appliziert werden (MMWR 83/80).


## f) Indikation

Früher war die Anwendung von Standardimmunglobulin bei Reisen sehr umstritten. Einzelne Autoren empfahlen entsprechende Gaben für sämtliche Reisen außerhalb zivilisierter Zonen (Anonym 1976; Ginsberg 1975; Gross H 1973; Schüz u. Röllinghoff 1975) und schlossen teilweise dabei Europa ein (Anonym 1970; Iwarson 1972; Iwarson u. Stenqvist 1976). Andere nahmen v.a. Tropenneulinge (Barandun et al. 1976), Reisende abseits der üblichen Touristengebiete (Stevens u. Saxon 1979; Zuidema 1976), Entwicklungshelfer (Weise 1976), Orientierungsläufer (Ringertz 1971), Austernliebhaber (Grady 1968), Schwangere (Christie et al. 1976; Martini u. Strohmeyer 1973) oder Lebergeschädigte (Gross H 1973) in die Indikationsliste auf. Eine 3. Gruppe fand diesen Schutz meistens überflüssig. Aufgrund unserer in 5.3 und 5.4 dargestellten Erhebungen sollte dieser Schutz eher großzügiger als derjenige gegen Abdominaltyphus empfohlen werden, und nicht umgekehrt, wie es

zumeist vorkommt (Kendrick 1972a; Steffen, unveröffentlichte Daten über Impf-
häufigkeit).
*Absolut:* Keine.
*Empfohlen*
Für Aufenthalte in sämtlichen Entwicklungsländern, sofern die Verpflegung unter
schlechten hygienischen Bedingungen erfolgt (z. B. bei Trekkern und anderen Fe-
rienreisenden mit „abenteuerlichem" Reisestil, Entwicklungshelfern, Berufsleuten
auf abgelegenen Baustellen). Im Zweifelsfall sollte man die Indikation bei Liebha-
bern von Austern (Dienstag et al. 1976; Portnoy et al. 1975), und bei persönlichen
Risikofaktoren wie vorbestehende Krankheit (z. B. Hepatopathie) und Schwangerschaft etwas großzügiger stellen. Unentbehrlichkeit in Familie oder Beruf wird die
Entscheidung höchstens ausnahmsweise beeinflussen.
*Unnötig*
- In Entwicklungsländern für Touristen, die sich ausschließlich in von Reiseorganisatoren ausgewählten oder anderen guten Hotels verpflegen, für Flugzeugbesatzungen (Holdener et al. 1982) und andere Angehörige der Reisebranche mit
  gelegentlichen, nur kurzen Aufenthalten, für Diplomaten und andere Arbeitnehmer in Entwicklungsländern, deren Lebensstandard dort hoch ist (Diesfeld
  1974).
- Bei allen Aufenthalten in Südeuropa, ausgenommen bei Einsätzen nach Kata-
  strophen.
- Bei nachgewiesenem anti-HAV.

g) Kontraindikationen: Keine.


### 6.2.6 *Hepatitis-B-Impfung*

a) Impfstoff
Bei beiden seit 1982 in der Schweiz vertriebenen Impfstoffen handelt es sich um
Totvakzinen, die aus gereinigtem Oberflächenantigen ($HB_sAg$) bestehen, welches
aus menschlichem Plasma von $HB_s$-Trägern gewonnen wird. Als Adjuvans zur besseren Antikörperbildung ist Aluminiumhydroxyd und als Konservierungsmittel das
Quecksilberderivat Thiomersal, zudem aus Sicherheitsgründen Formaldehyd beigemischt (Hilleman et al. 1981).

b) Schutzwirkung
Bei Personen ohne Immundefekte ist eine Antikörperbildung in 80–95% beobachtet worden (MMWR 319/82; Szmuness 1981 Coutinho et al. 1983), und zwar gegen
alle Subtypen. Die Wirkungsdauer erstreckt sich wahrscheinlich auf über 5 Jahre
und setzt wenige Wochen nach Applikation der 2. Dosis ein.

c) Applikation
Der Impfstoff ist i. m. zu verabreichen. Die zeitlichen Abstände unterscheiden sich
je nach Hersteller. H-B-Vax (MSD) ist in 3 Dosen zu 1 ml (Kinder von 3 Monaten–10 Jahren: 0,5 ml) zu geben, wobei die zweite Dosis ca. 1, die dritte 6 Monate
nach der ersten injiziert werden. Im Falle von Hevac-B (Pasteur) erfolgen die
4 Impfstoffgaben am Tag 1, dann nach 1, 2, 12 Monaten. Sollten sich diese Termin-

154

abläufe etwas verzögern, so ist es unnötig, die Gesamtimmunisierung neu zu beginnen; das unterbrochene Programm kann fortgesetzt werden. Eine Gewähr ergibt sich im Zweifelsfall aus der Anti-HB$_s$-Bestimmung.

Im Bedarfsfall, d.h. wenn für eine Auslandsreise mit sehr hohem Risiko ein aktiver Impfschutz nicht rechtzeitig aufgebaut werden kann, läßt sich durch eine kombinierte aktiv-passive Immunisierung ein Schnellschutz erreichen (Deinhardt et al. 1981). Die intramuskuläre Gabe von Anti-Hepatitis-B-Hyperimmunglobulin (0,06 ml/kg KG) soll aber an einer anderen Körperstelle erfolgen. Ob sich diese kostspielige Maßnahme lohnt, wird bezweifelt (Maynard 1978), zeigte sich doch die präexpositionelle Anwendung von Hepatitis-B-Hyperimmun- dem Standardimmunglobulin nicht eindeutig überlegen (Seeff u. Hoofnagle 1979). Für diese spezielle Gruppe von hochgefährdeten Reisenden ist deshalb, nebst der Einleitung einer aktiven Impfung, die meistens ohnehin ebenfalls indizierte Gabe von Immunglobulin mit gesichertem Anti-Hepatitis-A-Antikörpertiter ausreichend und nur bei extremem Risiko ist stattdessen Hyperimmun-B-Globulin angebracht. Bei Anhaltspunkten für eine frühere, evtl. inapperzept durchgemachte Hepatitis B lohnt sich eine vorgängige Bestimmung des Anti-HB$_s$.

d) Nebenwirkungen

Sie kommen in rund 15% vor. Meistens handelt es sich um Lokalschmerz, evtl. verbunden mit Schwellung und Rötung an der Injektionsstelle und/oder subfebrile Temperaturen und Müdigkeit. Diese Beschwerden klingen meistens innerhalb von 2 Tagen ab. Unter den knapp 11 000 im Kanton Zürich geimpften Personen (mehrheitlich medizinisches Personal), klagten nur sehr wenige über bedeutendere Nebenwirkungen wie hohes Fieber, Parästhesien, Übelkeit etc. (Grob et al., im Druck). Bei über 200 000 Geimpften in den USA ist je ein Fall von nachfolgendem Guillain-Barré-Syndrom, aseptischer Meningitis, Grand-mal-Epilepsie, möglicher Myelitis und Erythema multiforme verzeichnet. Es bestehen keine Anhaltspunkte für eine Übertragung von AIDS durch den Impfstoff (MMWR 134/83; WER 240/83).

e) Interaktionen: Keine bekannt.

f) Indikation
*Absolut:* Keine.
*Empfohlen*
– Bei Sozial-, Entwicklungs- und Katastrophenhelfer in allen Ländern der dritten Welt. In Ausnahmefällen bei unvorhergesehenem, raschem Einsatz und extremer Gefährdung (spez. Medizinalpersonal; Mercier, zur Publikation eingereicht) ist eine aktiv-passive Immunisierung zu erwägen.
– Bei anderen beruflich bedingt Reisenden und Ferienaufenthalten, sofern massive Verstöße gegen hygienische Grundregeln (Kontakte mit Prostituierten, Drogen-, homosexuelles Milieu, Tätowierung, Ohrstich, Gesundheitsspritzenkuren etc.) zu erwarten sind.
*Unnötig:* Alle übrigen Reisen, alle Personen mit nachgewiesenem anti-HB$_{s/c}$.

g) Kontraindikationen
– Akuter fieberhafter Infekt,
– Schwangerschaft (in Ermangelung von Daten).

### 6.2.7 *Abdominaltyphus*

a) Impfstoffe

Zur Zeit stehen 3 Impfstoffe zur Verfügung, von denen aber (Ausnahme siehe c) nur
der erstgenannte benutzt werden sollte:

1. Oraler Lebendimpfstoff mit mindestens $10^9$ Keimen des attenuierten Salmonella-
   typhi-Stammes Ty21a. Dessen Hauptcharakteristikum ist das Fehlen des Enzyms
   UDP-Galactose-4-Epimerase (Germanier 1976). Dieser irreversible Defekt wurde durch mehrfache Mutationen im UDP-Gal-4-Epimerase-Gen erzielt. Dadurch kann Galaktose nicht mehr über den normalen Weg über Glukose-1-
   Phosphat→UDP-Glukose→UDP-Galaktose in die Lipopolysaccharide (LPS)
   der Zellwand eingebaut werden. Es entstehen unvollständige Lipopolysaccharide, wodurch der Stamm seine Virulenz verliert. Zellwandlipopolysaccharide sind
   aber nicht nur für die Virulenz, sondern auch für die Immunität verantwortlich.
   Man hätte es hier also mit einem zwar avirulenten, aber auch unwirksamen
   Stamm zu tun, wenn nicht durch einen 2. Stoffwechselweg freie Galaktose, wie
   sie den Bakterien auch in vivo zur Verfügung steht, über Galaktose-1-Phosphat
   und UDP-Galaktose in die LPS eingebaut werden könnte. Eine damit verbunde-
   ne Virulenzsteigerung wird durch eine gleichzeitig stattfindende Autolyse der
   Bakterien, die durch die Akkumulation von Galaktose-1-Phosphat und UDP-
   Galaktose hervorgerufen wird, verhindert. In Ty21a Bakterien laufen somit
   gleichzeitig 2 Mechanismen mit entgegengesetztem Effekt ab, die sich gegenseitig
   kontrollieren: Eine für die Schutzwirkung unentbehrliche, aber auch virulenzför-
   dernde Biosynthese der Zellwand-LPS und eine damit gekoppelte virulenzmin-
   dernde Bakteriolyse (Germanier, 1983).
      Der Impfstamm Ty21a ist zudem „Vi-Antigen-negativ". Das Vi-Antigen ist für
   Salmonella typhi wahrscheinlich ein Virulenzfaktor, spielt aber in der Immunität
   gegen Typhus keine oder höchstens eine untergeordnete Rolle. Das Fehlen dieses
   Antigens im Stamm Ty21a kann somit als zusätzlicher Sicherheitsfaktor betrachtet werden. Der Impfstoff ist bei 2–8 °C vor Licht geschützt aufzubewahren (sonst
   maßgeblicher Aktivitätsverlust innert einer Woche) (Vivotif, Typhoral L).
2. TAB-Impfstoff zur parenteralen Anwendung: ganze Bakterienzellen wurden
   dazu mit Aceton, Alkohol oder Hitze und Phenol etc. inaktiviert.
3. Oraler Totimpfstoff mit pro dosi $4 \cdot 10^{11}$ hitze- und acetoninaktivierten Keimen
   des Stammes Ty 2 (Taboral, nicht mehr produziert) oder $10^{11}$ Ty 58 und dieselbe
   Anzahl Paratyphus A und B (Taboral, Typhoral, nicht mehr im Handel).


b) Schutzwirkung

Ty 21 a gewährt nach einem Feldversuch in Alexandria und Studien bei Freiwilligen
einen Schutz von 87–94% (Gilman et al. 1977; Wahdan et al. 1982; Woodward
1980) ab 2 Wochen nach der letzten Dosis über mindestens 3 Jahre. Eine noch längere Wirkdauer ist bis jetzt nicht belegt. Beweise der Schutzwirkung in anderen Populationen fehlen noch (WER 348/82). Es sind Fälle von Typhus abdominalis nach
Einnahme von Ty 21 a bei Reisenden beschrieben (Hirschel 1983; Hirschel et al.
1983; Raettig 1983; Straumann et al. 1983). Laut Hersteller mögen bei 200 000
Geimpften rund ein Dutzend Fälle aufgetreten sein, wobei aber teilweise die kor-

156

rekte Einnahme der Kapseln, und vor allem deren vorgängige Aufbewahrung im Kühlschrank fragwürdig sind.

Orale Totvakzinen zeigen keine gesicherte Wirkung. Bei Belastungsstudien an Freiwilligen (DuPont et al. 1971 a) zeigten $6 \cdot 10^{11}$ Ty 2 nur 7% Wirksamkeit, bei doppelter Dosis stieg die Schutzquote auf weiterhin unbefriedigende 30%. Ein erster Feldversuch in Indien ($3 \cdot 10^{11}$ Ty 2) zeigte eine Wirksamkeit von 24% (Chuttani et al. 1971), bei erhöhten Dosen ($9 \cdot 10^{11}$ Ty 58, $12 \cdot 10^{11}$ Ty 2) sank die „Wirksamkeit" auf minus 11 (Chuttani et al. 1973), beziehungsweise minus 22% (Chuttani et al. 1977). Die besseren unter den parenteralen Vakzine zeigen, allerdings in geringerem Maße als der orale Lebendimpfstoff, in rund 42–94% eine Wirkung (Ashcroft et al. 1967; Cvejtanovic u. Uemura 1965; Hejfec et al. 1968; Hornick et al. 1970; Polish Typhoid Committee 1966; Woodward 1980) über 2–7 Jahre. Sie weisen aber eine bedeutend höhere Rate von Nebenwirkungen auf, die teilweise zum Tode führen (Ashcroft et al. 1967; Mittermayer 1976). Durch intradermale Applikation wird dieses Risiko zwar gemindert (Iwarson u. Larsson 1980), aber nicht behoben, auch wenn nur ein monovalenter Impfstoff allein gegen Typhus, ohne Vakzine gegen Paratyphus A und B verwendet wird. Die bei normaler Dosierung totale, bei nebenwirkungsreicher Überdosis weitgehende Wirkungslosigkeit der Paratyphusvakzine ist seit längerem belegt (Hejfec et al. 1968; Cvejtanovic u. Uemura 1965). Diese Komponente wird deshalb in fast allen Impfstoffen weggelassen.

Wegen der beschriebenen Mängel wird auf die weitere Beschreibung der oralen Totvakzine und der parenteralen Vakzine verzichtet.


c) Applikation

Am 1., 3., 5. Tag müssen nüchtern (eine Stunde vor dem Essen) zunächst 2 weiße Kapseln mit je 0,4 g Natriumbikarbonat zur Neutralisierung der Magensäure, 2 min später eine rot-weiße Kapsel mit dem Impfstoff eingenommen werden. Kleine Kinder oder andere Personen, denen das Schlucken von Kapseln Mühe bereitet, können den Kapselinhalt in Milch aufschwemmen. Die parenterale Impfung verabreichen wir nur, wenn vor der Malariaprophylaxe (vgl. e) nicht genügend Zeit für die perorale Impfung besteht und eine klare Indikation gegeben ist.


d) Nebenwirkungen

Die Impfung scheint ausgezeichnet verträglich. In 0,1% sind Erbrechen, in 0,03% Nausea oder Bauchschmerzen beschrieben worden (Wahdan et al. 1980). Einzelne Personen berichten über leichten Durchfall.


e) Interaktionen

Aus den bei Poliomyelitis unter 6.2.4 e) geschilderten Gründen ist es empfehlenswert, nicht gleichzeitig oral gegen Poliomyelitis und Typhus zu impfen. An anderen Zentren wird dies jedoch praktiziert.

Antibiotika, Sulfonamide, Malariaprophylaxe können den Impfstoff inaktivieren. Dies gilt möglicherweise auch für Chloroquin, das früher in der Typhustherapie verwendet worden ist (Baker et al. 1974) und nach dessen Anwendung eine bakteriolytische Serumaktivität nicht auszuschließen ist (Pruzanski et al. 1974). Mindestens für einzelne Typhusvakzinen wurde aufgrund von Immunsuppression eine verminderte Antikörperproduktion nach Malaria beschrieben (Williamson u. Greenwood 1978).

f) Indikation

Die einleitend dokumentierte Kontroverse über die Indikation der Typhusimpfung (vgl. Abschn. 1) kann aufgrund unserer epidemiologischen Resultate (5.4.1) recht schlüssig beantwortet werden. Auf den üblichen Touristenrouten ist die Inzidenz pro Reise überall seltener als 1:10000 und liegt meistenorts bedeutend tiefer. Früher durchgemachte Infekte mit S.typhi gewähren keine vollständige Immunität (Marmion et al. 1953).

*Absolut:* Keine.

*Empfohlen:* Nur bei Aufenthalten in Entwicklungsländern mit Verpflegung unter schlechten hygienischen Bedingungen (Rucksacktourismus, Trekking, gewisse Arbeitnehmer, Entwicklungshelfer). Auch für Reisen in Epidemiegebiete ist die Impfung angebracht. Bei Personen mit fehlender Magensaftbarriere (4.5.2) ist die Indikation im Grenzfall großzügiger zu stellen.

*Unnötig:* Bei Aufenthalten in Entwicklungsländern mit relativ guten hygienischen Bedingungen oder bei Reisen durch Südeuropa.

g) Kontraindikationen

- Akute Infekte mit Fieber oder bedeutende chronische Infekte, insbesondere Darminfektionen.
- Angeborene oder erworbene Immundefizienz (6.2.1g).
- Schwangerschaft (in Ermangelung von Daten), aber nicht Stillende.
- Kinder unter 3 Monaten.
- Einnahme von Antibiotika, Sulfonamiden, Malariaprophylaxe weniger als eine Woche vor oder nach Ty 21 a.

### 6.2.8 Reisespezifische Impfungen mit seltener Indikation

#### 6.2.8.1 Pest

a) Impfstoffe

- Inaktivierte (Formalin), gezüchtete Y. pestis, in 0,5% Phenol. Die Vakzine enthält (Plague Vaccine USP) Spuren von Rinderherzextrakt, Hefeextrakt, Agar, Soya- und Caseinpeptone und -peptide (WER 333/82).
- Attenuierte Lebervakzine, Stamm E. V. (nach den Initialen eines an Pest verstorbenen Kindes benannt) wird weiterhin vom Institut Pasteur in Madagaskar produziert.

b) Schutzwirkung

Diese ist bei keinem der Impfstoffe präzise kontrolliert worden. Es scheint aber, daß die Totvakzine Inzidenz und Schweregrad der Infektion über 6 Monate bis 2 Jahre verringert (Cavanaugh et al. 1974; Marshall et al. 1974a, b; Meyer KF 1970; Meyer KF et al. 1974; Williams et al. 1980). 7% der Geimpften produzieren keine im PHA-Test meßbare Antikörper (WER 333/82). Die Produzenten der Lebendvakzi-

158

ne postulieren eine vergleichsweise größere Zuverlässigkeit (Dodin, persönliche Mitteilung; Meyer KF 1970, Meyer KF et al. 1974).

c) Applikation der Totvakzine
Zur Grundimmunisierung werden 1,0 ml initial und je 0,2 ml nach einem und 6 Monaten intramuskulär verabreicht. In dringenden Fällen werden 3mal 0,5 ml im Abstand von je einer Woche injiziert. Für Kinder bis zu 10 Jahren wird die Dosis reduziert (WER 333/82).

Bei kontinuierlicher Exposition werden die ersten 3 Boosterungen mit 0,2 ml (für Kinder weniger) im Abstand von 6 Monaten durchgeführt, danach nur noch alle 1–2 Jahre, da die Antikörpertiter dann langsamer unter den maßgeblichen Titer von 1:128 abfallen.

d) Nebenwirkungen
Diese sind beim amerikanischen Impfstoff recht häufig, evtl. besonders bei Revakzinationen (Bartelloni et al. 1973; Marshall et al. 1974a). Bekannt sind Lokalreaktion, Übelkeit, Fieber, selten steriler Abszeß, Urtikaria, Asthma. Bleibende Schäden oder Todesfälle wurden nicht beschrieben. Die Lebendvakzine soll noch zahlreichere Reaktionen bewirken (Meyer 1974).

e) Interaktionen: Keine bekannt.

f) Indikation
Angesichts der geringen Inzidenz, der mangelhaften Verläßlichkeit und der zahlreichen Nebenwirkungen der Vakzine, und im Hinblick auf die gute Prognose bei rechtzeitiger Antibiotikatherapie ist diese Indikation eng umschrieben.
Absolut: Keine.
*Empfohlen:* Nur bei ausgesprochen hohem Risiko (WER 333/82): Katastrophen-, evtl. andere Entwicklungshelfer oder Personen mit Kontakt zu Nagetieren in Endemiegebieten, insbesondere in den ländlichen Gegenden von Vietnam, Laos oder Kampuchea. Diese Gruppen sind über die Pest zu informieren und sollten Antibiotika, z. B. Tetrazykline, mitführen.
*Unnötig:* Für Touristenreisen einschließlich der Trekker auf der Überlandroute nach Indien (Turner 1978) besteht kein Anlaß zur Vakzination.

g) Kontraindikationen
– Akute Infekte mit Fieber oder bedeutende chronische Infekte.
– Allergie auf Bestandteile der Vakzine (vgl. 6.2.8a), schwere Lokal- oder Allgemeinreaktion anläßlich früherer Applikation dieses Impfstoffes.
– Schwangerschaft (mangels Daten).


### 6.2.8.2 *Fleckfieber*

Angesichts der geringen Verbreitung dieser Rickettsiose (Weyer 1980), der guten Prognose bei rechtzeitiger Therapie und der möglichen allergischen Reaktionen auf den Impfstoff ist die Produktion dieses Impfstoffes in den Vereinigten Staaten eingestellt worden (MMWR 189/78, 465/80). Auch in Europa wird diese Vakzine kaum gebraucht und nur noch in der ČSSR und Nordafrika produziert (Dodin, persönliche Mitteilung).


### 6.2.8.3 Tollwut

a) Impfstoff
Nachdem die Produktion der Entenembryovakzine eingestellt worden ist (MMWR 407/81), wird nur mehr HDC-Totimpfstoff (Human Diploid Cell) der Firmen Mérieux, Behringwerke und Wyeth vertrieben. Dieser besteht aus auf humanen Zellen (WI-38, MRC-5) gezüchteten, mit Beta-Propiolactone oder Tri-n-butylphosphat inaktivierten Tollwutviren des Stammes Pittman-Moore.

b) Schutzwirkung
Um 98–100% über rund 3 Jahre, Antikörper sind ab dem 7.–10. Tag nach Applikation vorhanden (MMWR 265/80).

c) Applikation
Zur Grundimmunisierung sind 3 intramuskuläre (evtl. intradermale, MMWR 279/82; Nicholson et al. 1981) Dosen von 1,0 ml notwendig, entweder an den Tagen 0, 30, 365 oder nötigenfalls 0, 7, 21 oder 28 (Ajjan et al. 1977; MMWR 270/80). Boosterungen sind alle 3 Jahre notwendig (Ausnahme: mit Tollwutviren arbeitendes Laborpersonal alle 12–18 Monate) (Simona et al. 1979).

d) Nebenwirkungen
5–44% meistens leichte Lokalreaktionen, 20% mehrheitlich leichte Allgemeinreaktion, je 0,2% schwere Allergien oder Fieber, Kopfschmerzen und Anzeichen einer ZNS-Beteiligung, die sich nach 24 Stunden bessert, aber nach weiteren Dosen rezidiviert. Todesfälle oder Enzephalopathien sind bisher nicht gemeldet worden, hingegen ein Fall von Guillain-Barré-Syndrom (Anderson et al. 1980; Bøe u. Nyland 1980).

e) Interaktionen: Keine bekannt.

f) Indikation
*Absolut:* Keine.
*Empfohlen:* Für Reisen, auf denen Kontakte mit tollwütigen Tieren vorgesehen oder zu erwarten sind.
*Unnötig:* Übliche Touristenreisen und Safaris.

g) Kontraindikationen
– Akute Infekte mit Fieber oder bedeutende chronische Infekte.
– Immunosuppresion (vgl. 6.2.1 g).
– Schwangerschaft, bei nicht dringender Indikation (Varner et al. 1982).

160

### 6.2.8.4 *Tuberkulose*

a) Impfstoff
Bacille Calmette-Guérin (BCG) sind vermehrungsfähige bovine Tuberkelbakterien,
die auf Nährmedien gezüchtet werden.

b) Schutzwirkung
0–80% (Chaparas 1982; Editorial 1980a; Eickhoff 1977; Tuberculosis Prevention
Trial 1979). Diese Unterschiede mögen auf der Verwendung unterschiedlicher
Impfstoffe, auf Kreuzimmunität in Gebieten mit verbreiteten, atypischen Mykobakterien, auf der Notwendigkeit einer Superinfektion mit virulenten Tuberkelbakterien beruhen. Auch das Alter mag eine Rolle spielen. Die Dauer des Impfschutzes
ist unbestimmt, in Großbritannien werden über 10 Jahre bei 70% angenommen
(D'Arcy Hart u. Sutherland 1977).

c) Applikation
Intrakutane Injektion von 0,1 ml.

d) Nebenwirkungen
Schwere oder andauernde Ulzeration (1–10%) oder Abszeß an der Impfstelle,
Lymphadenitis, selten Osteomyelitis, lupoide Reaktion, disseminierter BCG-Infekt,
v. a. bei Neugeborenen. Todesfälle sind extrem selten (0,14/1 Mio. Impfungen;
Dittmann 1981, S. 177).

e) Interaktionen: Keine bekannt.

f) Indikation
*Absolut:* Keine.
*Empfohlen:* Für lang dauernden Arbeitsaufenthalt oder medizinische Tätigkeit in
Entwicklungsländern bei tuberkulinnegativen Personen.
*Unnötig:* Touristenreisen.

g) Kontraindikation (natürlich nur tuberkulinnegative Personen impfen!)
– Akute Infekte mit Fieber, bedeutende chronische Infekte.
– Immunsuppression (vgl. 6.2.1 g).
– Schwangerschaft.


### 6.2.8.5 *Meningokokkenmeningitis*

Einzelne Quellen erwägen eine Meningitisimpfung für längere Aufenthalte speziell
von Kleinkindern in hochendemischen Gebieten, wie besonders im „Meningitis-
gürtel" (Lapeyssonnie 1963) im Bereich der Sahel-Zone (U.S.Department of
Health and Human Services 1982). Nachdem jedoch offenbar keine Steigerung der
Erkrankungsfälle im Vergleich zu Europa (Eichenlaub 1977) beobachtet wurde,
dürfte sich diese Immunisierung erübrigen. Auch die WHO empfiehlt keine Rou-
tineimpfung in diesen Gebieten, sondern eine Beschränkung der Vakzination auf

Epidemien der Serotypen A oder C (Galazka 1982). Der Impfstoff gewährt einen Schutz von etwa 90% über 1–3 Jahre gegen Typ A und von einem Jahr gegen Typ C. Diese Daten variieren je nach Alter des Patienten. Bei Gefährdung ist allenfalls auch eine medikamentöse Prophylaxe, z. B. mit Rifampicin, erwägenswert.

### 6.2.8.6 Masern

Masern verlaufen in Entwicklungsländern, speziell in Afrika, schwer, was möglicherweise durch Mangelernährung bedingt ist. Trotzdem sollte darauf geachtet werden, daß ausreisende Kinder dagegen geschützt sind (Lit. in Grob 1965).

### 6.2.8.7 Frühsommermeningoenzephalitis

Diese Impfung ist für Besucher der Endemiegebiete in Europa von Bedeutung, nicht aber für die Europa verlassenden Interkontinentalreisenden. Auf eine ausführliche Schilderung wird deshalb verzichtet (Kunz 1983).

### 6.2.8.8 Rifttalfieber

Es liegen erst bescheidene Erfahrungen mit dieser Vakzine vor (Niklasson 1982). Sie vermittelt einen recht guten Schutz bei wenigen Nebenwirkungen. Sie ist nur bei besonders exponierten Gruppen (z. B. Truppen im Sinai) indiziert.

### 6.2.9 Künftige Impfungen

Verschiedene für den interkontinentalen Reiseverkehr bedeutsame Impfungen werden z. Z. entwickelt oder stehen kurz vor der Aufnahme in die Produktion. Letzteres gilt für die Vakzine gegen Hepatitis A (Hilleman, persönliche Mitteilung). Länger werden wir auf die Impfstoffe gegen Reisediarrhö (vgl. 4.5.8, Levine MM, 1983), Gonorrhö (Brinton et al. 1982; Buchanan et al. 1982) und v. a. gegen Malaria (Ambroise-Thomas 1983, Editorial 1981 c; Cohen 1982; Wernsdorfer 1981, USAID/WHO 1983) warten müssen.

## 6.3 Medikamentöse Prophylaxe

Die zeitweilig erwogene Prophylaxe der Amöbiasis und der afrikanischen Trypanosomiasis steht für Reisende der bedeutenden Nebenwirkungen wegen nicht mehr zur Diskussion (Barrett-Connor 1972).

Eigentlich ist die Malariaprophylaxe eine suppressive Therapie. Sie vermag weder die Infektion zu verhindern, noch den exoerythrozytären Leberzyklus der Plasmodien zu unterbrechen. Dies ist die Ursache der nicht auszuschließenden Malariaerkrankungen nach korrekter Prophylaxe. Die Reisenden müssen darüber aufgeklärt sein.

a) Geläufige Medikamente zur Malariaprophylaxe
- 4-Aminochinoline
    - Chloroquin:   Nivaquine: 137 mg Chloroquinsulfat (100 mg Base)
                    Resochin: 250 mg Chloroquindiphosphat (150 mg Base),
                    ebenso wie Aralen, Avloclor
    - Amodiaquin: Camoquin 260 mg Salz (200 mg Base)
                    Flavoquin
- Antifolkombinationen
    - Pyrimethamin/Sulfadoxin: Fansidar (25 mg/500 mg)
    Andere Pharmaka, wie Chlorguanide (Paludrin), Primaquin, Pyrimethamin (Daraprim), Pyrimethamin/Dapsone (Maloprim) etc. sind im deutschen Sprachraum nicht oder wegen hoher Resistenzquote kaum mehr gebräuchlich.

b) Anwendung
Es kann nicht genug betont werden, daß sich die Malariaprophylaxe nach den neusten Empfehlungen zu richten hat, wie sie mindestens jährlich publiziert werden, z.B. im Deutschen Ärzteblatt, der Schweizerischen Ärztezeitung, oder im WER.
   Die Wahl des Prophylaktikums und dessen Dosierung richtet sich zunächst nach der regionalen Empfindlichkeit der Erreger. Diese ist aus Abb. 27 ersichtlich. In der Zone 1 A bestehen noch keine gesicherten Resistenzen auf Chloroquinderivate, wie dies in den Zonen 1 B und 2 der Fall ist. Deshalb sind sich die meisten Experten für die Zone 1 A in der Empfehlung einer Chloroquinprophylaxe einig. Bedauerlicherweise besteht hingegen für die Zonen 1 B und 2 keine Übereinstimmung, was die Reisenden erheblich verunsichert. In den USA (MMWR 1 S–28 S/82) und für Kurzreisen bis zu 4 Wochen in Abwägung der Risiken auch in der Bundesrepublik (Dietrich et al. 1983) wird eine regelmäßige Einnahme von Chloroquin und zusätzlich Fansidar empfohlen. Andere raten während des Aufenthaltes zur Chloroquinprophylaxe, die nach Verlassen des Endemiegebietes durch eine therapeutische Dosis Fansidar ergänzt werden soll (Bengtsson et al. 1981). Um wenigstens innerhalb der Schweiz eine einheitliche Richtlinie zu gewährleisten, haben sich die interessierten Kreise in einer Arbeitsgruppe zusammengeschlossen (Stahel et al. 1983). In Anlehnung an die Empfehlungen der WHO (WER 381/82) lauten die dort erarbeiteten Grundsätze, die hier als Beispiel ausführlich geschildert seien:

Zone 1A:  Chloroquinprophylaxe.
Zone 1B:  Chloroquinprophylaxe, therapeutische Dosis Fansidar in Reserve zur Behandlung einer möglicherweise auftretenden Malaria.
Zone 2:   Fansidarprophylaxe (WER 94/82). Resistenzen kommen zwar gegen

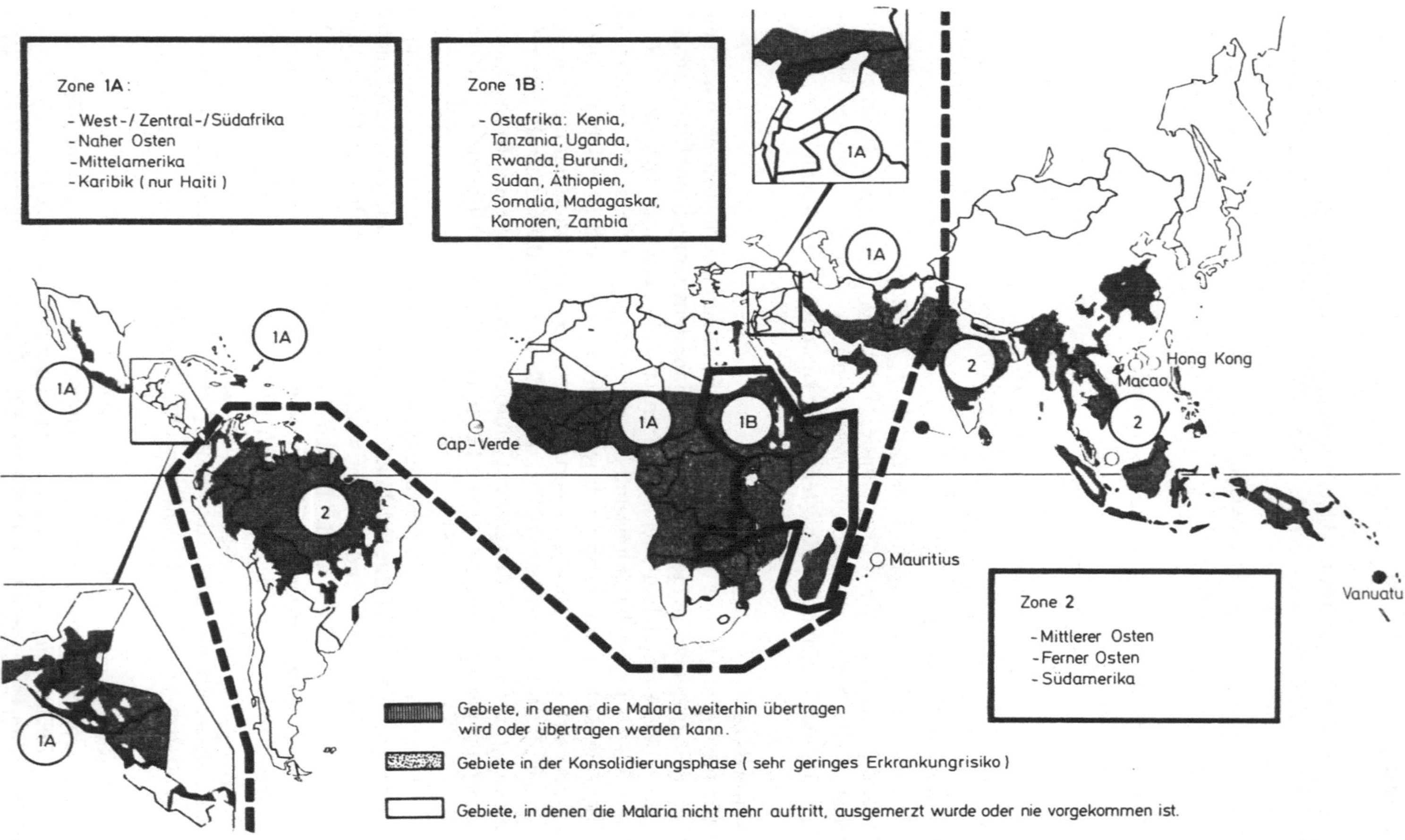

Zone 1A:
- West-/Zentral-/Südafrika
- Naher Osten
- Mittelamerika
- Karibik ( nur Haiti )
Zone 1B:
- Ostafrika: Kenia, Tanzania, Uganda, Rwanda, Burundi, Sudan, Äthiopien, Somalia, Madagaskar, Komoren, Zambia
Zone 2
- Mittlerer Osten
- Ferner Osten
- Südamerika
1A
1A
1A
1A
1A
1B
2
2
2
Cap-Verde
Mauritius
Hong Kong
Macao
Vanuatu
Gebiete, in denen die Malaria weiterhin übertragen wird oder übertragen werden kann.
Gebiete in der Konsolidierungsphase ( sehr geringes Erkrankungrisiko )
Gebiete, in denen die Malaria nicht mehr auftritt, ausgemerzt wurde oder nie vorgekommen ist.

Plasmodium vivax vor, sind aber deswegen im Vergleich zur Zone 1B weniger bedrohlich (Ausnahmen s. unten).

Die Dosierungsrichtlinien sind aus unserem in Tabelle 57 wiedergegebenen Merkblatt ersichtlich. Im Unterschied zur WHO (WER 93/82) und anderen (Ross Institute 1981) geben wir bei Kurzaufenthalten einer täglichen Chloroquineinnahme

**Tabelle 57.** Merkblatt zur Malariaprophylaxe gemäß Schweizerischer Arbeitsgruppe für reisemedizinische Beratung (Aufenthaltsdauer im Endemiegebiet bis zu 12 Monaten, gemeinsam mit Karte gemäß Abb. 27 abgegeben)

Die Malaria ist eine weitverbreitete und gefährliche Fieberkrankheit. Die einzige zuverlässige Vorbeugung besteht in der *regelmäßigen* Einnahme von Medikamenten. Die Wahl des Medikamentes und die Dosierung sind abhängig von: Reiseziel, Resistenzen der Malariaerreger, Reisedauer, Körpergewicht.

*Allgemeine Regeln der Malariaprophylaxe:*

– DAUER: EINE WOCHE VOR, WÄHREND UND 6 WOCHEN NACH AUFENTHALT IM ENDEMIEGEBIET
– Tabletten sollen nur *nach* der Mahlzeit eingenommen werden.
– Medikamente für Kinder unerreichbar aufbewahren.
– Bei Aufenthalten von über 12 Monaten Dauer oder für Kinder mit Gewicht unter 15 kg konsultiere man ein Impfzentrum, ein Tropeninstitut oder einen Tropenarzt.

**ZONE 1 A**

| *Dosis nach Körpergewicht* | *Während den ersten 3 Monaten:* | *Ab 4. Monat Dosis verringern auf:* |
|---|---|---|
| 15–25 kg | ¼ Nivaquine/Tag | ¼ Nivaquine 3mal/Woche |
| 25–35 kg | ½ Nivaquine/Tag | 1½ Nivaquine 1mal/Woche |
| 35–45 kg | ¾ Nivaquine/Tag | 2 Nivaquine 1mal/Woche |
| ab 45 kg | 1 Nivaquine/Tag | 3 Nivaquine 1mal/Woche |

Statt Nivaquine kann auch Resochin eingenommen werden, wobei 1 Tbl. Nivaquine etwa ½ Tbl. Resochin entspricht. Als weitere Möglichkeit kommt Camoquin in Frage, Dosierung s. u.

**ZONE 1 B**

Wie Zone 1 A. Da einzelne Malariaerreger in Ostafrika aber auf verschiedene Medikamente resistent sein können, empfiehlt sich neben der Chloroquinprophylaxe (z. B. Nivaquin) die Mitnahme von Fansidar. Dieses soll nur eingenommen werden, falls der Verdacht auf eine Malariainfektion besteht (Fieber, Schüttelfrost, möglicherweise begleitet von Kopf- oder Gliederschmerzen, Erbrechen, Bewußtseinstrübung). Personen über 40 kg Körpergewicht nehmen dann 3 Tbl. Fansidar ein (in 1 Dosis!), bei 30–40 kg genügen 2 Tbl., bei 15–30 kg 1 Tbl., für unter 15 kg schwere Kinder genügt ½ Tbl. Wenn möglich ist vorher, andernfalls sofort nachher, ein Arzt zu konsultieren. Anschließend ist die Chloroquinprophylaxe ohne Unterbrechung weiterzuführen.

**ZONE 2**

| *Dosis nach Körpergewicht* | ☐ *Allgemeine Regel (für 1. Jahr)* | ☐ *Bei Allergie oder anderer Unverträglichkeit von Fansidar, Schwangerschaft, Neugeborene* |
|---|---|---|
| 15–25 kg | ¼ Fansidar 1mal/Woche | 1 Camoquin 1mal/Woche |
| 25–35 kg | ½ Fansidar 1mal/Woche | 1½ Camoquin 1mal/Woche |
| 35–45 kg | ¾ Fansidar 1mal/Woche | 2 Camoquin 1mal/Woche |
| ab 45 kg | 1 Fansidar 1mal/Woche | 3 Camoquin 1mal/Woche |

Da diese Malariaprophylaxe wohl einen sehr weitgehenden, aber nicht einen garantiert sicheren Schutz gewährt, ist es wichtig, sich möglichst wenig Stichen durch die übertragenden Stechmücken auszusetzen (Tragen von langärmeligen Kleidern, langen Hosen, Benützen des Moskitonetzes in der Dämmerung und nachts).

**Tabelle 58.** Empfehlungen zur Malariaprophylaxe der Arbeitsgruppe der Deutschen Tropenmedizinischen Gesellschaft (Dietrich et al. 1983)

Die Arbeitsgruppe der Deutschen Tropenmedizinischen Gesellschaft empfiehlt Reisenden, die folgende Prophylaxe gegen Malaria durchzuführen.

▶ Weltweit: Chloroquin (Resochin), 300 mg der Base wöchentlich.

▷ Beginn: Bei Einreise in das Malariagebiet. In der ersten Woche doppelte Dosis.

▷ Ende der Prophylaxe: 6 Wochen nach Verlassen des Malariagebietes.

▶ Für Reisende in Gebiete mit Chloroquin-Resistenz in Südamerika und Asien östlich von Pakistan, im westlichen Pazifik und in Ostafrika:

▷ Chloroquin (Resochin), 300 mg der Base wöchentlich.

Bei Kurzreisen bis zu 4 Wochen kann eine zusätzliche Einnahme von

▷ Pyrimethamin und Sulfadoxin (Fansidar): 1 Tablette wöchentlich in Abwägung der Risiken erwogen werden.

▷ Beginn: Bei Einreise in das Malariagebiet. Chloroquin, doppelte Dosis in der ersten Woche.

▷ Ende der Prophylaxe: 6 Wochen nach Verlassen des Malariagebietes.

Für Aufenthalte in diesen Ländern, die länger als 4 Wochen dauern,

▶ Chloroquin, 300 mg der Base pro Woche.

▷ Bei Fieber trotz Chloroquin-Prophylaxe und bei mangelnder ärztlicher Untersuchungsmöglichkeit kurative Einnahme von 3 Tabletten einer Kombination aus Pyrimethamin und Sulfadoxin (Fansidar).

*Hinweise:* Auch die kurative Einnahme dieser Kombination schließt eine weiterbestehende Malaria in diesen Gebieten nicht aus, da Resistenzen auch dagegen bestehen können.

Bei Sulfonamid-Allergie und Schwangerschaft soll Fansidar nicht eingenommen werden.

▶ Reisende, die Medikamentenunverträglichkeiten haben und die in Malariagebiete mit multiresistenter Malaria tropica (Thailand, Vietnam, Burma, Laos, Kambodscha, Kalimantan, Brasilien) reisen müssen, sollen sich zur individuellen Beratung an ein Tropeninstitut oder eine tropenmedizinische Beratungsstelle wenden.

*Notabene:* Bei Fieber nach Aufenthalt in malariaendemischen Gebieten muß trotz korrekt durchgeführter Prophylaxe eine Malaria durch direkte Blutuntersuchung (dicker Tropfen bzw. Blutausstrich) ausgeschlossen werden.

den Vorzug, denn dies wird weniger vergessen. Bundesdeutsche und viele andere Experten setzen zudem den Beginn der Chloroquinprophylaxe (300 mg Base in einer wöchentlichen Dosis) erst bei der Einreise ins Endemiegebiet an, wobei in der ersten Woche eine doppelte Dosis eingenommen werden muß (siehe Tabelle 58). Vorteilhaft ist z. B. die kürzere Tabletteneinnahme, nachteilig, daß eventuelle Unverträglichkeitserscheinungen nicht mehr mit dem Hausarzt besprochen werden können. Ganz besonders muß die mündliche Erläuterung der Richtlinien zur Soforttherapie (Zone 1B, Tabelle 57) beachtet werden. Erst die Zukunft wird zeigen, ob sich dieses Vorgehen in der Praxis bewährt. Manifeste Infektionen sind v. a. unmittelbar nach Absetzen der Prophylaxe, d. h. zuhause, zu erwarten. Zu ergänzen ist, daß für die von Touristen selten besuchten Gebiete in Indochina (Flüchtlingslager im Grenzgebiet Kampuchea/Ostthailand), in denen ausgeprägte Resistenzen auf Chloroquin und Fansidar vorkommen, Chinintabletten zum therapeutischen Gebrauch mitzugeben sind.

c) Nebenwirkungen

4-Aminochinoline sind allgemein gut verträglich. Gastrointestinale Beschwerden (Appetitlosigkeit, Übelkeit) verschwinden meistens, wenn die Pillen erst nach der Mahlzeit eingenommen werden. Seltener wird über Augenflimmern, Farbenseh- und Akkomodationsstörungen, Kopfschmerzen, Insomnie, Juckreiz (Spencer et al. 1982), Exanthem berichtet. Diese Symptome sind stets reversibel. In der Literatur sind zudem Einzelfälle von Psychose (Bomb et al. 1975), Neuromyopathie (Couland et al. 1978), unwillkürliche Bewegungen (Singhi et al. 1977), Kardiomyopathie (Magnussen u. Olivarius 1977), AV-Block III. Grades (Edwards et al. 1978), Knochenmarkaplasie (Nagaratnam et al. 1978), Lichtüberempfindlichkeit, Entfärbung der Haare (Magnussen u. Olivarius 1977) beschrieben. Bei Überdosierung in suizidaler Absicht sind u. a. Atem- und Herzstillstand innerhalb einer Stunde möglich (Britton u. Hevau 1978; Czajka u. Flynn 1978).

Besonders bedeutsam sind aber die bereits nach einigen Monaten auftretenden, reversiblen Chloroquinablagerungen in der Cornea (Seiler u. Thiel 1977), die sich mittels Spaltlampenuntersuchung objektivieren lassen. Die irreversiblen Retinopathien hingegen, die bei Langzeitprophylaxe jährliche augenärztliche Kontrollen erforderlich machen, treten nur bei Einzelnen und erst nach Einnahme von über 100 g auf, was je nach Dosierung nach 3–7 (meistens 6) Jahren Prophylaxe erreicht wird (Bruce-Chwatt 1977). Diese Grenzdosis sollte nicht überschritten werden (s. u.).

Die Antifolkombinationen können ebenfalls Verdauungsstörungen sowie seltener allergische Reaktionen, Kopfschmerzen, Neuropathie, Haarausfall, Cholostase bewirken. Nach längerer Einnahme ist ein Folsäuredefizit möglich, aber eine Anwendung über eine Dauer von 18 Monaten kann verantwortet werden (Wiedermann et al. 1983).

d) Kontraindikationen/Interaktionen (Bint u. Reeves 1978)
- Chloroquin:
  Bisherige Dosis über 100 g.
  Glukose-6-phosphat-Dehydrogenase-Mangel.
  Erkrankungen der blutbildenden Organe und des ZNS.
  Vorsicht bei Niereninsuffizienz (Dosisreduktion).
  Interaktionen mit D-Penicillamin möglich.
- Antifolkombinationen (z. B. Fansidar):
  Sulfonamid-Allergie.
  Schwangerschaft (nur theoretischer teratogener Effekt, deshalb ist eine begründete therapeutische Dosis Fansidar nicht kontraindiziert).
  Säuglinge (Enzymdefekt in den ersten 4 Lebenswochen).
  Schwere Leber- oder Niereninsuffizienz.
  Vorsicht bei hämatologischen Störungen, nötigenfalls engmaschige Kontrolle.
  Interaktionen mit Sulfonylharnstoff, Antikoagulanzien, Diphenylhydantoin, Barbituraten, deren Wirkung verstärkt wird.

e) Spezialfälle

Schwangere und Stillende dürfen Chloroquin bedenkenlos einnehmen, obgleich es die Placenta durchquert und in geringsten Mengen in der Muttermilch vorkommt. Auch einzelne begründete therapeutische Dosen von Fansidar sind nicht kontraindiziert. Von einer Prophylaxe mit Fansidar ist hingegen abzusehen, stattdessen soll Chloroquin oder Amodiaquin gegeben werden (Bruce-Chwatt 1983).

Säuglinge: 7 mg Amodiaquinbase/kg KG einmal wöchentlich als Sirup, Pulver (Zone 2) bzw. 5 mg Chloroquinbase/kg KG (Lagaquin) einmal wöchentlich (Zone 1A, 1B).

Personen mit langer Aufenthaltsdauer von über 6 Jahren bei Chloroquinprophylaxe, über 1 Jahr bei Fansidarprophylaxe können eventuell die kontinuierliche Prophylaxe aussetzen, sofern Perioden mit geringer Übertragung vorkommen. Sie sollen die Regeln der Expositionsprophylaxe befolgen und stets bereit sein, eine therapeutische Dosis entsprechend der Resistenz und der Empfindlichkeit der Erreger in ihrer Region einzunehmen.

### 6.3.2 Reisediarrhö

Unter 4.5.8 wurde dargelegt, daß kein absolut zuverlässiges, nebenwirkungsfreies Prophylaktikum gegen diese häufige Gesundheitsstörung existiert. Abgesehen vom Bismutum subsalicylaticum in der allerdings unpraktischen vorliegenden Darreichungsform kommen vorläufig nur potente Chemotherapeutica für diese Indikation in Betracht; denn bei anderen Pharmaka ließ sich die Wirkung nicht beweisen:

- Streptotriad (v. a. im Commonwealth im Handel),
- Doxycyclin (Vibramycin),
- Co-trimoxazol (Bactrim, Eusaprim).

Die geschilderten potentiellen Nebenwirkungen (s. 4.5.8) sind großenteils mindestens ebenso störend wie die mehrheitlich banale Reisediarrhö; in seltenen Einzelfällen sind sie sogar bedrohlich (Geddes 1981; Guerrant u. Hughes 1978; Sack DA et al. 1978). Resistente Keime können den Reisenden überdies trotzdem gefährden. Außerdem sind bedeutende ökologische Bedenken zu berücksichtigen. Eine medikamentöse Prophylaxe ist somit keinesfalls jedem Reisenden zu empfehlen (Merson 1979). Sie soll höchstens bei folgenden Personengruppen, und auch da sehr sorgfältig, erwogen werden (Editorial 1982a):

1. Patienten, bei denen die Reisediarrhö gefährliche Komplikationen bewirken könnte:
   - Digitalis- oder Diuretikatherapie, wegen möglicher Elektrolytstörungen,
   - frühere zerebrovaskuläre Durchblutungsstörungen oder andere Prozesse, bei denen schon eine leichte Dehydrierung bedrohlich werden könnte,
   - Colitis ulcerosa.
2. Patienten mit reduzierter Infektabwehr:
   - Immunsuppression,
   - fehlende Magensäurebarriere (vgl. 4.5.2),
   - Anamnese mit häufigen schweren Reisediarrhöen anläßlich früherer Tropenaufenthalte.

3. Personen mit bedeutenden Aufgaben bei Kurzaufenthalten:
   - Sportler (Owen 1976),
   - Politiker, Diplomaten, Militärpersonen,
   - Geschäftsleute.

Bis jetzt ist die Effizienz der 3 erwähnten Chemotherapeutika nie verglichen worden. Wir würden dem nebenwirkungsarmen Streptotriad den Vorzug geben, sofern es erhältlich ist. Als Alternative zur – es sei nochmals betont – sehr beschränkt indizierten Prophylaxe der Reisediarrhö kommt deren Therapie in Frage. Sie ist unter 6.5 erläutert.

### 6.3.3 Kinetosen

Seit Jahrzehnten haben sich zur Prophylaxe der Reisekrankheit verschiedene Pharmaka bewährt, welche die überwiegend cholinergen Reize auf das Brechzentrum unterdrücken. Es handelt sich v. a. um Antihistaminika; denn es wurde beobachtet, daß Allergiker, die unter Therapie standen von Kinetosen weniger betroffen wurden. Vor- und Nachteile der einzelnen Pharmaka müssen für den Einzelfall beurteilt werden. Außer den in Tabelle 59 aufgeführten Substanzen können noch andere Phenothiazidderivate (Wood 1979) für resistente Spezialfälle erwogen werden. Handelsüblich sind zahlreiche Kombinationspräparate (Tabelle 59); es sei aber betont, daß weder die Wirkung von Pyridoxin (Vitamin B 6) noch die Kompensation der Sedierung durch Koffein belegt sind.

**Tabelle 59.** Prophylaxe der Kinetose

| Pharmakon | Dosis (Erwachsene) [mg] | Wirkdauer [h] | Nebenwirkung | Wirkung | Medikation bei | | Präparat (Literaturhinweis) |
| --- | --- | --- | --- | --- | --- | --- | --- |
| | | | | | Schwangeren | Kleinkinder[a] | |
| Dimenhydrinat | 50 | 6 | Schläfrigkeit | + + | Ja | Ab 3 Jahre | Dramamin, Vomex A Dramamin comp. |
| – evtl. + Coffein | 50 | | | | | | |
| Cyclizin | 50 | 4 | Wenig Schläfrigkeit | + | Nein | Ja | Echnatol, Fortraval Marzine |
| Meclozin | 20–50 | 6 | Schläfrigkeit | + | Ja | Ja | Bonamine |
| – evtl. + Vit B | 25–50 | | | | | | Itinerol B$_6$ |
| – evtl. + Coffein | 20–25 | | | | | | Peremesin |
| Cinnarizin | 25 | 8 (?) | Wenig Müdigkeit | + + | ? | Nein | Stugeron, Stutgeron |
| Promethazin | 25–50 | 6–24 | Sedation | + + + | Ja | Ja | Phenergan, Atosil |
| – evtl. + Ephedrin | 25–50 | | | | | | |
| Scopolamin | 0.3–0.6 | 6 | Schläfrigkeit | + + + | Nein | Nein | |
| – evtl. + Dexamphetamin | 5–10 | | Sucht | | | | |
| – evtl. + Ephedrin HCl | 25 | | | | | | (Laitinen et al. 1981) (Wood 1979) |
| – evtl. + Neostigmin | 10 | | | | | | |
| Scopolamin TTS (transdermal) | 0,5/Tag, 3mal | 60–72 | Mundtrockenheit Müdigkeit Akkomodationsstörung | + + | Nein | Nein | Transderm-V Scopoderm-TTS |
| Ingwer | 940 | ? | ? | + + + | ? | ? | (Mowrey u. Clayson 1982) |

[a] Dosierungsrichtlinien beachten

Erfahrungsgemäß bewähren sich Dimenhydrinat, Cyclizin oder Meclozin für Kurzreisen, individuelle Präferenzen können ausgetestet werden. Das Rhizom von Zingiber offizinale zeigte sich in einem Kurztest auf einem drehenden Sessel mit unterschiedlicher Beinlänge wirksamer als Dimenhydrinat 100 mg (Mowrey u. Clayson 1982). Es fehlen aber Angaben über Langzeit- und Nebenwirkungen. Für längere Kreuzfahrten oder beruflich bedingte Kinetosen (z. B. Stewardessen, Möhr 1982) bewährt sich Cinnarizin, das evtl. bereits einen Tag vor dem Start eingenommen werden sollte (Hargreaves 1980; Towse 1980). Ausführliche Studien über die ideale Dosierung fehlen noch (Trumbull et al. 1960), aber teilweise sind bereits 7,5 mg einer Tropfsuspension wirksam. Das transdermal wirkende Scopolamin-TTS ist bisher nie mit Cinnarizin, sondern nur mit Dimenhydrinat verglichen worden und erwies sich nicht als überlegen (Cronin et al. 1982; Price et al. 1981). Wirkung und Wirkdauer scheinen individuell recht unterschiedlich (Graybiel et al. 1982).

Wichtig ist, daß bei fortgesetzter Exposition die Neigung zur Reisekrankheit abnimmt und damit die Dosierung vermindert oder die Prophylaxe beendet werden kann (Wood 1979).

### 6.3.4 Bergkrankheit

Die beste Prophylaxe der akuten Bergkrankheit und deren Komplikationen Höhenlungenödem und -hirnödem ist zweifellos die allmähliche Höhenadaption (J. R. Sutton 1982) und die gute körperliche Verfassung. Leider bieten verschiedene Reiseveranstalter ihren zahlreichen Kunden, denen nur ein kurzer Zeitraum zur Verfügung steht, Hochgebirgstrekkingtouren im Himalaja und in den Anden an, bei denen ein Intervall zur Anpassung des Organismus fehlt.

Verschiedene Studien haben mehr oder weniger eindeutig belegt, daß Azetazolamid (Diamox) 2mal 250 mg (Birmingham Study Group 1981; Cain u. Dunn 1966; Forwand et al. 1968; Greene et al. 1981; Hackett et al. 1976) oder Spironolactone (Aldactone) 3mal 25 mg (Brookfield et al. 1977; Currie et al. 1976; Snell u. Cordner 1977; Sutton 1977) die Inzidenz der Höhenkrankheiten vermindern. Anderseits aber bestehen gegen eine Prophylaxe mit diesen beiden Diuretika große Bedenken, denn in den untersuchten Höhen wurde nicht nur Flüssigkeitsretention (Howell u. Cove 1979), sondern auch Dehydrierung mit Apoplexie (Oelz 1982a) beschrieben. Beim Höhenlungenödem werden neben anderen pathogenetischen Faktoren einzelne Stromgebiete durch Mikroemboli blockiert (Sutton 1982, S. 78–87). Warum der Mensch in großer Höhe zu Thrombosen neigt, ist bisher nicht restlos geklärt (Sutton 1982, S. 41–42). Zu Recht ist aus zahlreichen Gründen die Indikation für die prophylaktische Gabe der genannten Diuretika umstritten (McFarlane 1976; Oelz 1982; Ramsay 1977). Wir würden sie befürworten bei Personen, die bei früheren Touren an Komplikationen der akuten Bergkrankheit gelitten haben, denn Rezidive sind recht häufig (J. R. Sutton 1982, S. 171–172). Erwägenswert ist die Gabe auch bei den anfälligeren Trekkern jüngerer Jahrgänge. Die Prophylaxedauer sollte 2 Wochen nicht übersteigen. Im Falle einer solchen Prophylaxe sind die betreffenden Personen eindringlich zu ermahnen, genügend Flüssigkeit aufzunehmen. Welches der beiden Prophylaktika günstiger ist, bedarf noch der Abklärung. Nach eigenen Beobachtungen bewirkt Spironolactone etwas weniger Parästhesien.

170

Offenbar entsprechen sämtliche Studien, die das zur Prophylaxe ebenfalls ange-
botene Micoren betreffen, nicht den modernen Normen (Gürtler 1960; Martin-
Lalande 1961).


## 6.4 Expositionsprophylaxe

Ziel der Beratung soll es sein, dem Reisewilligen sämtliche für das Reiseziel und
den Reisestil notwendige Empfehlungen mitzuteilen. Er soll jedoch nicht durch
Schilderung für ihn nicht bestehender oder minimalster Gefahren unnötig veräng-
stigt und in seiner Freiheit eingeschränkt werden. Erfahrungsgemäß würden sonst
zahlreiche Reisende auch die für sie wesentlichen Empfehlungen vernachlässigen.
Ausführliche Empfehlungen für das Leben in den Tropen finden sich in zahlreichen Monographien, die sich v. a. an den Nichtmediziner wenden (Bühr 1982; Bundesverwaltungsamt 1982; DuPont u. DuPont 1981; von Haller 1981; Werner 1981).


### *6.4.1 Malaria*

Da die medikamentöse Prophylaxe wegen der Resistenzen keinen 100% verläßlichen Schutz mehr bietet, gewinnt die Minderung von Mückenstichen wieder an Bedeutung. Anopheles ernähren sich vorwiegend zwischen Dämmerung und Morgen-
grauen, deshalb sollen sich die Vorbeugungsmaßnahmen auf diesen Zeitraum
konzentrieren:

1. Aufenthalt in Räumen, in welche Mücken nicht eindringen können, gegebenenfalls Benützung der Moskitoverdrahtung vor den Fenstern.
2. Bekämpfung der Mücken in den Räumen mit Insektiziden.
3. Benutzen von Moskitonetzen. Dabei auf sorgfältigen Verschluß der Öffnungen
   achten. Bei Säuglingen und Kleinkindern ist diese Maßnahme besonders wichtig.
4. Wichtig sind Kleider, die einen möglichst großen Teil der Körperoberfläche be-
   decken (lange Ärmel und Hosen etc.).
5. Gebrauch von Repellents an den unbedeckten Körperflächen. Besonders wir-
   kungsvoll ist darin der Zusatz von N, N-Diäthyl-meta-toluamid (MMWR 18
   S/82) oder von Dimethyl-Phtalat (WER 94/82). Die Wirkdauer der Repellentien
   ist auf 2–3 Stunden beschränkt. Für Säuglinge sind sie ungeeignet; denn sie sind
   durch die Haut teilweise resorbierbar und könnten in Augen und Mund ver-
   schmiert werden.
6. Das Vitamin $B_1$ enthält ein Schwefelatom, deshalb riecht eines seiner Abbaupro-
   dukte stark. Dieses wird nach einer Latenz von 2–3 Tagen mit dem Schweiß aus-
   geschieden. Ob die Einnahme von 300–1 500 mg/Tag zur Mückenabwehr geeignet ist, bleibt umstritten. Es existieren bisher noch keine kontrollierten Studien
   (Mauseth, persönliche Mitteilung; Müting 1958; Rahm 1958). Möglicherweise
   weichen die Mücken auf Personen ohne unangenehme Ausdünstung aus. Sobald
   sie unter Laborbedingungen ausgehungert sind oder keine Alternativen finden,
   stechen sie aber offensichtlich auch Personen, die Vitamin $B_1$ eingenommen haben.

### 6.4.2 Reisediarrhö

Logischerweise würden kaum je Reisediarrhöen auftreten, wenn die Besucher jene Speisen meiden würden, die sie nicht selbst schälen können oder die nicht frisch gekocht sind (vgl. 4.5.8). Unsere Erhebungen haben aber gezeigt, daß nur eine verschwindende Minderheit von Urlaubern sich strikt an diese Regeln hält. Andere können den zwar berüchtigten, aber offensichtlich trotzdem beliebten kalten Buffets kaum ausweichen, da etliche Hotels keine anderen Menüs anbieten.

Prophylaxeregeln, die nicht befolgt werden (können), sind unnütz. Deshalb schlagen wir für Touristen in Entwicklungsländern ein pragmatischeres Verhalten vor, das allerdings auch risikoreicher ist, weil für gewisse Darminfektionen niedrige Keimzahlen genügen:

1. Grundsätzlich zu meiden sind:
   - ungekochtes Leitungswasser;
   - Speisen, die verdorben aussehen oder schmecken;
   - Rohe oder ungenügend gekochte Meerfrüchte, Fische, Fleisch;
   - Nahrungsmittel von Straßenverkäufern oder anderen unzuverlässigen Gaststätten, außer es wird vor den Augen gar gekocht.
2. Ein zweifellos erhöhtes Diarrhörisiko bergen kalte Speisen wie Hors d'œuvre, Salate, Desserts (außer selbstschälbaren Früchten), Eis. Diese Nahrungsmittel dürfen im Hotel nur dann in allmählich steigenden Mengen konsumiert werden, wenn länger anwesende Gäste gute lokale hygienische Verhältnisse bestätigen.

Personen, die sich unter ungünstigen hygienischen Bedingungen verpflegen müssen, wie speziell gewisse Entwicklungshelfer, müssen selbstverständlich auf die strikteren Richtlinien hingewiesen werden. Nötigenfalls muß Wasser abgekocht (10 min. kochen!), entkeimt (z. B. Micropur, Chlorina: beschränkt wirksam) oder gefiltert (z. B. Katadyn-Filter) werden. Das Wasser wird durch die letztgenannte Methode auch von Viren, z. B. Polioviren befreit (Meier, persönliche Mitteilung). Möglicherweise haften diese an größeren Partikeln und werden tatsächlich abfiltriert. Mineralwasser großer Firmen sind weniger riskant als diejenigen unbekannter, kleiner Firmen (Gonzales-Cortes et al. 1982; Harris 1982). Die Originalflaschen sollen vor den Augen des Gastes geöffnet werden. In abgelegenen Ortschaften in Entwicklungsländern wird der Flascheninhalt (z. B. Coca-Cola) mitunter mit Flüssigkeit ähnlicher Farbe verdünnt, was sich am eingedellten Deckel leicht nachweisen läßt. Im Bedarfsfall hat sich heißes Leitungswasser, in Ermangelung zuverlässiger Flüssigkeiten, als keimarm erwiesen (Neumann 1969). Eventuell kann ein eigener Gemüsegarten angelegt werden. Bei Beschäftigung von Hauspersonal soll regelmäßig kontrolliert werden, ob die Angestellten vor der Zubereitung von Speisen die Hände mit Seife und Bürste waschen und ob die Nägel kurz und sauber gehalten sind.

Aus der Feststellung, daß nach Konsum von Bier und Wein die Inzidenz der Diarrhö gemäß Tabelle 18 geringfügig und nicht signifikant vermindert ist, läßt sich keine Indikation zum prophylaktischen Alkoholgenuß ableiten, obgleich dieser die Magensäuresekretion stimuliert.

### 6.4.3 Verschiedene Krankheiten und Unfälle

#### 6.4.3.1 Schutz vor klimatischen Auswirkungen

Der Reisende in warmen Ländern benötigt eine genügende Flüssigkeitszufuhr, welche eine gesteigerte Verdunstung erlaubt, ohne den normalen Wasserhaushalt zu stören. Dazu kann die Urinfarbe kontrolliert werden; sie sollte immer hellgelb sein. Möglicherweise drosselt der Organismus in der Hitze die Flüssigkeitsausscheidung, steigert den Durst aber erst nach einer Latenz. Vorübergehend tritt eine hypertone Dehydratation mit relativ hohem Serumchlorid auf (Brandt u. Polle 1976). Besonders wichtig ist die ausreichende Trinkmenge für Kinder. Dabei ist dünner Schwarztee (mit abgekochtem Wasser, in Thermosflaschen wird oft Leitungswasser abgefüllt!) den kommerziellen Präparaten (Coca-Cola etc.) vorzuziehen, obwohl letztere bei einer Reiserast nützlich sind.

Nach Schwitzen, Durchfall, Erbrechen müssen nicht nur Flüssigkeit, sondern auch Elektrolyte ersetzt werden. Dies läßt sich durch Kraftbrühe, Tomaten- und Fruchtsäfte erreichen. Nur bei extremem Flüssigkeitsverlust ist eine andauernd reichlichere Salzzufuhr angebracht; andernfalls kann eine Hypertonie induziert werden (vgl. 6.5).

Die aus der Kolonialzeit stammende Regel „Kein Alkohol vor Sonnenuntergang" hat weiterhin Gültigkeit. Spirituosen sollten nur als Longdrink mit viel Mineralwasser getrunken werden. Es muß immer wieder darauf hingewiesen werden, daß Alkohol ein untaugliches gastrointestinales Desinfizienz ist. Das in vielen Tropenländern gebraute Bier ist meistens von leichter Qualität. Eis sollte nur dazu dienen, die Flaschen, nicht aber die Getränke zu kühlen. Übermäßiger Konsum von eisigen Flüssigkeiten ist nicht bekömmlich, denn reaktiv wird der Magen erwärmt, was aber nicht isoliert geschehen kann: es kommt zu Schweißausbruch und Mattigkeit.

Kleidung aus leichtem, eher hellem Material, welche die Ausdünstung erlaubt, z. B. Baumwolle, ist günstig. Synthetische Stoffe eignen sich nicht für einen Tropenaufenthalt. Die Wäsche sollte täglich gewechselt werden. Dies ist für Kinder besonders wichtig.

Tägliches Duschen oder Waschen. Der Körper soll gut abgetrocknet werden, um Hautinfekte und Fußpilz zu vermeiden.

#### 6.4.3.2 Schutz vor Insolation

Adäquate Sonnenbrille: Selbsttönende Gläser sind in den Tropen weniger geeignet, da die Luftfeuchtigkeit dort die UV-Strahlung vermindert, auf welche Silberchlorverbindungen ansprechen (Trojan 1978). Zudem ist die Intensität der Färbung zur Außentemperatur umgekehrt proportional. Auch Verlauffarbengläser sind unzweckmäßig, da heller Sand und Wasser das Licht von unten reflektieren.

Vermieden werden muß die übermäßige Bestrahlung der Haut, v. a. unvernünftiges Sonnenbaden. Leichte Kopfbedeckung ist zu empfehlen. Sonnenschutz läßt sich erreichen durch Öl oder Cremes, welche einen hohen Schutzfaktor nach Schultze aufweisen.

Dieser Index wird berechnet aus dem Vergleich der minimalen Frist bis zum Auftreten eines Erythems mit bzw. ohne Filter. Wesentlich ist, daß die Versuchsbedingungen zur Festlegung dieses Faktors von einer Firma zur anderen sich grundlegend unterscheiden und daß somit ein Vergleich der zahlreichen Produkte auf dieser Basis unzuverlässig ist (Ramelet 1982). Die Mehrzahl der Sonnenhungrigen wird ein Präparat schätzen, welches den melanogenen Effekt des UV-A (320–400 nm) nicht verhindert, aber die primär erythematogene Wirkung des UV-B (290–320 nm) filtriert. Personen mit Neigung zu Photodermatosen ist mindestens ein Benzophenonderivat, welches vor UV-A und UV-B schützt (z.B. Solarex Lotion, kann allerdings zu Reizungen führen) zu empfehlen. Eventuell ist ein chemischer Filter (z.B. Ilrido) oder für die Lippen ein physikalischer, das UV-Licht zerstreuender Filter (z.B. Hima-Paste, kosmetisch auffällig) zu bevorzugen. $\beta$-Carotin und Canthaxantin (Phenoro) führen v.a. in Kombination zu einer künstlichen Pigmentierung der Haut, absorbieren die Strahlen und hemmen auf noch ungeklärte Art die Photoexzitation, was sich bei einem Teil dieser Patienten als Lichtschutz bewährt. Diese Prophylaxe muß aber mindestens 2 Wochen vor der Exposition einsetzen.

### 6.4.3.3 Schutz vor Erkältungen

- Pullover für die Abendstunden mitnehmen und tragen.
- Klimatisierte Räume möglichst meiden, v.a. wenn sie übermäßig gekühlt sind.

### 6.4.3.4 Schutz gegen diverse Infektionen

- Prostitution meiden, Verzicht auf Tätowierung, Akupunktur, Ohrstich etc; homosexuelle Kontakte v.a. in Großstädten der USA, aber auch auf Haiti und in Afrika unterlassen (MMWR 101/83).
- Auch kleinste Wunden sorgfältig desinfizieren.
- Kontaktlinsen sollte man in den Tropen der intensiven Staubentwicklung wegen nicht tragen.
- Bei Drogensucht nie Infektionsnadeln austauschen.
- Vgl. 6.4.2.

### 6.4.3.5 Schutz vor Parasiten, Tieren (vgl. Tabelle 60)

- Kontakt zu Tieren, auch Haustieren, meiden. Eigene Haustiere sollten gegen Tollwut geimpft sein und alle 3 Monate entwurmt werden.
- Nicht barfuß gehen. Geschlossene Schuhe schützen vor Infektionen durch Würmer, Sandflöhe, sowie vor Skorpionen und Schlangen. Zur Vermeidung von Fußpilz sollten sie aber nicht ganztags getragen werden.
- Die Bilharziose verseucht zahlreiche stehende Gewässer (Tümpel, Seen) und Flüsse mit geringer Strömungsgeschwindigkeit. Deswegen soll man in den Tropen nicht in Süßwasser baden oder es ohne Stiefel durchwaten. Salzwasser hingegen ist ungefährlich.

**Tabelle 60.** Wesentliche tierische Waffen und Gifte. (Nach R. Honegger, persönliche Mitteilung)

| Mechanische Waffen | Elektrische Waffen | Psychologische Waffen | Chemische Waffen |
| --- | --- | --- | --- |
| Zähne: Elefanten, Affen, Krokodil, Haie, große Fische | Elektrische Fische: <br> Zitterochen im Meer | Vergrößerung der Körperoberfläche: <br> Elefant (Ohren) | Sekrete aus Drüsen: Seegurken Skorpione (Stachel) Spinnen Conusschnecken |
| Hufe: Pferdeartige, Rinder, Antilopen | Zitter- oder Elektrischer Wels in Afrika | Warane, Krokodile (Drohblähen) | Amphibien: Ohr- u.a. Hautdrüsen |
| Hörner/Geweihe: Rinder, Antilopen, Nashörner, Hirscharten | Zitteraal oder Elektrischer Aal Südamerika | Aufrichten des Körpers: <br> Kobra | Fische: Stacheln, Haut und Eingeweide |
| Krallen: Raubtiere, Greifvögel, Echsen | | Aufreißen des Maules: Flußpferddrohgähnen Schlangen | Reptilien: Giftechsen, Giftschlangen |
| Stacheln: Stachelschwein, Igel, Fische, Echsen | | Akustische Signale: Klapperschlangen, Puffotter | Säugetiere: australisches Schnabeltier (Giftsporn) |
| Schwanz: Krokodile, Warane | | | olfaktorische Signale: Stinktier (USA), Käfer, Tausendfüßler, Raupen, Schmetterlinge |
| Schnäbel: Papageien, Meerschildkröten | | | |
| Flügel: Schwäne, Pfau, große Vögel | | | |

## 6.4.3.6 Unfallprophylaxe

An Stränden mit Korallen empfiehlt sich das Baden mit Turn- oder Badeschuhen, um Verletzungen zu vermeiden.

An unbekannten Küsten erkundige man sich nach Strömungen.

Der Straßenverkehr birgt in Entwicklungsländern ein erhöhtes Risiko. Nach Möglichkeit sind Fahrten mit Fahr- oder Motorrädern, sowie nächtliche Überlandfahrten zu vermeiden. Bei der Miete von Fahrzeugen ist die Kontrolle der Reifen und Bremsen wichtig. Man erkundige sich vorher, ob eine Ausrüstung mit Sicherheitsgurten vorhanden ist.

Gehbehinderte und ältere Personen sind zur Vorsicht beim Gehen in unbekanntem Gelände zu ermahnen. Ob sich dadurch allerdings sturzbedingte Frakturen vermeiden lassen, ist fraglich.

## 6.4.3.7 Besondere Maßnahmen für Säuglinge

Muttermilch ist während der ersten 6–9 Monate die günstigste Nahrung (Röllinghoff u. Wolfers 1976).

Einheimische Frischmilch ist nicht immer frei von Krankheitserregern. Deshalb ist die Verwendung von Milchpulver empfehlenswert.

Gut genäßte Windeln weisen auf genügende Flüssigkeitszufuhr. Andernfalls muß man weitere Trinkmengen anbieten. Man benutze möglichst Wegwerfwindeln.

Unter Hitzebelastung muß einem Säugling auch nachts 1- bis 2mal Flüssigkeit angeboten werden, älteren Kindern legt man das Fläschchen unter das Moskitonetz ins Bett.

Mütter sind darüber aufzuklären, daß Gesundheitsstörungen, die zur Dehydrierung führen, innerhalb von Stunden bei kleineren Kindern bedrohlich werden können und umgehend einer ärztlichen Überwachung und Pflege bedürfen.

Bananen, Zitrusfrüchte und Karotten vom einheimischen Markt sind besonders empfehlenswert. Die Mutter sollte die Mahlzeiten selbst zubereiten und dies nicht Hausangestellten überlassen. Auf peinliche Sauberkeit von Flasche, Sauger und Eßgeschirr ist zu achten.

Weitere Hinweise finden sich unter 6.1.1, 6.2, 6.3.1, 6.3.3, 6.4, 6.5 (Bundesverwaltungsamt 1982; Knoflacher 1982; Laurance 1976; Meyer HA u. Brunner 1979; Röllinghoff u. Wolfers 1976; Stanfield u. Reid 1980).

### 6.4.3.8 Spezialprobleme bei Schwangerschaft und Geburt

Diese Phasen beinhalten ein etwas erhöhtes Risiko, v.a. durch Infektionen. Somit ist zumindest im Falle von Risikoschwangerschaften eine Rückkehr in die Industrienationen indiziert (Sigg-Farner 1979). Bei anderen Gravidae, speziell bei anstehenden Erstgeburten, ist dies Ermessenssache (Lehmann 1976; Röllinghoff u. Wolfers 1976; Sigg-Farner 1979).

### 6.4.3.9 Allgemeines

– Regelmäßige körperliche Betätigung ist v.a. bei Langzeitaufenthalt sehr wichtig.
– Ein überhektisches Besichtigungsprogramm ist zu vermeiden.

## 6.5 Reiseapotheke, medizinische Hilfsmittel

Allgemeingültige Richtlinien zu geben ist unmöglich, denn naturgemäß unterscheidet sich der Bedarf für einen einwöchigen Aufenthalt an einem Badestrand in Afrika von demjenigen für eine mehrmonatige Himalaja- oder Saharaexpedition (Barber 1978; Hirsch 1982; Sindermann 1978). Für kurze bis mittellange Reisen hat sich folgendes Sortiment bewährt:

1. Notfallausweis mitnehmen.
2. Brillen- und Kontaktlinsenträger (vgl. 6.4.3) müssen unbedingt eine Reservebrille mitführen.
3. Dauernd oder zeitweilig benötigte Medikamente gegen vorbestehende Krankheiten oder Beschwerdeneigungen müssen im Handgepäck mitgeführt werden. Im Ausland gekaufte Produkte unterscheiden sich oft von der gewohnten Medikation und können lebensbedrohlich sein (Hervada 1978). Um Probleme am Zoll zu vermeiden, ist die Mitnahme von Narkotika vor der Reise den Zollbehörden zu melden (James 1976). Gegebenenfalls soll ein Arztbericht in der Sprache des Gastlandes oder in Englisch mitgenommen werden, insbesondere auch bei Mitführen von Insulinspritzen und Nadeln.
4. Malariaprophylaxe: s. 6.3.1 (in Handgepäck).

5. Durchfall: Es bestehen folgende Möglichkeiten:
Das Glukose-Elektrolyt-Gemisch zur oralen Rehydrierung besteht aus
90 mmol/l Natrium, 25 mmol/l Kalium, 80 mmol/l Chlorid, 30 mmol/l Bikarbonat und 110 mmol/l Glukose, was etwa folgenden Mengen entspricht (Editorial 1981 c; Gorbach u. Hoskins 1980; Werner 1981; WHO/CDD/SER 80.2, 80.3):

   3,5 g (½ Teelöffel) Kochsalz/l
   2,5 g (½ Teelöffel) Natriumbikarbonat/l (zwecks Korrektur der Azidose)
   1,5 g (¼ Teelöffel) Kaliumchlorid/l
  20,0 g (2 Teelöffel) Glukose/l (zwecks Absorption der Elektrolyte)

Bei Kindern wird zum Teil empfohlen, die Lösung wegen des relativ hohen NaCl-Gehalts zu verdünnen (Saberi u. Assaee 1983, WHO/UNICEF 1983). Diese Therapie kann auch durch wechselweise Gabe von Orangensaft mit einer Prise Salz und einem Teelöffel Zucker und Wasser mit ¼ Teelöffel Backpulver improvisiert werden. Etwas weniger gut sind Fleischbrühe und gezuckerter Tee. Mittlerweile werden diverse Markenpräparate angeboten, so z. B. Liquisorb, Elotrans, Oralpaedon, Oralyte. Die Glukose-Elektrolyt-Lösungen haben sich auf pathophysiologischen Überlegungen basierend und des geringen Preises wegen als Therapie der Wahl zur Behandlung bei Einheimischen in Entwicklungsländern durchgesetzt, werden aber auch bei Besuchern empfohlen (Nalin 1983). Dort sind sie speziell bei Kindern und in schweren Fällen indiziert, führen allerdings innerhalb der ersten Behandlungsstunden eher zu einer Vermehrung der Defäkationen, was dem gehetzten Rundreisetouristen besonders unwillkommen ist.
Motilitätshemmer sind bei schwersten, febrilen, dysenterischen Fällen nicht angebracht, denn sie können die Verweilzeit pathogener Keime im Darm verlängern (DuPont u. Hornick 1973, Kent et al. 1966, Steffen 1983b). Andererseits aber bewirkt z. B. Difenoxin (Stransky u. Schwarzenbach 1979) eine raschere Linderung der Symptome als Placebo und somit werden Motilitätshemmer v. a. von jenen geschätzt, die auf eine sofortige Verminderung der Defäkationsfrequenz angewiesen sind (Gorbach 1982). Loperamid (Imodium) scheint anderen Substanzen deutlich überlegen zu sein (Ruppin 1983; Sandhu et al. 1983). Für leichte Fälle kann auch Wismutsubsalizylat erwogen werden (DuPont et al. 1977a). Chemotherapeutika wirken uneinheitlich. Neomycin beeinflußt den Verlauf der Reisediarrhö nicht (Werner 1981), und Antibiotika verlängern die Krankheitsdauer bei enterischen Salmonellosen (Aserkoff u. Bennett 1969; vgl. 4.5.8). Co-trimoxazol (Bactrim, Eusaprim) allerdings vermindert die Zahl flüssiger Stühle, sowie Bauchkrämpfe und Nausea (DuPont et al. 1982). Für schwere Fälle kann diese Therapie mindestens für Erwachsene empfohlen werden. Neue Substanzen, z. B. Bicozamyzin (Ericsson et al. 1983) befinden sich in Prüfung und werden mit Co-trimoxazol verglichen werden müssen. Anticholinergika sind nutzlos (Reves et al. 1983). Keine Therapie ist eine weitere Variante für leichtere Fälle, denn (vgl. 4.5.3) die Krankheitsdauer ist meist beschränkt.
6. Erkältung:
  – Lutschtabletten gegen Halsschmerzen,
  – Nasenspray gegen Schnupfen, speziell vor der Landung anzuwenden.

7. Schmerzen:
   - Analgetikum/Antipyretikum/Spasmolytikum,
   - evtl. Antiphlogistikum.
8. Bakterielle Infektion: Co-trimoxazol oder Tetrazyklin (Doxycyclin).
9. Schlafstörung: möglichst ein Präparat, mit dem der Reisende früher gute Erfahrungen gemacht hat.
10. Reisekrankheit: vgl. 6.3.3.
11. Verletzung:
   - Desinfiziens, Heftpflaster, elastische Binde, Verbandpatrone,
   - antiphlogistische Creme für Zerrung, Verstauchungen.
12. Nach Bedarf:
   - Augensalbe mit Antibiotikum,
   - Antiallergika, Antipruriginosa,
   - Sonnenschutz: irgendein Mittel mit mindestens Schutzfaktor 8,
   - Repellents,
   - antimykotische Salbe,
   - Mittel gegen Verstopfung,
   - Fieberthermometer, Schere, Pinzette.

Beachte: Antiseren gegen Schlangenbisse gehören allgemein nicht mehr ins Reisegepäck, denn sie sind zur Selbsthilfe ungeeignet: Die verwendeten Fremdeiweiß vermögen gefährlichste allergische Reaktionen auszulösen. Sie werden deshalb nicht mehr intramuskulär, sondern mehrheitlich als Infusion, die unverzüglich unterbrochen werden kann, verabreicht. Eine, wenn immer möglich spezifische, Antivenintherapie ist nur bei systemischen Vergiftungszeichen (Lähmungen, Gerinnungsstörungen, u. s. w.) angebracht und diese treten erst nach einigen bis vielen Stunden auf. Mehrheitlich läßt sich bis dahin ein Patient in ein Spital zur Beobachtung überführen. Bedeutsam ist, daß auch Giftschlangen nicht bei jedem Biß Gift abgeben.


## 6.6 *Zusammenfassung (Präventivmedizin)*

Die Kunst der Präventivmedizin bei Interkontinentalreisen besteht darin, einerseits lückenlos die notwendigen Maßnahmen zu treffen, anderseits von überflüssigen oder gar kontraindizierten Maßnahmen abzusehen. Letztere bewirken im Fall von Immunisations- und medikamentöser Prophylaxe vermeidbare Umtriebe, Kosten und v. a. Nebenwirkungen. Ungerechtfertigte Warnungen und Verbote verunsichern und verängstigen den Reisenden und schmälern den Genuß am Auslandaufenthalt. Vielleicht halten sie ihn unnötigerweise davon ab. Für jede einzelne Empfehlung müssen Person, Reiseziel, Reisedauer, Reisestil und -zweck in Erwägung gezogen werden.

Für Reisen innerhalb von Industrienationen der gemäßigten Zone sind kaum je spezielle Maßnahmen indiziert. Die Beratung ist aber eine willkommene Gelegenheit, gegebenenfalls den Impfschutz gegen Poliomyelitis und Tetanus aufzufrischen, der bei jedermann bestehen sollte. In seltenen Fällen muß auch die Reisetauglichkeit beurteilt werden.

Das Wichtigste für Aufenthalte in tropischen und subtropischen Reisezielen ist eindeutig die adäquate Malariaprophylaxe. In einzelnen Ländern verlangen die

Einreisebehörden den Nachweis eines gültigen Impfschutzes gegen Gelbfieber und Cholera. Für Reisen in die potentiellen oder tatsächlich bestehenden ländlichen Gelbfieberendemiegebiete von Schwarzafrika und Südamerika sei die ausgezeichnet wirksame und verträgliche Vakzine empfohlen, auch wenn kein Impfzwang besteht. Der verfügbare Impfstoff gegen Cholera hingegen ist sehr unzuverlässig und von kurzer Wirkungsdauer. Über die eventuelle Impfforderung des Gastlandes hinaus ist diese Immunisierung auch angesichts der minimalen Gefährdung höchstens jenen Entwicklungshelfern zu empfehlen, die wahrscheinlich Cholerapatienten betreuen werden, keinesfalls aber jedem Besucher der Endemiegebiete. Die Pockenimpfung ist obsolet und wird von keiner Einreisebehörde mehr verlangt.

Zusätzlich drängt sich eine Immunisierung gegen Hepatitis A und Abdominaltyphus für jene Aufenthalte abseits der üblichen Touristenzentren in Ländern der dritten Welt auf, bei denen unter ungünstigen hygienischen Verhältnissen verpflegt wird. Für die üblichen Luxushoteltouristen ist sie nicht angebracht. Bei gewissen beruflichen Aufenthalten müssen weitere Impfungen (z. B. Tollwut), für besonders gefährdete Individuen eine zusätzliche medikamentöse Prophylaxe (z. B. Kinetose) erwogen werden.

Die Expositionsprophylaxe dient in erster Linie dazu, das Risiko der bedrohlichsten Krankheit, der Malaria, zu verringern. Sie verhindert die venerischen Infektionen. Außerdem muß durch gezielte Information bezüglich der Verpflegung versucht werden, die Inzidenz der Reisediarrhö zu senken. Diese Richtlinien dürfen jedoch nicht so restriktiv sein, daß sie kaum mehr befolgt werden.

# 7 Abkürzungsverzeichnis zur Literatur

ACIP:     Immunization Practices Advisory Committee (USA)
BAG:      Bulletin des Bundesamtes für Gesundheitswesen/Eidgenössischen Gesundheitsamtes[a]
CDC:      Centers for Disease Control, Atlanta (USA)
CDSC:     Communicable Disease Surveillance Centre (GB)
DB:       Deutsche Bundesbahn
HHSG:     Reisemarkt Schweiz (unpublizierte Daten Handelshochschule St. Gallen)
IATA:     International Air Transport Association
ICAO:     International Civil Aviation Organization
MMWR:     Morbidity and Mortality Weekly Report[a] (USA)
OPCS:     Office of Population Censuses and Surveys (GB)
PHLS:     Public Health Laboratories Service (GB)
TIM:      Travel Information Manual, Amsterdam (siehe 6.2)
TRS:      Technical Report Series[a] (WHO)
WER:      Weekly Epidemiological Record[a]
WHO/..:   Diverse Publikationen der World Health Organization
WTO:      World Tourism Organization

---

[a] Angabe von Seite oder Nummer/Publikationsjahr im Text

# 8 Literaturverzeichnis


Abb J, Frösner GG, Deinhardt F (1978) Passive Immunprophylaxe bei Hepatitis A und nicht klassifizierten Formen der Virushepatitis. Bundesgesundheitsblatt 21: 369–371

Ackerknecht EH (1967) Kurze Geschichte der Psychiatrie. Enke, Stuttgart

Adams EB, MacLeod IN (1977) Invasive amebiasis. I. Amebic dysentery and its complications. Medicine (Baltimore) 56: 315–323

Ajjan N, Soulebot JP, Stellmann C, Biron G, Charbonnier C, Triau R, Mérieux C (1977) Resultats de la vaccination antirabique preventive par le vaccin inactive concentré souche rabies PM/WI38 – 1503 – 3 M cultivée sur cellules diploides humaines. Dev Biol Stand 40: 89–100

Akiev AK (1982) Epidémiologie et incidence de la peste dans le monde, 1958–1979. Bull WHO 60: 475–480

Aldrete JA, Aldrete LE (1983) Oxygen concentrations in commercial aircraft flights. South Med J 76: 12–14

Allerdist H (1981) Die Immunitätslage gegenüber Diphtherie. Dtsch Med Wochenschr 106: 1737–1741

Alter JD, Mohler SR (1980) Preventive medicine aspects and health promotion programs for flight attendants. Aviat Space Environ Med 51: 168–175

Altmeyer P (1976) Ein Beitrag zur südamerikanischen Blastomykose. Blastomyces brasiliensis. Mykosen 19: 265–270

AMA Commission on Emergency Medical Services (1982) Medical aspects of transportation aboard commercial aircraft. JAMA 247: 1007–1011

Ambroise-Thomas P (1983) Vers une vaccination contre le paludisme. Ther Umsch 40: 248–252

Amler RW, Bloch AB, Orenstein WA, Bart KJ, Turner PM, Hinman AR (1982) Imported Measles in the United States. JAMA 248: 2129–2133

Ammann R (1980) Diarrhoen. In: Hegglin R, Siegenthaler W (Hrsg) Differentialdiagnose innerer Krankheiten, 14. Aufl. Thieme, Stuttgart, S 21.2–21.21

Anderson LJ, Winkler WG, Hafkin B, Keenlyside RA, D'Angelo LJ, Deitch MW (1980) Clinical experience with a human diploid cell rabies vaccine. JAMA 244: 781–784

Andremont A, Tancrede C (1981) Reduction of the aerobic gram-negative bacterial flora of the gastro-intestinal tract and prevention of travveller's diarrhea using oral erythromycin. Ann Microbiol (Paris) 132 B: 419–427

Anonym (1957) Prophylaxis of amebiasis. JAMA 164: 505–506

Anonym (1966) Fatal viral encephalitis following 17D yellow fever vacci-inoculation. JAMA 198: 671–672

Anonym (1968) Yellow-fever vaccination and foetal malformations. Br med J 3: 420

Anonym (1970) Gammaglobulin für Touristen (norwegisch). Tidssk Norske Laegeforen 90: 1708–1709

Anonym (1975) Susceptibility to cholera. Br Med J II: 423–424

Anonym (1976) Immunisation of travel abroad II. Br Med J I: 1476

Anonym (1977) 'Detectives' tackle: A jumbo-sized problem. Health 27: 1–3

Anonym (1978) The long-term future of the international health regulations. WHO Chron 32: 439–447

Anonym (1981) Pauschaltourismus in der Krise. Spiegel 44: 271–275

Anonym (1983) Development of melfloquine as an antimalarial drug. Bull WHO 61: 169–178

Apothéloz M, Grob PJ, Steffen R, Schär M (1982) Welchen Auslandreisenden ist ein Impfschutz gegen Hepatitis zu empfehlen? Soz Praventivmed 27: 264–265

Arendt J, Marks V (1982) Physiological changes underlying jet lag. Br Med J 284: 144–146

Arita I, Henderson DA (1968) Smallpox and monkeypox in non-human primates. Bull WHO 39: 277–283

Arya OP (1983) Travellers' venereal disease. Travel Traffic Med Int 1: 7–10

Aserkoff B, Bennett JV (1969) Effect of antibiotic therapy in acute salmonellosis on the fecal excretion of salmonellae. N Engl J Med. 281: 636–640

Aserkoff B, Schroeder SA, Brachman PS (1970) Salmonellosis in the United States – A five-year review. Am J Epidemiol 92: 13–24

Ashcroft MT, Singh B, Nicholson CC, Ritchie JM, Sobryan E, Williams F (1967) A seven-year field trial of two typhoid vaccines in Guyana. Lancet II: 1056–1059

Aspöck H (1969) Helminthologische Untersuchungen an afrikanischen und brasilianischen Gastarbeitern. Wien Med Wochenschr 119: 341–343

Aspöck H (1980) Wurmkrankheitenimport. In: Gsell O (Hrsg) Importierte Infektionskrankheiten – Epidemiologie und Therapie. Thieme, Stuttgart New York, S 23–28

Aspöck H, Flamm H, Picher O (1973) Infektionen mit Darmparasiten bei koreanischen Krankenschwestern in Wien. Wien Klin Wochenschr 85: 276–277

Aspöck H, Picher O, Flamm H (1975) Häufigkeit und Bedeutung des Parasitenbefalls von Gastarbeitern. Wien Med Wochenschr 125: 540–543

Baark H (1979) Gesund auf Flugreisen. Bastei Lübbe, Bergisch Gladbach

Bäck E, Böttiger M, Romanus V (1977) Salmonella outbreak among air passengers to Gran Canaria (schwedisch). Läkartidningen 74: 2505–2507

Baine WB, Farmer JJ, Gangarosa EJ, Hermann GT, Thornsberry C, Rice PA (1977) Typhoid fever in the United States associated with the 1972–1973 epidemic in Mexico. J Infect Dis 135: 649–653

Baker JE, Crawford GPM (1978) Malaria: A new facet of heroin addiction in Australia. Med J Aust 2: 427–428

Baker NM, Mills AE, Rachman I, Thomas JEP (1974) Haemolytic-uraemic syndrome in typhoid fever. Br Med J 2: 84–87

Balldin UI (1980) Venous gas bubbles while flying with cabin altitudes of airliners or general aviation aircraft 3 hours after diving. Aviat Space Environ Med 51: 649–652

Banatvala JE (1982) A case of Lassa fever. Br Med J 285: 1653

Barandun S, Skvaril F, Morell A (1976) Prophylaxe and Therapie mit $\gamma$-Globulin. Schweiz Med Wochenschr 106: 533–542, 580–586

Barber SG (1978) Drugs and doctorings for trans-Saharan travellers. Br Med J II: 404–406

Barbotin M, Oudart JL (1972) Intestinal Parasites and epidemiology of Australia antigen in Africa. Br Med J II: 653

Bardie F, Rolland J-C. Audurier A, Grenier B (1975) Salmonelloses: Etude rétrospective de 136 malades hospitalisés au C. H. U. de Tours. Sem Hop Paris 51: 581–591

Bargmann E, Wolfe SM (1981) Airplanes: Medically underequipped? N Engl J Med 304: 1049

Barlow D (1977) The condom and gonorrhoea. Lancet II: 811–813

Barnes FF (1980) Travel and fatigue as couses of partial dissociative reactions. Compr Psychiatry 21: 55–61

Barnet JM, Wolter JR (1971) Loa Loa: The African eye worm observed in Michigan. J Pediatr Ophtalmol 8: 23–25

Barrett-Connor E (1972) Chemoprophylaxis of amebiasis and African trypanosomiasis. Ann Intern Med 77: 797–805

Barrett-Connor E (1978) Latent and chronic infections imported from southeast Asia. JAMA 239: 1901–1906

Bartelloni PJ, Marshall JD, Cavanaugh DC (1973) Clinical and serological responses to plague vaccine U.S.P. Milit Med 138: 720–722

Barth P (1974) Antikoagulantiendosierung bei Urlaubsreisen. Dtsch Med Wochenschr 99: 601

Bartle HJ, Harkin MJ (1925) The gastric secretion: Its bactericid value to man. Am J Med Sci 169: 373–388

Basden RDE, Jackson JW, Jones EI (1974) Gapeworm infestation in man. Br J Dis Chest 68: 207–209

Baselski V, Upchurch S, Parker CD (1978) Isolation and phenotypic characterization of virulence-deficient mutants of vibrio cholerae. Infect Immun 22: 181–188

Baumann MA, Liebnoch JA (1982) Don't overlook iron overload. N Engl J Med 307, 1459

Baumann RP, Gloor E (1972) Viszerale Leishmaniose (Kala-Azar). Schweiz Med Wochenschr 102: 895

Baumgartner G, Gawel MJ, Kaeser HE et al (1979) Neurotoxicity of halogenated hydroxyquinolines: Clinical analysis of cases reported outside Japan. J Neurol Neurosurg Psychiatry 42: 1073–1083

Baumgartner MW, Gyr K, Zumstein A, Degrémont A (1976) Häufigkeit der Amöbiasis und anderer Darmprotozoosen. Eine epidemiologische Untersuchung mit Hilfe der MIF-Technik. Schweiz Med Wochenschr 106: 250–257

Baumgartner R, Bühler U, Savary A (1966) Eine kleine Epidemie von Fièvre boutonneuse in Basel. Schweiz Med Wochenschr 96: 398–401

Beighton PH, Richards PR (1968) Cardiovascular disease in air travellers. Br Heart J 30: 367–372

Belsheim J, Gnarpe H, Löfberg J (1979) Granulocyte function during prophylaxis with doxycycline. Scand J Infect Dis 11: 287–290

Bending MR, Maurice PDL (1980) Malaria: A laboratory risk. Postgrad Med J 56: 344–345

Benenson AS, Joseph PR, Oseasohn RO (1968a) Cholera vaccine field trials in East Pakistan. 1. Reaction and antigenicity studies. Bull WHO 38: 347–357

Benenson AS, Mosley WH, Fahimuddin M, Oseasohn RO (1968b) Cholera vaccine field trials in East Pakistan. 2. Effectiveness in the field. Bull WHO 38: 359–373

Bengtsson E, Björkman A, Brohult J, Hedman P, Persson P, Rombo L, Wahlgren M (1981) Malaria prophylaxis when visiting areas of East Africa with chloroquine resistance. Lancet II: 249

Berkelman RL, Cohen ML, Yashuk J, Barrett T, Wells JG, Blake PA (1983) Traveler's diarrhea at sea: two multi-pathogen outbreaks caused by food eaten on shore visits. Am J Public Health 73: 770–772

Bernard G, Griffith RW (1977) Clioquinol. Lancet I: 956

Berthoud F, Berthoud S (1975) A propos de 18 cas d'anguillulose diagnostiqués à Genève. Schweiz Med Wochenschr 105: 1110–1115

Bianchi L, Bütler R, Frei PC et al. (1978) Stellungnahme zur Immunprophylaxe der Virushepatitis. Schweiz Ärztez 17: 774–776

Bins M, Peeters M, Meuwese J (1978) Ein Patient mit Cholera in Holland (holländisch). Ned Tijdschr Geneeskd 122: 668–671

Bint AJ, Reeves DS (1978) Interactions between antibiotics and other drugs. In: Schoenfeld H (Hrsg) Pharmacokinetics, antibiotics and chemotherapy. Karger, Basel, S. 291–315

Birmingham Medical Research Expeditionary Society Mountain Sickness Study Group (1981) Acetazolamide in control of acute mountain sickness. Lancet I: 180–183

Birnbaum D, Werner H (1977) Kutane Myiasis durch Dermatobia hominis. Dtsch Med Wochenschr 102: 1385–1386

Bjorvatn B, Gundersen SG (1980) Rabies exposure among Norwegian missionaries working abroad. Scand J Infect Dis 12: 257–264

Black FT, Gaarslev K, Ørskov F, Ørskov I, Stenderup A, Stenderup J, Christensen O (1983) Mecillinam, a new prophylactic for travellers' diarrhoea. Scand J Infect Dis 15: 189–193

Black RE (1982) The prophylaxis and therapy of secretory diarrhea. Med Clin North Am 66: 611–621

Black RH (1977) Dengue fever. Med J Aust 2. 75–76

Blacklow NR, Cukor G (1981) Viral gastroenteritis. N Engl J Med 304: 397–406

Bøe E, Nyland H (1980) Guillain-Barré syndrome after vaccination with human diploid cell rabies vaccine. Scand J Infect Dis 12: 231–232

Börsch G, Odendal J, Sabin G, Ricken D (1982) Malaria transmission from patient to nurse. Lancet 2: 1212

Böttiger M, Romanus V (1977) Outbreak of S. brandenburg in air passengers from Paris (schwedisch). Läkartidningen 74: 2507–2508

Bohnhoff M, Miller CP, Martin WR 1964) Resistance of the mouse's intestinal tract to experimental salmonella infections. J Exp Med 120: 805–828

Bolivar R, Conklin RH, Vollet JJ, Pickering LK, DuPont HL, Walters DL, Kohl S (1978) Rotavirus in travelers' diarrhea: Study of an adult student population in Mexico. J Infect Dis 137: 324–327

Bolk-Weischedel D (1980) Die therapeutische Reise. Bestandteil der Behandlung von langjährig psychiatrisch Kranken. Nervenarzt 51: 749–753

Boller K (1977) Afrikanische Schlafkrankheit in der Schweiz. Schweiz Med Wochenschr 107: 1706–1708

Bomb RS, Bedi HK, Bhatnagar LK (1975) Chloroquin psychosis. Trans R Soc Trop Med Hyg 69:523

Booth LF (1977) Radiation exposures to United States diplomatic couriers. Health Phys 33:633–635

Borg LG (1967) Immune gamma globulin as a control for infectious hepatitis in Bolivia. Milit Med 130:389–392

Bouvet JP, Thérizol M, Auquier L (1977) Microfilarial polyarthritis in a massive Loa loa infestation. Acta Trop (Basel) 34:281–284

Bouza E, Winston DJ, Rhodes J, Hewitt WL (1977) Paracoccidioidomycosis (South American Blastomycosis) in the United States. Chest 72:100–102

Bowmer MI (1979) Salmonella gastroenteritis in older patients. Ann Intern Med 90:855

Brandborg LL, Owen R, Fogel R et al. (1980) Giardiasis and traveler's diarrhea. Gastroenterology 78:1602–1614

Brandt G, Polle J (1976) Untersuchungen des Wasser- und Chloridhaushalts während der Akklimatisation an die Tropen. Z Phys Med 5:177–184

Braun-Falco O, Neubert U (1978) Ulcus molle. Dtsch Ärztebl 75:1779–1784

Breman JG, Arita I (1980) The confirmation and maintenance of smallpox eradication. N Engl J Med 303:1263–1273

Breman JG, Kalisa-Ruti, Steniowski MV, Zanotto E, Gromyko AI, Arita I (1980) Monkeypox chez l'homme, 1970–1979. Bull WHO 58:849–868

Briedis DJ, Robson HG (1978) Epidemiologic and clinical features of sporadic salmonella enteric fever. Can Med Assoc J 119:1183–1187

Brinton CC, Wood SW, Brown A et al. (1982) The development of a neisserial pilus vaccine for gonorrhea and meningococcal meningitis. In: Robbins JB, Hill JC, Sadoff JC (eds) Bacterial vaccines. Thieme, New York Stuttgart (Seminars in infectious disease, vol IV, p 140)

Brisou B, Roche JC, Desnues P (1982) Salmonelloses multiples et voyages internationaux. Nouv Presse Med 11:55

Britton WJ, Hevau IH (1978) Intentional chloroquine overdosage. Med J Aust 2:407–410

Brodsky RE, Spencer HC, Schultz MG (1974) Giardiasis in american travelers to the Soviet Union. J Infect Dis 130:319–323

Brookfield DSK, Liston WA, Brown GV (1977) Use of spironolactone in the prevention of acute mountain sickness on Kilimanjaro. East Afr Med J 54:689–691

Brown S, Biddle J, Warnnissorn T, Panikabutra K, Traisupa A (1982) Antimicrobial resistance of neisseria gonorrhoea in Bangkok: is single-drug treatment phassé. Lancet 2:1366–1368

Browne SG (1970) Leprosy – an imported disease. Trans R Soc Trop Med Hyg 64:223–227

Bruce-Chwatt LJ (1970) Imported malaria – a growing world problem. Trans R Soc Trop Med Hyg 64:201–209

Bruce-Chwatt LJ (1974) Air transport and disease. J Biosoc Sci 6:241–258

Bruce-Chwatt LJ (1977) Prolonged malaria prophylaxis. Br Med J II:1287

Bruce-Chwatt LJ (1982) Imported malaria: An uninvited guest. Br Med Bull 88:179–185

Bruce-Chwatt LJ (1983) Malaria and pregnancy. Br Med J 286:1457–1458

Bruhl HH (1977) Adverse reaction to large doses of human immune serum globulin (ISG). Minn Med 60:673–676

Buchanan TM, Siegel MS, Chen KCS, Pearce WA (1982) Development of a vaccine to prevent gonorrhea. In: Robbins JB, Hill JC, Sadoff JC, (eds) Bacterial vaccines. Thieme, New York Stuttgart (Seminars in infectious disease, vol IV, p 160)

Buchin PJ, Andriole VT, Spiro HM (1980) Salmonella infections and hypochlorhydria. J Clin Gastroenterol 2:133–138

Bühr P (1982) In den Tropen reisen und leben. Huber, Bern Stuttgart Wien

Bütler R, Bianchi R, Frei PC et al. (1982) Zweite Stellungnahme zur Immunprophylaxe der Virushepatitis. Schweiz Ärztez 63:2161–2164

Bulmer E (1944) A survey of tropical diseases as seen in the Middle-East. Trans R Soc Trop Med Hyg 37:225–242

Bundesamt für Industrie, Gewerbe und Arbeit (1979) Ferien und Ausflüge 1975–1977. Volkswirtschaft 2:75–79

Bundesamt für Statistik/Eidgenössisches Statistisches Amt (1974–1982) Reiseverkehr der Schweizer im Ausland, Bern

Bundesgesundheitsamt (1981) Infektionskrankheiten und Schutzimpfungen im internationalen Reiseverkehr. Bundesgesundhbl 24: 261–265

Bundesverwaltungsamt (1982) Ratschläge zur Erhaltung der Gesundheit in tropischen und subtropischen Ländern, 15. Aufl. Bundesverwaltungsamt, Köln (Merkblätter für Auslandtätige und Auswanderer, Nr. 23)

Burley DM (1971) Halogenated oxyquinoline derivatives. Lancet I: 920–921

Burman LÅ, Böttiger M, Lundgren L, Romanus V (1977) Salmonellainfections related to two air passages from the Canary Islands to Northern Sweden (schwedisch). Läkartidningen 74: 2504–2505

Cain SM, Dunn JE (1966) Low doses of acetazolamide to aid accomodation of men to altitude. J Appl Physiol 21: 1195–1200

Campbell CC, Collins WE, Moss DM, Chin W, Teutsch SM (1979) Chloroquine-resistant plasmodium falciparum from East Africa. Lancet II: 1151–1154

Carp FM (1972) Retirement travel. Gerontologist 12: 73–78

Carruthers M, Arguelles AE, Mosovich A (1976) Man in transit: Biochemical and physiological changes during intercontinental flights. Lancet I: 977–980

Castle WM (1971) A survey of deaths in Rhodesia caused by animals. Cent Afr J Med 17: 165–167

Catterall RD (1975) Sexually transmitted diseases and the mobility explosion. Postgrad Med J 51: 838–842

Cavanaugh DC, Elisberg BL, Craig H et al. (1974) Plague immunization. V. Indirect evidence for the efficacy of plague vaccine. J Infect Dis [Suppl] 129: 37–40

CDSC (1977) Imported bacterial infections. Br Med J I: 1167

CDSC (1978) Typhoid fever. Br Med J I: 377

CDSC (1979) Malaria in the United Kingdom, 1978. Br Med J I: 1496

CDSC (1980) Rabies. Br Med J 281: 462

CDSC (1982a) Anthrax surveillance 1961–1980. Br Med J 284: 204

CDSC (1982b) Leptospirosis in man, British Isles, 1981. Br Med J 284: 1276

CDSC (1983) Leptospirosis in man, British Isles, 1982. Br Med J 287: 1365–1366

Centers for Disease Control, Department of Health and Human Services; Atlanta, Georgia (1982) Immune globulins for protection against viral hepatitis. Recommendations of the Immunization Practices Advisory Committee. Ann Intern Med 96: 193–197

Chang TW (1978) Traveler's diarrhea. Ann Intern Med 89: 428–429

Chaparas SD (1982) Immunity in tuberculosis. Bull WHO 60: 447–462

Charters AD (1981) Tropical infections contracted in Papua New Guinea and imported into Western Australia. Papua New Guinea Med J 24: 74–79

Chattopadhyay B (1977) Imported enteric diseases. Br Med J II: 637

Chaudhuri AKR (1978) Tourist hepatitis in the West of Scotland. Scot Med J 23: 213–214

Chmiel AJ, Akhtar S, Morris J (1979) The long-distance psychiatric patient in the emergency room. Int J Soc Psychiatry 25: 38–46

Christie AB, Allam AA, Aref MK, El Muntasser IH, ElNageh M (1976) Pregnancy hepatitis in Libya. Lancet II: 827–829

Chuttani CS, Prakash K, Vergese A, Sharma U, Singha P, Ghosh Ray B (1971) Effectiveness of oral killed typhoid vaccine. Bull WHO 45: 445–450

Chuttani CS, Prakash K, Vergese A, Gupta P, Chawla RK, Grover V, Agarwal S (1973) Ineffectiveness of an oral killed typhoid vaccine in a field trial. Bull WHO 48: 756–757

Chuttani CS, Prakash K, Gupta P, Gover V, Kumar A (1977) Controlled field trial of a high-dose oral killed typhoid vaccine in India. Bull WHO 55: 643–644

Clayton AJ (1979) Lassa fever, Marburg and Ebola virus diseases and other exotic diseases: Is there a risk to Canada? Can Med Assoc J 120: 146–155

Clayton Y (1967) Studies in myocology II. Microsporum ferrugineum. Trans St John's Hosp Dermatol Soc 53: 57–59

Clements ML, Levine MM, Black RE et al. (1981) Lactobacillus prophylaxis for diarrhea due to enterotoxigenic escherichia coli. Antimicrob agents Chemother 20: 104–108

Cline AL, Mosley JW, Scovel FG (1967) Viral hepatitis among american missionaries abroad. JAMA 199: 119–121

Clumeck N, Mascart-Lemone F, de Maubeuge F, Brenez D, Marcelis L (1983). Acquired immune deficiency syndrome in black Africans. Lancet 1, 642–643

Cockburn WC (1981) The epidemiology of hepatitis B infection in Europe. In: Krugman S, Sherlock S (eds) Proceedings of the European Symposium on Hepatitis B. Merck Sharp & Dohme, Rahway S. 5–16

Cohen S (1982) Progress in malaria vaccine development. Br Med Bull 38: 161–165

Cohen SL, Garner S, Lanyi C, McDonald JR, Rée H, Southorn PA, Woodruff AW (1976) A case of rabies in man: Some problems in diagnosis and management. Br Med J 1: 1041–1042

Cohn HD, Harun JS (1972) Entero-vioform in travelers' diarrhea. JAMA 220: 276

Collins REC, Field S, Castleden WM (1979) Thrombosis of leg arteries after prolonged travel. Br Med J II: 1478

Cooper CB, Gransden WR, Webster M, King M, O'Mahony M, Young S, Banatvala JE (1982) A case of Lassa fever: Experience at St Thomas's Hospital. Br Med J 285: 1003–1005

Cooperative Study (1971) Prophylactic gamma globulin for prevention of endemic hepatitis. Arch Intern Med 128: 723–738

Corey L, Holmes KK (1980) Sexual transmission of hepatitis A in homosexual men. N Engl J Med 302: 435–438

Coulaud JP, Mechali D, Lemercier Y (1978) A propos de la neuromyopathie à la chloroquine. Nouv Presse Med 7: 1748

Coutinho RA, Lelie N, Albrecht-van Lent P, Reerink-Brongers EE, Stoutjesdijk L, Dees P, Nivard J, Huisman J, Reesink HW (1983) Efficacy of a heat inactivated hepatitis B vaccine in male homosexuals: outcome of a placebo controlled double blind trial. Br Med J 286: 1305–1308

Cowley CRG (1970) Implications of the Vietnam war for tuberculosis in the United States. Arch Environ Health 21: 479–480

Cronin CM, Sallan SE, Wolfe L (1982) Transdermal scopolamine in motion sickness. Pharmacotherapy 2: 29–31

Cruse RP, Rothner AD, Erenberg G, Calisher CH (1979) Central European tick-borne encephalitis: An Ohio case with a history of foreign travel. Am J Dis Child 133: 1070–1071

Cunningham GAB (1972) The Kenya general practitioner looks at the tourist. J R Coll Gen Pract 22: 645–647

Currie TT (1977) Spironolactone and acute mountain sickness. Med J Aust 1: 419–420

Currie TT, Carter PH, Champion WL et al. (1976) Spironolactone and acute mountain sickness. Med J Aust 2: 168–170

Cvjetanović B, Uemura K (1965) The present status of field and laboratory studies of typhoid and paratyphoid vaccines. Bull WHO 32: 29–36

Czajka PA, Flynn PJ (1978) Nonfatal chloroquine poisoning. Clin Toxicol 13: 361–369

Daintree Johnson H (1973) Traveller's ankle. Br Med J 3: 109

Dandoy S (1966) The diarrhea of travelers. Calif Med 104: 458–462

Daniel TM, Mahmoud AAF, Warren KS (1976) Algorithms in the diagnosis and management of exotic diseases. XVI. Tuberculosis. J Infect Dis 134: 417–421

Dannenberg AL, Yashuk JC, Feldman RA (1982) Gastrointestinal illness on passenger cruise ships, 1975–1978. Am J Public Health 72: 484–488

D'Arcy Hart P, Sutherland I (1977) BCG and vole bacillus vaccines in the prevention of tuberculosis in adolescence and early adult life. Br Med J 2: 293–295

Davies JE (1982) Sleeping sickness and the factors affecting it in Botswana. J Trop Med Hyg 85: 63–71

Davies JW, Cox KG, Simon WR, Bowmer EJ, Mallory A (1972) Typhoid at sea: Epidemic aboard an ocean liner. Can Med Assoc J 106: 877–883

Degrémont A, Schwander K, Gyr K (1979) Giardiasis. Ther Umsch 36: 246–249

Deinhardt F, Zachoval R, Frösner H, Frösner G (1981) Passive-active immunization against hepatitis B. In: Krugman S, Sherlock S (eds) Proceedings of the European Symposium on Hepatitis B. Merck Sharp & Dohme, Rahway pp 140–150

De Jong M (1972) Een patiënt met koorts, sufheid en exantheem. Ned Tijdschr Geneeskd 116: 388–395

Delprat J, Sirol J, Capdevielle P, Lantuejoul H, Andre L-J (1977) Les manifestations cardio-vasculaires des rickettsioses. Cardiol Trop 3: 177–183

Dembert ML, Strosahl KF, Bumgarner RL (1981) Diseases from fish and shellfish ingestion. Am Fam Physician 24: 103–108

Dénes Z (1977) Travelling in old age. Z Alternsforsch 32: 255–260

Désir D, van Cauter E, l'Hérmite M, Refetoff S, Jadot C, Caufriez A, Copinschi G, Robyn C (1982) Effects of „Jet Lag" on hormonal patterns. J Clin Endocrinol Matab 55: 849–857

Dhenin G (1978) Aviation medicine. Tri-Med, London

Dick G (1978) Immunisation. Update, London New Jersey

Dick SJ, Tamburro CH, Leevy CM (1974) Hepatitis B antigen in urban-caught mosquitoes. JAMA 229: 1627–1629

Dienstag JL, Lucas CR, Purcell RH, Gust ID, Wong DC (1976) Mussel-associated viral hepatitis, type A: Serological confirmation. Lancet I: 561–563

Dienstag JL, Szmuness W, Stevens CE, Purcell RH (1978) Hepatitis A virus infection: New insights from seroepidemiologic studies. J Infect Dis 137: 328–340

Diesfeld HJ (1968) Höhenlage und Tropentauglichkeit. Med Klin 63: 1004–1009

Diesfeld HJ (1971) Tauglichkeit für Reisen in warme Länder unter Berücksichtigung der Klimabelastung. Internist (Berlin) 7: 268

Diesfeld HJ (1974) Hepatitisinfektionen beim Aufenthalt in tropischen und subtropischen Entwicklungsländern und ihre Beurteilung durch die Unfallversicherungsträger. Med Klin 69: 1634–1638

Diesfeld HJ (1975) Parasitologische Probleme bei Tropenreisen. Gelbe Hefte 15: 19–56

Diesfeld HJ (1980) Einschleppung von Tropenkrankheiten und Prophylaxe im internationalen Reiseverkehr. Oeff Gesundheitswes 42: 497–502

Dietrich M, Höfler W, Lang W, Wernsdorfer WH (1983) Prophylaxe und Therapie der Malaria – Stand 1983. Dtsch Ärztebl 80: Heft 30/31, S 35–40

Digoutte JP, Plassart H, Salaün JJ, Heme G, Ferrara L, Germain M (1981) A propos de trois cas de fièvre jaune contractée au Sénégal. Bull WHO 59: 759–766

Dittmann S (1981) Atypische Verläufe nach Schutzimpfungen. Barth, Leipzig

Dixon JMS (1960) The fate of bacteria in the small intestine. J Pathol 79: 131–140

Dold U, Schmolze H, Spaich P, Mulfinger B (1968) Gamma-Globulinschutz bei Hepatitis epidemica. Untersuchungen während einer Dorf-Epidemie. Med Welt 17: 1095–1103

Dolin R, Blacklow NR, DuPont H (1972) Biological properties of Norwalk agent of acute infectious nonbacterial gastroenteritis. Proc Soc Exp Biol Med 140: 578

Dolin R, Levy AG, Wyatt RG, Thornhill TS, Gardner JD (1975) Viral gastroenteritis induced by the Hawaii agent. Am J Med 59: 761–768

Dorn M, Krempl-Lamprecht L (1977) Tinea nigra plantaris. Hautarzt 28: 412–415

Draeger J, Schröder U, Vogt L (1980) Untersuchungen über die Verträglichkeit und Zulässigkeit von Kontaktlinsen in der Luft- und Raumfahrt. Klin Monatsbl Augenheilkd 176: 421–426

Draper CC, Knott EG (1964) Failure to respond to vaccination with 17D yellow fever virus by scarification, and its significance. West Afr Med J 18: 78–82

Dritz SK, Ainsworth TE, Back A, Boucher LA, Garrard WF, Palmer RD, River E (1977) Patterns of sexually transmitted enteric diseases in a city. Lancet II: 3–4

Drolshammer I, Wiesmann E, Eckert J (1973) Echinokokkose beim Menschen in der Schweiz 1956–1969. Schweiz Med Wochenschr 103: 1386–1392

Duggan AJ, Hutchinson MP (1966) Sleeping sickness in Europeans: A review of 109 cases. J Trop Med Hyg 69: 124–131

Duong TII, Barrabes A (1976) Influence de l'oestradiol sur l'aptitude à produire des anticorps au cours de l'amibiase expérimentale du hamster doré femelle. C R Soc Biol (Paris) 170: 908–915

Duperrat B, Labouche F (1975) Le granulome vénérien (donovanose) en France. Ann Dermatol Syphiligr 102: 241–250

DuPont HL (1980) Interactions of enteric pathogens with the intestines. In: Field M, Fordtran JS, Schultz SG (eds) Secretory diarrhea. Williams & Wilkins, Baltimore pp 61–65

DuPont HL (1981) Modern views on travellers' diarrhoea (emporiatric enteritis). Trans R Soc Trop Med Hyg 75: 137–140

DuPont HL (1983) Travelers' diarrhea. N Engl J Med 308: 464

DuPont HL, Hornick RB (1973) Adverse effect of lomotil therapy in Shigellosis. JAMA 226: 1525–1528

DuPont HL, DuPont MW (1981) Travel with health. Appleton-Century-Crofts. New York, p 60

DuPont HL, Hornick RB, Snyder MJ, Dawkins AT, Heiner GG, Woodward TE (1971a) Studies of immunity in typhoid fever. Bull WHO 44: 667–672

DuPont HL, Formal SB, Hornick RB et al. (1971b) Pathogenesis of escherichia coli diarrhea. N Engl J Med 285: 1–9

DuPont HL, Olarte J, Evans DG, Pickering LK, Galindo E, Evans DJ (1976) Comparative susceptibility of Latin American and United States students to enteric pathogens. N Engl J Med 295: 1520–1521

DuPont HL, Sullivan P, Pickering LK, Haynes C, Ackerman PB (1977a) Symptomatic treatment of diarrhea with bismuth subsalicylate among students attending a Mexican university. Gastroenterology 73: 715–718

DuPont HL, Haynes GA, Pickering LK, Tjoa W, Sullivan P, Olarte J (1977b) Diarrhea of travelers to Mexico. Am J Epidemiol 105: 37–41

DuPont L, West H, Evans DG, Olarte J, Evans DJ (1978) Antimicrobial susceptibility of enterotoxigenic escherichia coli. J Antimicrob Chemother 4: 100–101

DuPont HL, Sullivan P, Evans DG et al (1980) Prevention of traveler's diarrhea (Emporiatric enteritis). JAMA 243: 237–241

DuPont HL, Reves RR, Galindo E, Sullivan PS, Wood LV, Mendiola JG (1982a) Treatment of traveler's diarrhea with trimethoprim/sulfamethoxazole and with trimethoprim alone. N Engl J Med 307: 841–844

DuPont HL, Evans DG, Rios N, Cabada FJ, Evans DJ, DuPont MW (1982b) Prevention of travelers's diarrhea with trimethoprim-sulfamethoxazole. Rev Infect Dis 4: 533–539

DuPont HL, Galindo E, Evans DG, Cabada FJ, Sullivan P, Evans DJ (1983) Prevention of travelers' diarrhea with trimethoprom-sulfamethoxazole and trimethoprim alone. Gastroenterology 84: 75–80

Echeverria P, Hodge FA, Blacklow NR, Vollett JL, Cukor G, DuPont HL, Cross JH (1978a) Travelers' diarrhea among United States marines in South Korea. Am J Epidemiol 108: 68–73

Echeverria P, Verhaert, L, Ulyangco CV (1978b) Antimicrobial resistance and enterotoxin production among isolates of escherichia coli in the Far East. Lancet II: 589–592

Echeverria P, Ramirez G, Blacklow NR, Ksiazek T, Cukor G, Cross JH (1979) Travelers' diarrhea among U.S. army troops in South Korea. J Infect Dis 139: 215–219

Echeverria P, Blacklow NR, Sanford LB, Cukor GG (1981) Travelers' diarrhea among American Peace Corps Volunteers in rural Thailand. J Infect Dis 143: 767–771

Editorial (1968) Clioquinol and other halogenated hydroxyquinolines. Lancet I: 679

Editorial (1969) Holiday typhoid. Br Med J 3: 605–606

Editorial (1972a) Typhoid fever. Lancet II: 416–417

Editorial (1972b) New rules for cholera. Med J Aust 59: 1332

Editorial (1973) Cholera vaccine and international travel. Lancet I: 1369–1370

Editorial (1975a) Illness in the clouds. Br Med J I: 295

Editorial (1975b) Susceptibility to cholera. Br Med J 4: 423–424

Editorial (1976) Bongo-drum disease. Lancet I, 1152

Editorial (1977) Rotavirus gastroenteritis. Br Med J II: 784–785

Editorial (1978) Antacids and brucellosis. Br Med J I: 739–740

Editorial (1979) Immunoprophylaxis for viral hepatitis – Other views. Gastroenterology 77: 186–187

Editorial (1980a) BCG vaccination in the newborn. Br Med J 281: 1445–1446

Editorial (1980b) Yaws again. Br Med J 281: 1090

Editorial (1981a) Bacteria in the stomach. Lancet II: 906–907

Editorial (1981b) Sexual transmission of enteric pathogens. Lancet II: 1328–1329

Editorial (1981c) Why not vaccinate against malaria? Br Med J 282: 1650–1651

Editorial (1981d) Oral therapy for acute diarrhoea. Lancet II: 615–617

Edwards AC, Meredith TJ, Sowton E (1978) Complete heart block due to chronic chloroquine toxicity managed with permanent pacemaker. Br Med J I: 1109–1110

Ehrengut W (1970) Reaktionen der Wundstarrkrampfimpfung. Dtsch Med Wochenschr 95: 1799–1800

Ehrengut W (1982) Schutzimpfungen bei Schwangeren. Med Klin 77: 204–206

Eichenlaub D (1977) Zur Frage der Meningokokken-Meningitis-Prophylaxe bei Reisenden in Epidemiegebiete. Bundesgesundheitsblatt 20: 174–176

Eichenlaub D (1979) Fièvre boutonneuse bei Touristen als Modell zur klinischen Diagnose der Rikkettsiosen. MMW 121: 209–212

Eickhoff TC (1977) The current status of BCG immunization against tuberculosis. Annu Rev Med 28: 411–423

Eisenberg MS, Gaarslev K, Brown W (1975) Staphylococcal food poisoning aboard a commercial aircraft. Lancet II: 595–599

Eisenmenger W (1982) Vermeidbare Tauchunfälle. Fortschr Med 100: 1174

Ellner PD, Johnson E (1978) Travelers' diarrhea. N Engl J Med 5: 261

Elmros T (1977) Survival of neisseria gonorrhoeae on surfaces. Acta Derm Venereol (Stockh) 57: 177–180

Elsdon-Dew R (1968) The epidemiology of amoebiasis. Adv Parasitol 6: 1–62

Elsdon-Dew R (1974) The aetiology, diagnosis and treatment of amoebic disease. Arch Invest Med 5: 561–565

Emond RTD, Evans B, Bowen ETW, Lloyd G (1977) A case of Ebola virus infection. Br Med J II: 541–544

Emond RTD, Bannister B, Lloyd G, Southee TJ, Bowen ETW (1982) A case of Lassa fever: Clinical and virological findings. Br Med J 285: 1001–1002

Eng WG (1979) Survey on eye comfort in aircraft: I. Flight attendants. Aviat Space Environ Med 50: 401–404

Engel HO (1980) Fitness for work abroad. J R Soc Med 73: 303–304

Enna CD, Jackson RR, Trautman JR, Sturdivant M (1978) Leprosy in the United States, 1967–76. Public Health Rep 93: 468–473

Epidemiological Research Laboratory (1976) Q fever. Br Med J II: 310

Ericsson CD, Evand DG, DuPont HL, Evans DJ, Pickering LK (1977) Bismuth subsalicylate inhibits activity of crude toxins of escherichia coli and vibrio cholerae. J Infect Dis 136: 693–696

Ericsson CD, Pickering LK, Sullivan P, DuPont HL (1980a) The role of location of food consumption in the prevention of travelers' diarrhea in Mexico. Gastroenterology 79: 812–816

Ericsson CD, DuPont HL, Pickering LK (1980b) Bismuth preparations for diarrhea. JAMA 244: 1435–1436

Ericsson CD, Feldman S, Pickering LK, Cleary TG (1982) Influence of subsalicylate bismuth on absorption of doxycycline. JAMA 247: 2266–2267

Ericsson CD, DuPont HL, Sullivan P, Galindo E, Evans DG, Evans DJ (1983) Bicozamycin, a poorly absorbable antibiotic, effectively treats travelers' diarrhea. Ann Int Med 98: 20–25

Estes MK, Graham DY (1979) Epidemic viral gastroenteritis. Am J Med 66: 1001–1007

Evans DG, Evans DJ, DuPont H (1977) Virulence factors of enterotoxigenic escherichia coli. J Infect Dis S 136: S 118–S 123

Evans DG, Evans DJ, Tjoa WS, DuPont HL (1978a) Detection and characterization of colonization factor of enterotoxigenic escherichia coli isolated from adults with diarrhea. Infect Immun 19: 727–736

Evans DG, Satterwhite TK, Evans DJ, DuPont HL (1978b) Differences in serological responses and excretion patterns of volunteers challenged with enterotoxigenic escherichia coli with and without the colonization factor antigen. Infect Immun 19: 883–888

Evans DG, Evans DJ, Clegg S (1979) Purification an characterisation of the CFA I antigen of enterotoxigenic escherichia coli. Infect Immun 25: 738–748

Eveland LK, Yermakov V, Kenney M (1975) Loa loa infection without microfilaraemia. Trans R Soc Trop Med Hyg 69: 354–355

Eyckmans L (1982) Health in a tropical climate. In: Symposium Gesundheit, Reisen, Tourismus. München, Mai 1982 (Abstract)

Faber WR (1979) Leprosy in the Netherlands. Dermatologica 158: 38–45

Farmer RG, Gulya AJ, Whelan G (1981) Traveler's diarrhea: Clinical observations. J Clin Gastroenterol 3: 27–29

Farrer WE, Wittner M, Tanowitz HB (1981) African eye worm (Loa loa) in a tourist. Ann Ophthalmol 13: 1177–1179

Federspiel J (1982) Die Ballade von der Typhoid Mary. Suhrkamp, Frankfurt

Feldmeier H, Feldheim W, Rasp F, Bienzle U (1981) Das Krankheitsspektrum von Flüchtlingen aus Südostasien. Dtsch Ärztebl 17: 817–823

Felsenfeld O, Wolf RH, Gyr K, Grant LS, Dutta NK, Zarifi AZ, Zafari Y (1973) Simultaneous vaccination against cholera and yellow fever. Lancet I: 457–458

Fernex M (1962) Krankheiten des Verdauungstractus bei Patienten, die aus den Tropen zurückkehren. Schweiz Med Wochenschr 40: 1239–1244

Fernex M (1981) Dringlichkeit der Entwicklung neuer Antimalariamittel. Praxis 70: 1025–1032

Ferrari R (1972) Coccidioidomycose pulmonaire d'importation. Schweiz Med Wochenschr 102: 895

Ferrari R (1976) Coccidioidomycose pulmonaire d'importation. Schweiz Med Wochenschr 106: 650–656

Fillis CA, Calisher CH (1979) Neutralizing antibody responses of humans and mice to vaccination with Venezuelan encephalitis (TC-83) virus. J Clin Microbiol 10: 544–549

Finkelstein RA, Boesman-Finkelstein M (1978) Cholera and related diarrhoeas ('turista'). Nature 275: 173–174

Fisher EJ (1981) Traveler's diarrhea: New concepts. J Occup Med 23: 277–280

Fleischer K (1980) Stoffwechselstörungen als Risikofaktoren. In: Diesfeld HJ (Hrsg) Importierte Krankheiten und ärztliche Untersuchungen vor und nach Tropenaufenthalt. Lang, Frankfurt a. M, S 151–155

Flentje B, Döll H, Steinecke K (1972) Intestinalparasiten bei auslandreisenden Bürgern der DDR. Dtsch Gundheitswes 27: 90–93

Florian H (1977) Besonderheiten des „Arbeitsplatzes außereuropäisches Ausland" aus betriebsärztlicher Sicht. Arbeitsmedizin, Sozialmedizin, Präventivmedizin 12: 101–103

Florian HJ (1978) Zum Wandel erschwerter Bedingungen bei Arbeitseinsätzen im außereuropäischen Ausland. Berufsgenossenschaft, Heft 4: 299–301

Florian H-J (1981) Arbeitsmedizinische Gesundheitsvorsorge bei Auslandtätigkeit. Mod Unfallverhütung 25: 43–46

Forwand SA, Landowne M, Follansbee JN, Hansen JE (1968) Effect of accetazolamide on acute mountain sickness. N Engl J Med 279: 839–845

Fox JP, Penna HA (1943) Behavior of 17D yellow fever virus in rhesus monkeys. Am J Hyg 38: 152–172

Fox MD, Kaufmann AF (1977) Brucellosis in the United States, 1965–1974. J Infect Dis 136: 312–316

Frame JD (1968) Hepatitis among missionaries in Ethiopia and Sudan. JAMA 203: 99–106

Frame JD, Baldwin JM, Gocke DJ, Troup JM (1970) Lassa fever, a new virus disease of man from West Africa. I. Clinical description and pathological findings. Am J Trop Med Hyg 19: 670–676

Freedman BJ (1977) Travellers' diarrhoea: Does it occur in the United Kingdom? J Hyg 79: 73–75

Freeman LD, Hooper DR, Lathen DF, Nelson DP, Harrison WO, Anderson DS (1983) Brief prophylaxis with doxycycline for the prevention of travelers' diarrhea. Gastroenterology 84: 276–280

Freestone DS, Ferris RD, Weinberg AL, Kelly A (1977) Stabilized 17D strain yellow fever vaccine: Dose response studies, clinical reactions and effects on hepatic function. J Biol Stand 5: 181–186

Freter R, De SP, Mondal A, Shrivastava DL, Sunderman FW (1965) Coproantibody and serum antibody in cholera patients. J Infect Dis 115: 83–87

Freyvogel TA, Gyr K (1982) Durchfälle durch Parasiten. Schweiz Med Wochenschr 112: 515–520

Frösner GG, Schmid W, Schütz R, Röllinghoff W, Höfler W, Gerth H-J (1976) Häufigkeit von Anti-HB$_s$ bei Tropenrückkehrern. Zentralbl Bakteriol Hyg, [A] 235: 289–294

Frösner GG, Papaevangelou G, Bütler R et al (1979) Antibody against hepatitis A in seven European countries. 1. Comparison of prevalence data in different age groups. Am J Epidemiol 110: 63–69

Fulginiti VA (ed) (1982) Immunization in clinical practice. Lippincott, Philadelphia Toronto

Furesz J (1979) Poliomyelitis outbreaks in the Netherlands and Canada. Can Med Assoc J 120: 905–906

Gaines S, Sprinz H, Tully JG, Tigeritt WD (1968) Studies on infection and immunity in experimental typhoid fever. VII. The distribution of salmonella typhi in chimpanzee tissue following oral challenge and the relationship between the numbers of bacilli and morphologic lesions. J Infect Dis 118: 293–306

Galazka A (1982) Meningococcal disease and its control with meningococcal polysaccharide vaccines. Bull WHO 60: 1–7

Gangarosa EJ, Kendrick MA, Loewenstein MS, Merson MH, Mosley JW (1980) Global travel and travelers' health. Aviat Space Environ Med 51: 265–270

Gardner AL, Weinstein RA, Lincoln LJ (1981) Failure of chloroquine prophylaxis in plasmodium falciparum from East Africa. JAMA 246: 979–980

Gartmann H (1977) Was muß der Arzt über das Fliegen im Hinblick auf seine Patienten wissen? Praxis 66: 93–95

Gatehouse D, Dimock F, Burdon DW, Alexander-Williams J, Keighley MRB (1978) Prediction of wound sepsis following gastric operations. Br J Surg 65: 551–554

Gear HS (1944) Hygiene aspects of the El Alamein Victory, 1942. Br Med J I: 383–387

Gear JSS, Cassel GA, Gear AJ et al. (1975) Outbreak of Marburg virus disease in Johannesburg. Br Med J 4: 489–493

Geddes AM (1981) Antibiotics and travellers' diarrhoea. J Antimicrob Chemother 8: 247–248

Geddes AM, Gully PR (1981) The returning traveller. J R Coll Physicians Lond 15: 124–128

Gelfand M (1970) The clinical features of E. histolytica infection in Europeans and Africans in Rhodesia. Cent Afr J Med 16: 180–184

Gellis SS, Stokes J, Brother GM, Hall WM, Gilmore HR, Beyer E, Morrissey RA (1945) The use of human immune serum globulin (gamma globulin). JAMA 128: 1062–1063

Gentilini M, Thérizol M, Roques MC, Gaxotte P, Durr J-M, Domart A (1969) A propos de 2.000 dossiers de pathologie parasitaire observés en milieu hospitalier parisien. Evol Med 13: 7–17

Germanier R (1976) Vaccination agains typhoid fever with a live oral vaccine. Dev Biol Stand 33: 85–88

Germanier R (1983) Typhus, Bewertung der Impfprophylaxe. Ther Umsch 40: 244–247

Ghata J, Gerritzen F, Strengers T, Remberg A, Andlauer P, Fischgold H (1971) La chronobiologie appliquée à l'hygiène de l'environnement. Arch Mal Prof 32: 385–396

Gholz LM, Arons WL (1964) Prophylaxis and therapy of amebiasis and shigellosis with iodochlor-hydroxyquin. Am J Trop Med 13: 396–401

Ghosh SK (1974) Typhoid fever in present-day Britain. Public Health 88: 71–78

Giannella RA, Broitman SA, Zamcheck N (1972) Gastric acid barrier to ingested microorganisms in man: Studies in vivo and in vitro. Gut 13: 251–256

Gilbaugh JH, Fuchs PC (1979) gonococcus and the toilet seat. N Engl J Med 301: 91–93

Gilles HM (1981) Malaria. Br Med J 283: 1382–1385

Gilman RH, Hornick RB, Woodward WE, DuPont HL, Snyder MJ, Levine MM, Libonati JP (1977) Evaluation of a UDP-glucose-4-epimeraseless mutant of salmonella typhi as a live oral vaccine. J Infect Dis 136: 717–723

Ginsberg AL (1975) Active and passive immunization of viral hepatitis. Med Clin North Am 59: 857–862

Gissane W (1973) Traveller's ankle and traveller's back. Br Med J 4: 551–552

Golden GS, McCormick JB, Fraser DW (1977) Leprosy in the United States, 1971–1973. J Infect Dis 135: 120–125

Goldfinger S, Phillips S, Rogers A (1976) Diarrhea: Guide to diagnosis and management. Projects in Health, New York

Goldsmid JM (1980) Imported disease: A continuing and increasing threat to Australia. Soc Sci Med [D] 14: 101–109

Goldsmid JM (1979) Imported parasitic infections in Tasmania. Med J Aust 2: 338–339

Goldsmith RS (1978) Chronic diarrhea in returning travelers: Intestinal parasitic infection with the fluke metagonimus yokogawai. South Med J 71: 1513–1515

Gonzalez-Cortes A, Gangarosa EJ, Parrilla C et al. (1982) Bottled beverages and typhoid fever: The Mexican epidemic of 1972–73. Am J Public Health 72: 844–845

Good AE, Schultz JS (1977) Reiter's syndrome following shigella flexneri 2a. Arthritis Rheum 20: 100–104

Goodman NM (1971) International Health Organizations and their work, 2nd ed. Churchill Livingstone, London

Gorbach SL (1980) How to avoid running with escherichia coli. JAMA 243: 260–261

Gorbach SL (1982) Travelers' diarrhea. N Engl J Med 307: 881–883

Gorbach SL, Hoskins DW (1980) Travelers' diarrhea. DM 27 (1): 1–44

Gorbach SL, Kean BH, Evans DG, Evans DJ, Bessudo D (1975) Travelers' diarrhea and toxigenic escherichia coli. N Engl J Med 292: 933–936

Gork FP (1976) Über die Ursachen von Qualitätsmängeln bei tiefgefrorenen Fertiggerichten auf Fleischbasis in der Fluggastverpflegung. Dissertation, Technische Universität Berlin (West)

Gottstein U, Steiner K, Hauk H, Klimaschewski G, Sedlmeyer I (1975) Kala-Azar (viszerale Leishmaniose) – eine wichtige Krankheit nicht nur der Tropen. Dtsch Med Wochenschr 100: 2022–2027

Grady GF (1968) The prevention of (viral) hepatitis. DM 7: 3–31

Graybiel A, Cramer DB, Wood CD (1982) Antimotion-sickness efficacy of scopolamine 12 and 72 hours after transdermal administration. Aviat Space Environ Med 53: 770–772

Green PHR (1977) Amoebiasis. Incidence at Royal North Shore Hospital, Sydney. Med J Aust 1: 11–13

Greene MK, Kerr AM, McIntosh IB, Prescott RJ (1981) Acetazolamide in prevention of acute mountain sickness: A double-blind controlled cross-over study. Br Med J 283: 811–813

Greenwood BM, Palit A, Bradley-Moore AM, Bryceson ADM (1972) Immunosuppression in children with malaria. Lancet I: 169–172

Grell GAC (1978) Typhoid fever in the Caribbean area. Trop Geogr Med 30: 547–548

Grell GAC, Watty EI, Muller RL (1978) Syngamus in West Indian. Br Med J II: 1464

Grist MB, Reid D, Najera R (1979) Legionnaires' disease and the traveller. Ann Intern Med 90: 563–564

Grist MB, Cossar JH, Reid D (1982) Emporiatrics-travellers' health. Br Med J 285: 894

Grob PJ (1965) Aktive Masernschutzimpfung. Schweiz Med Wochenschr 95: 5–13

Grob PJ, Rickenbach M, Wagner S, Steffen R, Gutzwiller F (1983) Hepatitis B vaccination of high risk individuals in the Canton of Zurich. Europ J Clin Microbiol 2: 309–315

Groll E, (1982) Der Leichtsinn der Abenteuer-Touristen. MMW 124: 13

Gross H (1973) Möglichkeiten der Hepatitisprophylaxe. Dtsch Med Wochenschr 98: 2305–2307

Gross RJ, Thomas LV, Rowe B (1979) Shigella dysenteriae, Sh flexneri, and Sh boydii infections in England and Wales: The importance of foreign travel. Br Med J II: 744

Grosshans E, Hanau D, Pradinaud R (1980) Problèmes dermatologiques du voyageur en pays tropical. Union Med Can [Suppl] 109: 4–6

Grossmann W (1969) Amebiasis in Peace Corps Volunteers. Am J Gastroenterol 51: 418–433

Gsell O (1971) Die tropischen Seuchen als Gefahr für Reisende und Rückkehrer. Therapiewoche 21: 2123–2129

Gsell O (1976) Die Entwicklung der Weltseuchenlage seit 1945 und die heutige epidemiologische Situation in Mitteleuropa. Zentralbl Bakteriol Mikrobiol Hyg [B] 163: 1–33

Gsell O (1978) Importierte Infektionskrankheiten und deren epidemiologische Auswirkung. Zentralbl Bakteriol Mikrobiol Hyg [B] 166: 471–516

Gubbay SS, Matz LR (1977) Meningeal cysticercosis diagnosed in Western Australia. Med J Aust 1: 523–525

Guerrant RL, Hughes JM (1978) Doxycycline for travelers' diarrhea: Risks and benefits. N Engl J Med 299: 1412–1413

Guerrant RL, Rouse JD, Hughes JM, Rowe B (1980) Turista among members of the Yale Glee Club in Latin America. Am J Trop Med Hyg 29: 895–900

Gürtler J (1960) Orale Therapie der „Höhenkrankheit" durch Micoren (Geigy) Praxis 50: 1202–1204

Guillozet N (1980) Diagnosing myiasis. JAMA 244: 698–699

Gunn RA, Terranova WA, Greenberg HB et al. (1980) Norwalk virus gastroenteritis aboard a cruise ship: An outbreak on five consecutive cruises. Am J Epidemiol 112: 820–827

Gyr K (1977) Zur Klinik der Amöbiasis. Schweiz Med Wochenschr 107: 639–640

Gyr K (1978) Erfahrungen mit Tropenrückkehrern am Kantonsspital Basel. Praxis 67: 5–7

Gyr K (1981) Infektiöse Diarrhoe – ein weltweites Problem. Folia Chemother Roche, Heft 31

Gyr K, Kayasseh L (1980) Proktokolitis bei Ferienrückkehrern. Schweiz Med Wochenschr 110: 1778–1780

Gyr K, Wolf RH, Imondi AR, Felsenfeld O (1975) Exocrine pancreatic function in protein-deficient patas monkeys studied by means of a test meal and an indirect pancreatic function test. Gastroenterology 68: 488–494

Gyr K, Wenger JP, Degrémont A (1979) Amöbiasis und postdysenterisches Colon irritabile. Ther Umsch 36: 241–245

Hackett P, Rennie D (1977) Acute mountain sickness. Lancet I: 491–492

Hackett PH, Rennie D, Levine HD (1976) The incidence, importance and prophylaxis of acute mountain sickness. Lancet II: 1149–1154

Hänny G (1979) Prophylaktische Maßnahmen bei Tropenreise. Dissertation, Universität Zürich

Hässig B (1977) Zur Epidemiologie der Amöbiasis und der Malaria tropica. Schweiz Med Wochenschr 107: 635–638

Hafkin B, Kaplan JE, Reed C, Elliott LB, Fontaine R, Sather GE, Kappus K (1982) Reintroduction of Dengue Fever into the continental United States. Am J Trop Med Hyg 31: 1222–1228

Haider Z, Rasul A (1975) Chronic non-dysenteric intestinal amoebiasis. A review of 159 cases. JPMA 25: 75–78

Haneveld GT (1960) Some epidemiological aspects of „travellers' diarrhoea" in Lebanon. Trop Geogr Med 12: 339–344

Hansson O, Herxheimer A (1980) Neurotoxicity of oxyquinolines. Lancet I: 1253–1254

Hany Y, Allannic H, Vivien P (1974) Le Kala-Azar de l'adulte dans l'ouest de la France au cours des 15 dernières années. Bull Soc Pathol Exot Filiales 67: 503–512

Harding RM, Mills FJ (1983) Problems of altitude Br Med J 286: 1408–1410, 1498–1500

Hargreaves J (1980) A double-blind placebo controlled study of cinnarizine in the prophylaxis of seasickness. Practitioner 224: 547–550

Harris JR (1982) Are bottled beverages safe for travelers? Am J Public Health 72: 787–788

Harrison WO, Hooper RR, Wiesner PJ et al. (1979) A trial of minocycline given after exposure to prevent gonorrhea. N Engl J Med 300: 1074–1078

Hartley JPR, Douglas AP (1975) A case of clonorchiasis in England. Br Med J 3: 575

Hatz B, Stahel E, Weiss N, Degrémont A (1978) La malaria importée en Suisse de 1974 à 1976. Schweiz Med Wochenschr 10: 1495–1499

Haverman JF, van der Heide RM, von Tongeren HAE (1979) Dengue, Importkrankheit in Holland (holländisch). Ned Tijdschr Geneeskd 123: 784–788

Havlík J, Kocna A (1977) Chemoprophylaxis in traveller's diarrhoea (tschechisch). Čas Lěk Česk 116: 199–201

Hay RJ (1979) Mycoses imported from the West Indies. A report of three cases. Postgrad Med J 55: 603–604

Hejfec LB, Levina LA, Kuz'Minova ML, Salmin LV, Slavina AM, Vasil'eva AV (1968) Controlled field trials of paratyphoid B vaccine and evaluation of the effectiveness of a single administration of typhoid vaccine. Bull WHO 38: 907–915

Hentges DJ (1970) Enteric pathogen-normal flora interactions. Am J Clin Nutr 23: 1451–1456

Hervada AR (1978) Traveler beware: (of over-the-counter drugs in Spain). Pediatrics 62: 619–620

Herzog C (1977) Diagnose und Chemotherapie des Typhus abdominalis und des Paratyphus. Folia Chemother Roche 14: 1–26

Herzog C, Just M (1982) Schutzimpfungen: Stand 1982. Soz Praventivmed 27: 197–204

Herzog C, Lambert HP, Maudgal D, Warhurst DC, Rogers HJ (1982) Pyrimethamine-dapsone resistant falciparum malaria imported from Kenya. Lancet I: 1119–1120

Herzog C, Kibbeler CC, Ellis CJ, Mtvali CV (1983) Falciparum malaria resistant to chloroquine and fansidar: implications for prophylaxis. Br Med J 287: 947–948

Higgins AR (1955) Observations on the health of United States personnel living in Cairo. Egypt. Am J Trop Med Hyg 4: 970–979

Higgins EA, Lategola MT, McKenzie JM, Melton CE, Vaughan JA (1979) Effects of ozone on exercising and sedentary adult men and women representative of the flight attendant population. FAA Office of Aviation Medicine Report No. FAA-AM-79-20, Washington

Higginson AG (1979) 'Travellers' diarrhoea'. Practitioner 223: 529–538

Hilleman MR, Buynak EB, McAleer WJ, McLean AA (1981) Human hepatitis B vaccine. In: Krugman S, Sherlock S (eds) Proceedings of the European Symposium on Hepatitis B. Merck Sharp & Dohme, Rahway, pp 120–139

Hirsch WD (1982) Die Trekking-Apotheke. ZFA 58: 1513–1517

Hirschel B (1983) Failures with oral typhoid vaccine Ty2la. Lancet I: 817–818

Hirschel BJ, Hirschel-Scholz S, Lüthy R, Bonetti A (1983) Typhus abdominalis nach Impfung mit dem Lebend-Impfstoff Vivotif. Schweiz Med Wochenschr 113: 605–607

Hittmair AM (1971) Gefahren des Massentourismus und Tourismusforschung aus volksgesundheitlicher Sicht. Internist (Berlin) 12: 266–268

Höfler W (1968) Anpassung im Tropenklima. Klimakammer – Feldversuche – Erfahrungen. Med Klin 63: 996–1001

Höfler W (1980) Sulfadoxin-Primethamin-resistente Falciparum-Malaria aus Kambodscha. Dtsch Med Wochenschr 105: 350–351

Hofmann H, Kunz Ch (1983) Arbovirusinfektion bei Tropenheimkehrern. Gemeinsame Tagung der Deutschen Tropenmedizinischen Gesellschaft, der Österreichischen Gesellschaft für Tropenmedizin und Parasitologie und der Schweizerischen Gesellschaft für Tropenmedizin und Parasitologie, Garmisch-Partenkirchen, 22./23. April. (Abstract)

Holdener F, Grob PJ (1981) Hepatitis virus infections in flying airline personnel. Lancet II: 867–868

Holdener F, Grob PJ, Joller-Jemelka HI (1982) Hepatitis virus infection in flying airline personnel. Aviat Space Environ Med 53: 587–590

Hollinger FB (1979) Immunoprophylaxis for viral hepatitis – other views. Gastroenterology 77: 187–189

Holzer B, Weiss N, Stürchler D, Wall M (1980a) Die Häufigkeit von Hepatitis-Virusinfektionen und -Erkrankungen bei Tropenrückkehrern. Schweiz Med Wochenschr 110: 1514–1521

Holzer B, Keller H, Frossard E, Stürchler D (1980b) Ist Plasmodium falciparum, der Erreger der Malaria tropica, jetzt auch gegen Fansidar resistent? Schweiz Med Wochenschr 110: 324–328

Hopkins DR (1977) Yaws in the Americas, 1950–1975. J Infect Dis 136: 548–554

Hornick RB, Greisman SE, Woodward TE, DuPont HL, Dawkins AT, Snyder MJ (1970) Typhoid fever: Pathogenesis and immunologic control. N Engl J Med 283: 686–691, 739–746

Howell A, Cove DH (1979) Birmingham Medical Research Expeditionary Society 1977 Expedition: The diuresis and related changes during a trek to high altitude. Postgrad Med J 55: 471–474

Howells RE (1982) Advances in chemotherapy. Br Med Bull 38: 193–199

Hubler WR, Greogry JF, Knox JM, Falls H (1973) Loaiasis. Arch Dermatol 108: 835–836

Hudson EH (1968) Christopher Columbus and the history of syphilis. Acta Trop 25: 1–16

Huisman J (1977) Hepatitis B in Rotterdam in 1975 (holländisch). Ned Tijdschr Geneeskd 21: 365–369

Huq F (1977) Viability of variola virus in crusts at different temperatures and humidities. WHO Document WHO/SE/77.93. Genéve

Hurwitz ES, Johnson D, Campbell CC (1981) Resistance of plasmodium falciparum malaria to sulfadoxine-pyrimethamine ('fansidar') in a refugee camp in Thailand. Lanced I: 1068–1070

Hushaw JR (1979) Air travel and IOLs. Am Intra-Ocular Implant Soc J 5: 232–233

Hutchins P, Hindocha P, Phillips A, Walker-Smith J (1982) Traveller's diarrhoea with a vengeance in children of UK immigrants visiting their parental homeland. Arch Dis Child 57: 208–211

Hyllner S, Heinlaid H (1964) Diarrhoea in tourists on Gran Canaria. Acta Gastroenterol Belg 27: 249–258

IABS International Association of Microbiological Sciences (1979) Immunization, benefit versus risk factors. Dev Biol Stand 43

Imperato PJ (1981) Conclusions about amebiasis. Bull NY Acad Med 57: 240–242

Informationsdienst der Bayerischen Ärzteschaft (1980) Sechs „goldene Regeln" für Reisen in außereuropäische Gebiete. Schweiz Ärztez 61: 1313

Itani Z (1972) Tinea nigra palmaris. Mykosen 15: 27–34

IUIS/WHO Meeting (1982) Appropriate uses of human immunglobulin in clinical practice: Memorandum from an IUIS/WHO meeting. Bull WHO 60: 43–47

Iwanoff I, Jungmann H, Probst P (1975) Klimaanlagen und Erkältungskrankheiten. Arbeitsmed Sozialmed Praventivmed 4: 78–81

Iwarson S (1972) Hepatitis among Swedish tourists abroad. Läkartidningen 69: 5917

Iwarson S, Larsson P (1980) Intradermal versus subcutaneous immunization with typhoid vaccine. J Hyg 84: 11–16

Iwarson S, Stenqvist K (1976) Touristhepatitis and gamma globulin prophylaxis. Scand J Infect Dis 8: 143–144

Jäger H (1980) Kreuzfahrtmedizin. Z Allg Med 56: 942–948

Jagerman LS (1973) Effects of air travel on contact-lens wearers. Am J Ophthalmol 75: 533

James MJ (1976) Port health problems. Practitioner 217: 246–254

Janssens PG, Fain A, Limbos P, de Muynck A, Biemans R, van Meirvenne N, de Mulder P (1968) Trois cas de distomatose hépatique à Fasciola gigantica contractés en Afrique centrale. Ann Soc Belg Med Trop 48: 637–650

John AH, Jones AJ (1975) Gastroenteritis causing failure of oral contraception. Br Med J 3: 207–208

Johnson JR, Falk A, Iber C, Davies S (1982) Paragonimiasis in the United States. Chest 82: 168–171

Johnston JM, Martin DL, Perdue J, McFarland LM, Lippy EC, Blake PA (1983) Cholera on a gulf coast oil rig. N Engl J Med 309: 523–526

Jokipii L, Jokipii AMM (1974) Giardiasis in travelers: A prospective study. J Infect Dis 130: 295–299

Joó I, Csizér Z (1978) Preparation and laboratory testing of plain and aluminium hydroxide-adsorbed cholera vaccines used in a field trial in Indonesia. Bull WHO 56: 615–618

Joo S (1979) Prüfung der gesundheitlichen Eignung für den Entwicklungsdienst. Mater Med Nordmark 31: 214–221

Joossens JV (1977) Acute mountain sickness. Lancet I: 139

Jungmann H, Witte J (1968) Magensäureuntersuchungen bei Tropenreisenden. Med Klin 63: 173–178

Kane J, Birkett B, Fischer JB (1976) Tinea nigra infection in Canada. Sabouraudia 14: 327–330

Kappus KD, Sather GE, Kaplan JE, Schonberger LB, Monath TP, Calisher CH (1982) Human arboviral infections in the United States in 1980. J Infect Dis 145: 283–286

Kark JD (1983) Pre-exposure prophylaxis of viral hepatitis with immune serum globulin in an endemic area. Scand J Infect Dis 15: 3–6

Kazacos KR, Smith LE (1979) Loaiasis (Loa loa) in an African student in Indiana. Am J Trop Med Hyg 28: 213–215

Kean BH (1957) Prophylaxis of amebiasis. JAMA 165: 1518–1519

Kean BH (1962) Diarrhea of travelers. JAMA 181: 804

Kean BH (1963) The diarrhea of travelers to Mexico. Ann Intern Med 59: 605–614

Kean BH (1969) Turista in Teheran. Lancet II: 583–584

Kean BH (1981) Clinical amebiasis in New York City: Symptoms, signs, and treatment. Bull NY Acad Med 57: 207–211

Kean BH, Smillie WG (1954) Intestinal protozoa of American travelers returning from Europe. N Engl J Med 251: 471–475

Kean BH, Waters S (1958) The diarrhea of travelers. Arch Ind Health 18: 148–150

Kean BH, Waters SR (1959) The diarrhea of travelers. III. Drug prophylaxis in Mexico. N Engl J Med 261: 71–74

Kean BH, Schaffner W, Brennan RW, Waters SR (1962) The diarrhea of travelers. V. Prophylaxis with phtalylsulfathiazole and neomycin sulphate. JAMA 180: 367–371

Kean BH, William DC, Luminais SK (1979) Epidemic of amoebiasis and giardiasis in a biased population. Br J Vener Dis 55: 375–378

Kehl O, Grötzinger U, Dalle Carbonara V, Gyr K (1983) Achlorhydrie als Risikofaktor für infektiöse Diarrhoe – sondenlose, epidemiologische Erfassung mittels Sekretinbestimmung? Gemeinsame Tagung der Deutschen Tropenmedizinischen Gesellschaft, Österreichischen Gesellschaft für Tropenmedizin und Parasitologie, Schweizerischen Gesellschaft für Tropenmedizin und Parasitologie, Garmisch-Partenkirchen 22./23. April (Abstract)

Keller R, Dwyer JE (1968) Neutralization of poliovirus by IgA coproantibodies. J Immunol 101: 192–202

Kendrick MA (1972 a) Study of illness among Americans returning from international travel, July 11–August 24, 1971 (Preliminary data). J Infect Dis 126: 684–685

Kendrick MA (1972 b) Summary of study on illness among Americans visiting Europe, March 31, 1969 – March 30, 1970. J Infect Dis 126: 685–689

Kendrick MA (1974) Viral hepatitis in American missionaries abroad. J Infect Dis 129: 227–229

Kent DC, Ebbesen GK (1980) Intestinal infestation by parasites. NY State J Med 80: 1217–1219

Kent Th, Formal SB, Labrec EH (1966) Acute enteritis due to salmonella typhimurium in opium-treated guinea pigs. Arch Pathol 81: 501–508

Kershaw GR (1947) Acute non-specific diarrhoea and dysentery. Local chilling of the abdomen as a causative factor. Br Med J I: 717–719

Keswick BH, Blacklow NR, Cukor GC, DuPont HL, Vollet JL (1982) Norwalk virus and rotavirus in travellers' diarrhoea in Mexico. Lancet I: 109–110

Keusch GT (1979) The toxigenic and invasive bacterial diarrheas: Pathogenesis and principles of therapy. Curr Concepts Gastroenterol 3: 22–30

Khoa R, Sng EH, Goh AJ (1977) Incidence of sexually transmitted diseases in prostitutes in Singapore. Asian J infect Dis I: 77–79

Khogali M (1983) Epidemiology of heat illnesses during the Makkah pilgrimages in Saudi Arabia. Int J Epidemiol 12: 267–273

Kishimoto S, Tomino S, Mitsuya H, Fjuiwara H, Tsuda H (1980) Age-related decline in the in vitro and in vivo syntheses of anti-tetanus toxid antibody in humans. J Immunol 125: 2347–2352

Klipstein FA (1981) Tropical sprue in travelers and expatriates living abroad. Gastroenterology 80: 590–600

Kluge T (1963) Gamma-globulin in the prevention of viral hepatitis. Acta Med Scand 174: 469–476

Knodell RG, Ginsberg AL, Flannery EP, Conrad ME, Bell CJ (1976) Efficacy of prophylactic gamma-globulin in preventing non-A, non-B post-transfusion hepatitis. Lancet I: 357–361

Knoflacher H (1982) Reisen mit Auto, Flugzeug, Schiff und Kindern. Bundesgesundheitsblatt 25: 279–280

Knothe H (1980) Shigellosenimport. In: Gsell O (Hrsg) Importierte Infektionskrankheiten – Epidemiologie und Therapie. 15. Symposium der Deutschen Gesellschaft für Fortschritte auf dem Gebiet der Inneren Medizin, Freiburg i. Br. Thieme, Stuttgart New York, S 37–41

Kollaritsch H, Stemberger H, Ambrosch P, Ambrosch F, Wiedermann G (1983) Prophylaxe der Reisediarrhö mit einem Lyophilisat von Lactobacillus acidophilus: Ergebnisse einer Feldstudie. Gemeinsame Tagung der Deutschen Tropenmedizinischen Gesellschaft, Österreichischen Gesellschaft für Tropenmedizin und Parasitologie, Schweizerischen Gesellschaft für Tropenmedizin und Parasitologie, Garmisch-Partenkirchen, 22./23. April. (Abstract)

Krampitz HE (1975) Leitsymptom Durchfall: Reflexion des Tropenhygienikers. Mater Med Nordmark 27: 332–343

Krauland W, Bratzke H (1978) Versicherungsmedizinische Aspekte bei Todesfällen im Ausland. Lebensversicherungsmedizin 2: 40–43

Kraus F, Schaller KF (1974) Über das Vorkommen der Histoplasmose in Deutschland. Castellania 2: 239–240

Krech U (1980) Importierte Viruskrankheiten. In: Gsell O (Hrsg) Importierte Infektionskrankheiten – Epidemiologie und Therapie. 15. Symposium der Deutschen Gesellschaft für Fortschritte auf dem Gebiet der Inneren Medizin, Freiburg i. Br. Thieme, Stuttgart New York, S 5–10

Krempl-Lamprecht L (1978) Tropisch-subtropische Pilzinfektionen in Deutschland. Hautarzt 29: 17–21

Krogstad KJ, Spencer HC, Healy GR, Gleason NN, Sexton DJ, Herron CA (1978) Amebiasis: Epidemiologic studies in the United States, 1971–1974. Ann Intern Med 88: 89–97

Kruesi M (1980 Bismuth preparations for diarrhea. JAMA 244: 1435

Krugman S (1979) Immunoprophylaxis for viral hepatitis – other views. Gastroenterology 77: 186–187

Krugman S, Ward R, Giles JP, Jacobs AM (1960) Infectious hepatitis. Studies on the effect of gamma globulin and on the incidence of inapparent infection. JAMA 174: 823–830

Kuller LH (1980) Sudden death – Definition and epidemiologic considerations. Prog Cardiovasc Dis 1: 1–2

Kunz C (1983) Die Schutzimpfung gegen die Frühsommer-Meningoenzephalitis (FSME). Ther Umsch 40: 236–238

Kusumi RK (1981) Medical aspects of air travel. Am Fam Physician 23: 125–129

La Brec EH, Schneider H, Magnani TJ (1964) Epithelial cell penetration as an essential step in the pathogenesis of bacillary dysentery. J Bacteriol 88: 1503–1518

L'Age-Stehr J (1983). Erworbene Immundefekte – eine neue Infektionskrankheit. Bundesgesundhbl 26: 93–100

Lahiri VL, Jain NK, Elhence BR, Dhir GG, Lahiri B (1978) Study of sexually transmitted diseases in 50 prostitutes of Agra (India). Asian J Infect Dis 2: 221–222

Laitinen LA, Tokola O, Gothoni G, Vapaatalo H (1981) Scopolamine alone or combined with ephedrine in seasickness: A double-blind, placebo-controlled study. Aviat Space Environ Med 52 6–10

Landrigan PJ, Huber DH, Murphy GD, Creech WB, Bryan JA (1973) The protective efficacy of immune serum globulin in hepatitis A. JAMA 223: 74–75

Lane JM, Ruben FL, Neff JM, Millar JD (1969) Complications of smallpox vaccination, 1968. National surveillance in the United States. N Engl J Med 281: 1201–1208

Lang W (1982) Malaria Prophylaxe und Therapie. Med Welt 33: 1099–1101

Lange W, Masihi KN (1982) Zur Epidemiologie der Hepatitis A in Berlin (West). Bundesgesundheitsblatt 25: 265–272

Lapeyssonnie L (1963) La méningite cérébro-spinale en Afrique. Bull WHO 28: 3–114

Laso F-J, Celada A, Garcia B (1977) Fièvre boutonneuse méditerranéenne contractée pendant les vacances. Praxis 66: 1004–1006

Lategola MT, Melton CE, Higgins AE (1980) Effects of ozone on symptoms and cardiopulmonary function in a flight attendant surrogate population. Aviat Space Environ Med 51: 237–246

Laurance BM (1976) The British family abroad. Practitioner 217: 215–223

Laverdant C, Antoine H, Nicolle R, Molinié C, Cristau P, Gautier D (1973) Hépatite virale. Nouv Presse Med 10: 639–640

Lavernhe J, Lafontaine E, Laplane R (1978) The concorde and cosmic rays. Aviat Space Environ Med 49: 419–421

Lawee D (1978) Travel and the diabetic: How easy? Primary Care 5: 615–624

Lawrence DN, Blake PS, Yashuk JC, Wells JG, Creech WB, Hughs JH (1979) Vibrio parahaemolyticus gastroenteritis outbreaks aboard two cruise ships. Am J Epidemiol 109: 71–80

Ledermann JA, Keshavarzian A (1983) Acute pulmonary embolism following air travel. Postgrad Med J 59: 104–105

Lee JA (1977) Turista, tourism and local health. Travel Agent 151: 78–82

Lee JA, Kean BH (1978) International conference on the diarrhea of travelers – New directions in research: A summary. J Infect Dis 137: 355–368

Leger N, Pesson B, Bruaire M, Cassaigne R, Ferrand G, van Damm R, Timbal J (1981) Le paludisme des aéroports. Med Trop (Mars) 41: 431–441

Lehmann WD (1976) Die reisende Schwangere. MMW 118: 1079–1082

Leisi E (1973) Praxis der englischen Semantik. Winter, Heidelberg, S. 243

Lende S (1973) Epidemische Hepatitis. Eine Untersuchung bei norwegischen Missionaren in Äthiopien (norwegisch). Tidsskr Nor Laegeforen 93: 1731–1732

Lentz MJ, Collins WE (1977) Motion sickness susceptibility and related behavioral characteristics in men and women. Aviat Space Environ Med 48/4: 316–322

Levine L, Ipsen J, McComb J (1961) Adult immunization: Preparation and evaluation of combined fluid tetanus and diphteria toxoids for adult use. Am J Hyg 73: 20–35

Levine MM (1983) Vaccination against travelers' diarrhea. Ther Umsch 40: 253–256

Levine MM, Edsall G, Bruce-Chwatt LJ (1974) Live-virus vaccines in pregnancy risks and recommendations. Lancet I: 34–38

Levine MM, Nalin DR, Hornick RB, Bergquist EJ, Waterman DH, Young CR, Sotman S (1978) Escherichia coli strains that cause diarrhoea but do not produce heat-labile or heat-stable enterotoxins and are non-invasive. Lancet I: 1119–1122

Levine RA (1983) Risk of hypercalcemia from prophylaxis of traveler's diarrhea. JAMA 249: 1151–1152

Levis WR, Schuman JS, Friedman SM, Newfield SA (1982) An epidemiologic evaluation of leprosy in New York City. JAMA 247: 3221–3226

Liersch M (1973) Enterotoxin-bildende Escherichia coli als Erreger des Reisedurchfalls. Inn Med 3: 160–164

Lleske H (1980) Systemmykoseninport. In: Gsell O (Hrsg) Importierte Infektionskrankheiten – Epidemiologie und Therapie. 15. Symposium der Deutschen Gesellschaft für Fortschritte auf dem Gebiet der Inneren Medizin, Freiburg i. Br. Thieme, Stuttgart New York, S 56–68

Löffel M, Meienberg O, Diem P, Mombelli G (1982) Impfpoliomyelitis bei einem Erwachsenen unter Chemotherapie wegen Non-Hodgkin-Lymphoms. Schweiz Med Wochenschr 112: 419–421

Löhr H, Wolf H (1978) Viszerale Kala-Azar-Erkrankung beim Kind. Dtsch Med Wochenschr 103: 424–427

Loewenstein MS, Balows A, Gangarosa EJ (1973) Turista at an international congress in Mexico. Lancet 1: 529–531

Lomazzi F, Gurtner HP (1981) Höhenaufenthalt und Flugreisen bei Herzkranken. Schweiz Med Wochenschr 111: 618–624

López CE, Ruebush II TK, Schultz MG (1979) Occurrence of malaria acquired during travel abroad among American civilians, 1970–1976. J Infect Dis 139: 255–260

Lucasse C, Visser C (1978) Influence of various temperatures in relation to time on 17-D yellow fever virus vaccines. J Biol Stand 6: 1–11

Lüders G, Braun J, Pietzcker F, Schüle D (1975) Neue therapeutische Gesichtspunkte beim Ulcus molle. Hautarzt 26: 35–40

Luger A (1978) Diagnose und Therapie genitaler Kontaktinfektionen nach Fernostreisen. Wien Med Wochenschr 128: 559–565

Lumish RM, Ryder RW, Anderson DC, Wells JG, Puhr ND (1980) Heat-labile enterotoxigenic escherichia coli induced diarrhea aboard a Miami-based cruise ship. Am J Epidemiol 111: 432–436

Lux G (1977) Reise-Diarrhoe. Einteilung, Diagnostik, Therapie. Fortschr Med 32: 1945–1949

Lyell A (1967) review of toxic epidermal necrolysis in Britain. Br J Dermatol 79: 662–671

Macdonald I (1962) (Letter) Diarrhea of travelers. JAMA 181: 804

Mackenzie DWR (1977) Disseminated histoplasmosis in Britain. Br Med J I: 1281–1282

Mackenzie DWR (1979) Imported fungal infections. Postgrad Med J 55: 595–597

MacLennan R, Levine L, Newell KW, Edsall G (1973) The early primary immune response to adsorbed tetanus toxoid in man. Bull WHO 49: 615–626

Macrae AD (1969) Rabies in England. Lancet II: 1415–1417

Magnussen I, Olivarius BF (1977) Cardiomyopathy after chloroquin treatment. Acta Med Scand 202: 429–431

Mahoney JL (1981) Malaria, breakthroughs and resistance to chloroquine in Africa: Case reports. S Afr Med J 60: 786–788

Malison MD, Waterman SH (1983) Dengue fever in the United States. JAMA 249: 496–500

Malot J, Jaouen H (1971) Essai de prophylaxie des diarrhées dites „de voyage". Rev Inform Corps Med 31: 11–14

Mann JM, Bernier RH, Hinman AR (1982) Poliomyelitis vaccination for the international traveler. American Family Physician 26: 135–139

Manson-Bahr PEC, Apted FIC (1982) Manson's tropical diseases, 18th edn. Baillière Tindall, London, p 3

Marklein G, Wolff MH, Baumgarten H, Joó S (1980) Seroepidemiologic investigations of hepatitis in the tropics. Tropenmed Parasitol 31: 334–338

Markwalder K (1982) Aktuelle Therapie und Prophylaxe der Malaria und Perspektiven für die Zukunft. Schweiz Med Wochenschr 112: 362–368

Markwalder KA, Meyer HE (1982) Possible sulfadoxine-pyrimethamine resistance in plasmodium falciparum malaria from Kenya. Trans R Soc Trop Med Hyg 76: 281

Marmion DE, Naylor GRE, Stewart IO (1953) Second attacks of typhoid fever. J Hyg 51: 260–267

Marsden PD (1979) Current concepts in parasitology. N Engl J Med 300: 350–352

Marshall JD, Cavanaugh DC, Bartelloni PJ, Kadull PJ, Meyer KF (1974a) Plague immunization II. Relation of adverse clinical reactions to multiple immunizations with killed vaccine. J Infect Dis [Suppl] 129: 19–25

Marshall JD, Cavanaugh DC, Bartelloni PJ, Meyer KF (1974b) Plague immunization. III. Serologic response to multiple inoculations of vaccine. J Infect Dis [Suppl] 129: 26–29

Marth W (1968) Prospektive Untersuchungen über Urlaubsdiarrhoen. Ther Ggw 107: 1053–1062

Marticorena E, Ruiz L, Severino J, Galvez J, Penaloza D (1969) Systemic blood pressure in white men born at sea level: Changes after long residence at high altitudes. Am J Cardiol 23 364–368

Martini GA, Strohmeyer G (1973) Behandlung und Verhütung der akuten Virushepatitis. Internis (Berlin) 14: 572–577

Martin-Lalande J (1961) Action du G 5668 (Micorène) par voie buccale sur la fonction et l'acclimatement respiratoires de sujets sains en hypoxie d'altitude (3600 M). In: Vigot Frères (eds) Le poumon et le cœur. Vigot, Paris pp 695–702

Mathewson JJ, DuPont HL, Morgan DR, Thornton SA, Ericsson CD (1983) Enteroadherent escherichia coli associated with travellers' diarrhoea. Lancet II: 1048

Maton PN, Pollard JD, Newsom Davis J (1976) Human rabies encephalomyelitis. Br Med J I 1038–1040

Matthys H (1978) Tauchfibel, 2. Aufl. Springer, Berlin Heidelberg New York

Matthys H, Volz H, Ernst H, Konietzko N, Kleeberg HR (1974) Kardiopulmonale Belastung vor

Flugpassagieren mit obstruktiven Ventilationsstörungen. Schweiz Med Wochenschr 104: 1786–1789

May R, Mignon G (1981) Die „Thrombose des ersten Urlaubstages". MMW 123: 1173–1174

Maynard JE (1978) Passive immunization against hepatitis B: A review of recent studies and comment of current aspects of control. Am J Epidemiol 107: 77–86

McBean AM, Compaore P, McCormack WM, Agle AN, Foster SO (1972) Comparison of intradermal and subcutaneous routes of cholera vaccine administration. Lancet I: 527–529

McDade JE, Shepard CC, Redus MA, Newhouse VF, Smith D (1980) Evidence of Rickettsia Prowazekii infections in the United States. Am J Trop Med Hyg 29: 277–284

McFarland RA (1975) Air travel across time zones. Am Sci 63: 23–30

McFarlane AC (1976) Spironolactone and acute mountain sickness. Med J Aust 2: 923

McLaren HC (1977) Medical hazards of air travel. Br Med J II: 44

Meals RA (1976) Paratyphoid fever. A report of 62 cases with several unusual findings and a review of the literature. Arch Intern Med 136: 1422–1428

Mehaus A, De Clercq A, Prat R (1974) Prevalence of gonorrhoea in prostitutes in a Central African town. Br J Vener Dis 50: 50–52

Mentzing LO, Ringertz O (1968) Salmonella infection in tourists. 2. Prophylaxis against salmonellosis. Acta Pathol Microbiol Scand 74: 405–413

Mercier F, Larouze B, Ancelle JP (zur Publikation eingereicht) Infection with Hepatitis B virus in French volunteers in black africa.

Merson MH (1975) Toxigenic turista. N Engl J Med 292: 969–970

Merson MH (1979) Doxycycline and the traveller. Gastroenterology 76: 1485–1487

Merson MH, Gangarosa EJ (1975) Travelers' diarrhea. JAMA 234: 200–201

Merson MH, Hughes JM, Wood BT, Yashuk JC, Wells JG (1975) Gastrointestinal illness on passenger cruise ships. JAMA 231: 723–727

Merson MH, Morris GK, Sack DA et al. (1976) Travelers' diarrhea in Mexico. N Engl J Med 294: 1299–1305

Meyer HA, Brunner N (1979) Praktische Ratschläge für Tropenreisen und -aufenthalte europäischer Kleinkinder. Ther Umsch 36: 216–219

Meyer HE (1971) Vor und nach der Tropenreise. Praxis 60: 355–368

Meyer HM, Hostetler DD, Bernheim BC et al (1964) Response of Volta children to jet inoculation of combined live measles, smallpox and yellow fever vaccines. Bull WHO 30: 783–794

Meyer KF (1970) Effectiveness of live or killed plague vaccines in man. Bull WHO 42: 653–666

Meyer KF, Cavanaugh DC, Bartelloni PJ, Marshall JD (1974) Plague immunization. I. Past and present trends. J Infect Dis [Suppl] 129: 13–18

Meynell GG (1963) Antibacterial mechanism of the mouse gut. II. The role of EH and volatile fatty acids in the normal gut. Br J Exp Pathol 44: 209–219

Middaugh JP (1979) Side effects of diphteria-tetanus toxoid in adults. Am J Public Health 69: 246–249

Miller LH (1976) Transfusion malaria and immigrant blood donors. J Infect Dis 133: 727

Mills FJ, Harding RM (1983a) Medical emergencies in the air. Br Med J 286: 1131–1132, 1204–1206

Mills FJ, Harding RM (1983b) Fitness to travel by air. Br Med J 286: 1269–1271, 1340–1341

Mills FJ, Harding RM (1983c) Special forms of flight. III. Supersonic transport aircraft. Br Med J 287: 411–412

Mills JN (1973) Air travel and circadian rhythm. J R Coll Physicians Lond 7: 122–131

Mittermayer C (1976) Lethal complications of typhoid-cholera-vaccination (Case report and review of the literature). Beitr Pathol 158: 212–224

Möhr P (1982) Mittel gegen Reisekrankheit. Pharma Kritik 4: 65–68

Mohr W (1968) Beobachtungen bei Rückkehrern aus tropischen Ländern. Med Klin 25: 981–985

Mohr W (1972a) Verbreitung tropischer Infektionskrankheiten unter dem Aspekt moderner Verkehrsmittel. Bayer Aerztebl 8: 667–671

Mohr W (1972b) Gefährdungen durch Tropenkrankheiten im internationalen Reiseverkehr. Therapiewoche 22: 1682–1696

Mohr W (1973) Tropenkrankheiten in Europa. Wien Med Wochenschr 123: 191–198

Mohr W (1977) Notfallmedizinische Aspekte der Tropenmedizin in der Reisezeit. Notfallmedizin 3: 349–355

Mohr W (1978a) Prophylaxe von Tropenkrankheiten. Verh Dtsch Ges Inn Med 84: 452–462
Mohr W (1978b) Importierte Protozoen- und Wurmkrankheiten. Med Klin 73: 1598–1602
Mohr W (1980) Protozoenkrankheiten Import. In: Gsell O (Hrsg) Importierte Infektionskrankheiten – Epidemiologie und Therapie. 15. Symposium der Deutschen Gesellschaft für Fortschritte auf dem Gebiet der Inneren Medizin, Freiburg i. Br. Thieme, Stuttgart New York, S 16–22
Mohr W, Brinkmann U (1975) Lassafieber. Internist (Berlin) 16: 401–406
Mohr W, Haas J (1971) Zur Frage des Verhaltens von Herz und Kreislauf in den Tropen. Internist (Berlin) 12: 272–276
Monath TP (1975) Lassa fever: Review of epidemiology and epizootiology. Bull WHO 52: 577–592
Monath TP, Craven RB, Adjukiewicz A et al. (1980) Yellow fever in the Gambia, 1978–1979: Epidemiologic aspects with observations on the occurrence of Orungo virus infections. Am J Trop Med Hyg 29: 912–928
Monjour L, Bourdillon F, Schlumberger M et al. (1982) Etude de l'immunité humorale et cellulaire après vaccination antitétanique chez l'enfant africain malnutri et paludéen. 1. Etude de la réponse en anticorps antitétaniques. Bull WHO 60: 589–596
Moore M, Katona P, Kaplan JE et al (1982) Poliomyelitis in the United States 1969–1981. J Infect Dis 146: 558–563
Morger H, Steffen R, Schär M (1983) Epidemiology of cholera in travellers and conclusions for vaccination recommendations. Br Med J 286: 184–186
Moser A, Freyvogel TA (1979) Medizinisch bedeutsame Gifttiere des Nahen Ostens: Vorkommen und vorbeugende Maßnahmen. Ther Umsch 36: 220–227
Moser A, Stürchler D (1979) Überblick über die Epidemiologie von Steinfisch-Intoxikationen, ihre Behandlung und vorbeugende Maßnahmen. Schweiz Med Wochenschr 109: 552–555
Moser MR, Bender TR, Margolis HS, Noble GR, Kendal AP, Ritter DG (1979) An outbreak of influenza aboard a commercial airliner. Am J Epidemiol 110: 1–6
Mosley JW, Reisler DM, Brachott D, Roth D, Weiser J (1968) Comparison of two lots of immune serum globulin for prophylaxis of infectious hepatitis. Am J Epidemiol 87: 539–550
Mosley WH, McCormack WM, Fahimuddin M et al. (1969) Report of the 1966–67 cholera vaccine field trial in rural East Pakistan. 1. Study design and results of the first year of observation. Bull WHO 40: 177–185
Mosley WH, Aziz KMS, Ahmed A (1970) Serological evidence for the identity of the vascular permeability factor and ileal loop toxin of vibrio cholerae. J Infect Dis 121: 243–250
Most H (1978) Trichinosis – Preventable yet still with us. N Engl J Med 298: 1178–1180
Mowrey DB, Clayson DE (1982) Motion sickness, ginger, and psychophysics. Lancet I: 655–658
Müting D (1958) Über die Verhütung von Mückenstichen durch Einnahme von Vitamin $B_1$. Med Klin 53: 1023
Muggeridge M (1969) The Observer, London [zit. nach Schultz MG (1977) Exotic diseases. Postgrad Med J 62: 121–125]
Murray BE, Rensimer ER, DuPont HL (1982) Emergence of high-level trimethoprim resistance in fecal E. coli during oral administration of trimethoprim or trimethoprim-sulfamethoxazole. N Engl J Med 306: 130–135
Muschg A (1980) Bayiun. Suhrkamp, Frankfurt S 27–29
Music SI, Wenzel RP, Libonati JP, Snyder MJ, Hornick RB, Woodward TE (1970) Induced human cholera. J Clin Invest 49: 69a–70a
Mussgay M (1980) Rifttal-Fieber. Dtsch Med Wochenschr 105: 1265–1266
Nagaratnam N, Chetiyawardana AD, Rajiyah S (1978) Aplasia and leukemia following chloroquine therapy. Postgrad Med J 54: 108–112
Nakabayashi T, Ebisawa I, Ohtomo H, Ishizaki T (1976) Investigation of imported malaria cases in Japan in 1972–1974. J Trop Med Hyg 79: 247–251
Nakae K, Yamamoto S-I, Shigematsu I, Kono R (1973) Relation between subacute myelo-optic neuropathy (S. M. O. N.) and clioquinol: Nationwide survey. Lancet I: 171–173
Nalin DR, Levine MM, Bergquist E et al. (1978a) Cholera, non-vibrio cholera, and stomach acid. Lancet II: 856–859
Nalin DR, Rhead J, Rennels M et al. (1978b) Cannabis, hypochlorhydria, and cholera. Lancet II: 859–861
Nalin DR (1983) Oral replacement of water and electrolyte losses due to travellers' diarrhoea. Scand J Infect Dis (im Druck)

Nathanson N, Martin JR (1979) The epidemiology of poliomyelitis: Enigmas surrounding its appearance, epidemicity, and disappearance. Am J Epidemiol 110: 672–692

Ndiaye B (1980) Les maladies à transmission sexuelle sous les tropiques. Union Med Can [Suppl] 109: 10–14

Nelson SRC, Jones HL, Ross JB (1962) Trial of furazolidone as A prophylactic in 'traveller's diarrhoea'. Practitioner 188: 654–655

Neumann HH (1969) Bacteriological safety of hot tapwater in developing countries. Public Health Rep 84: 812–814

Neva FA, Ottesen EA (1978) Tropical (filarial) eosinophilia. N Engl J Med 298: 1129–1131

Newburger PE (1978) Travelers' diarrhea. N Engl J Med 299: 261

Nguyen-Dinh P, Chemangey-Masaba S, Churchill FC, Spencer HC (1982) Susceptibility of plasmodium falciparum to pyrimethamine and sulfadoxine/pyrimethamine in Kisumu, Kenya. Lancet I: 823–825

Nicholson KG, Prestage H, Cole PJ, Turner GS, Bauer SP (1981) Multisite intradermal antirabies vaccination. Lancet II: 915–917

Niklasson B (1982) Rift valley fever virus vaccine trial: Study of side-effects in humans. Scand J Infect Dis 14: 105–109

Noah ND (1982) Routine immunisation in adults. Br Med J 285: 910–911

Nordbring F (1962) Contraction of salmonella gastroenteritis following previous operation on the stomach. Acta Med Scand 171: 783–790

Norkrans G, Frösner G, Hermodsson S, Iwarson S (1979) Clinical epidemiological and prognostic aspects of hepatitis „non-A, non-B" – a comparison with hepatitis A and B. Scand J Infect Dis 11: 259–264

Novak A (1978) Empfindlichkeit der Gonokokken gegen Penicillin G im Kanton Bern in den Jahren 1972–1977. Schweid Med Wochenschr 108: 98–101

Nye FJ (1979) Travellers' diarrhoea. Clin Gastroenterol 8: 767–781

Ochs CW (1962) The epidemiology of tuberculosis. JAMA 179: 247–252

Oelz O (1982a) Die Inzidenz, Prophylaxe und Therapie der akuten Bergkrankheit. Schweiz Med Wochenschr 112: 492–495

Oelz O (1982b) Von der Wirkung der Höhe auf den Menschen. Praxis 71: 70–77

Österreichisches Statistisches Zentralamt (1979) Reisegewohnheiten der Österreicher im Jahre 1978. Österreichisches Statistisches Zentralamt, Wien (Beiträge zur österreichischen Statistik, H 552)

Ohashi M, Ihda S, Müller-Fahlbusch H (1981) Die Wirkung von Reise und Urlaub auf Patienten mit sogenannten endogenen Psychosen. Oeff Gesundheitswes 43: 128–132

Op de Coul AAW, Peeters MF (1982) Ein Patient mit ernster paralytischer Form von Poliomyelitis nach einem Aufenthalt in Tunesien (holländisch). Ned. T. Geneesk 126: 1054–1055

Oseasohn RO, Benenson AS, Fahimuddin MD (1965) Field trial of cholera vaccine in rural East Pakistan. Lancet I: 450–453

Owen JR (1976) The care of athletes on tours abroad. Practitioner 217: 240–245

Pal SC, Deb BC, Sen Gupta PG, De SP, Sircar BK, Sen D, Sikdar SN (1980) A controlled field trial of an aluminium phosphate-adsorbed cholera vaccine in Calcutta. Bull WHO 58: 741–745

Pant CP, Rishikesh N, Bang YH, Smith A (1981) Progress in malaria vector control. Bull WHO 59: 325–333

Panthier R (1956) A propos de quelques cas de réactions nerveuses tardives observées chez des nourrissons après vaccination antiamarile. Bull Soc Pathol Exot Filiales 49: 477–493

Parer JT (1982) Effects of hypoxia on the mother and fetus with emphasis on maternal air transport. Am J Obstet Gynecol 142: 957–961

Parry ES, Lister IS (1975) Sunlight and hypercalciuria. Lancet I: 1063–1065

Parsons CJ, Bobechko WP (1982) Aeromedical transport: Its hidden problems. Can Med Assoc J 126: 237–243

Pashkow FJ, Calisher CH, Reller B, Sulzer CR (1981) Leptospirosis in a traveler from Honduras. Colo Med 78: 210–212

Pasquet J (1977) Emergency medical kits abroad aircraft. Aviat Space Environ Med 48: 882–885

Patil SN, Padmawar BU, Chandra I (1977) Sixth nerve paralysis following cholera innoculation. Ind J Ophthalmol 24: 37

Pearlman EJ, Doberstyn EB, Sudsok S, Thiemanun W, Kennedy RS, Canfield CJ (1980) Chemo-

suppressive field trials in Thailand IV. The suppression of P. falciparum and P. vivax parasite-
mias by mefloquine. Am J Trop Med Hyg 29: 1131–1137

Peffers ASR, Bailey J, Barrow GI (1973) Vibrio parahaemolyticus gastroenteritis and international
air travel. Lancet I: 143–145

Pehrson PO (1983) Amoebiasis in a non-endemic country. Scand J Infect Dis 15: 207–214

Peloux Y, Desideri D, Pons JL (1981) La toxi-infection alimentaire à vibrio parahaemolyticus.
Nouv Presse Med 10: 3074–3075

Peltola H, Kyrönseppä H, Hölsä P (1983) Trips to the south – a health hazard. Scand J Infect Dis
(im Druck)

Pernet A (1976) Schistosomiase. Schweiz Med Wochenschr 106: 1503–1510

Peters M (1978) Differentialdiagnose der Durchfallerkrankungen bei Reisenden aus den Tropen
oder Subtropen. Oeff Gesundheitswes 40: 437–443

Peters W (1982) Antimalarial drug resistance: An increasing Problem. Br Med Bull 38: 187–192

Pfister R (1977) Nehmen Sandfloh-Infektionen zu? Fortschr Med 95: 1373–1375

Philippines Cholera Committee (1973) A controlled field trial on the effectiveness of the intradermal and subcutaneous administration of cholera vaccine in the Philippines. Bull WHO 49:
389–394

PHLS (1972a) Pasteurella and yersinia infections. Br Med J I: 320

PHLS (1972b) Tumbu fly. Br Med J II: 58

PHLS (1972c) Vibrio parahaemolyticus gastroenteritis. Br Med J I: 701

PHLS (1972d) Mycoses in 1971. Br Med J II: 240

PHLS (1973a) Brucella melitensis infection. Br Med J 3: 551

PHLS (1973b) Brucellosis. Br Med J II: 672

PHLS (1976a) Insect infection in man. Br Med J II: 1081

PHLS (1976b) Some imported infections. Br Med J I: 232

PHLS (1977) Mycetoma in the United Kingdom. Br Med J I: 385

PHLS (1982a) Three related cases. Br Med J 285: 223

PHLS (1982b) Paratyphoid in tourists. Br Med J 284: 1125

PHLS (1982c) Malaria 1980. Br Med J 284: 750

PHLS (1983a) Penicillinase-producing Neisseria gonorrhoeae in Britain 1982. Br Med J 286:
1628–1629

PHLS (1983b) Surveillance of the acquired immune deficiency syndrome in the United Kingdom.
Br Med J 286: 407–408

PHLS (1983c) Legionella infection 1981–2. Br Med J 287: 826

PHLS (1983d) Typhoid fever, England and Wales, 1978–82. Br Med J 287: 1205

PHLS (1983e): Paratyphoid fever in England and Wales, 1978–82. Br Med J 287: 1366

Picher O, Aspöck H (1973) Untersuchungen über Höhe und Bedeutung des Parasitenbefalles der
aus Uganda geflüchteten Asiaten. Zentralbl Bakteriol Hyg [A] 225: 223–227

Pillay VKG, Kirch E, Kurtzman NA (1973) Glomerulopathy associated with filarial loiasis. JAMA
225: 179

Pines A (1977) Acute mountain sickness. Lancet 1: 316

Pitkänen T (1982) Travellers' diarrhoea caused by Campylobacter jejuni. Ann Clin Res 14: 111–113

Plentz K (1978) Impfschutz im Ferntourismus als Problem des öffentlichen Gesundheitsdienstes.
Oeff Gesundheitswes 40: 497–506

Plentz K (1982) Der kranke Urlaubsrückkehrer. Referat am Symposium „Tourismus, Reisen, Gesundheit", München, Mai 1982 (Abstract)

Pöhn H-P (1977) Salmonellose-Überwachung beim Menschen in der Bundesrepublik Deutschland
einschl. Berlin (West). II: Epidemiologische Analyse. Bundesgesundheitsblatt 20: 133–147

Pönkä A, Pettersson T (1980) Pneumonia due to legionella pneumophila: The first imported case in
Finland. Scand J Infect Dis 12: 313–314

Polish Typhoid Committee (1966) Controlled field trials and laboratory studies on the effectiveness
of typhoid vaccines in Poland, 1961–64. Final report. Bull WHO 34: 211–222

Pollitzer R (1957) Cholera studies. II. Prevention and control. Bull WHO 17: 67–162

Pollock TM, Reid D, Smith GV (1969) Immunoglobulin for the prevention of infectious hepatitis in
persons working overseas. Lancet 1: 281–283

Portnoy BL, Mackowiak PA, Caraway CT, Walter JA, McKinley TW, Klein CA (1975) Oyster-
associated hepatitis. JAMA 233: 1065–1068

Pozo-Olano J, Warram JH, Gómez RG, Cavazos MG (1978) Effect of a lactobacilli preparation on traveler's diarrhea. Gastroenterology 74: 829–830

Preston F (1970) Time zone disruption and sleep patterns in pilots. Trans Soc Occup Med 20: 77–86

Preston FS (1977) Medical hazards of air travel. Br Med J II: 44

Price NM, Schmitt LG, McGuire J, Shaw JE, Trobough G (1981) Transdermal scopolamine in the prevention of motion sickness at sea. Clin Pharmacol Ther 29: 414–419

Prokop H (1970) II. Psychiatrische Erkrankungen im Ausland, unter besonderer Berücksichtigung der Urlaubssituation. Schweiz Arch Neurol Neurochir Psychiatr 107: 363–388

Pruzanski W, Leers WD, Wardlaw AC (1974) Bacteriolytic and bactericidal activity of sera and synovial fluids in rheumatoid arthritis and in osteoarthritis. Arthritis Rheum 17: 207–218

Raeber PA, Scheidegger C, Vodoz A, Darioli R (1982) Enquête sur les recommandations prodiguées aux voyageurs en zone tropicale. Soz Praventivmed 27: 266–267

Raettig H (1983) Offene Probleme bei der Immunprophylaxe gegen Typhus abdominalis: die dritte Impfstoffgeneration. Fortschr Med 21: 967–971

Rahm U (1958) Besitzt Vitamin B$_1$ insektenabhaltende Eigenschaften? Schweiz Med Wochenschr 26: 634–635

Ramelet A-A (1982) Protection antisolaire. Ther Umsch 39: 222–225

Ramsay LE (1977) Prophylaxis of acute mountain sickness. Lancet I: 540–541

Ramsdale CD, Haas E (1978) Some aspects of epidemiology of resurgent malaria in Turkey. Trans R Soc Trop Med Hyg 72: 570–580

Ranque J (1981) Le paludisme post-transfusionnel. Rev Fr Transfus Immunohematol 24: 234–242

Rappaport RS, Bonde G (1982) Prospects for the development of a vaccine against cholera and escherichia coli diarrheal disease. In: Weinstein L, Fields BN (eds) Bacterial vaccines. Thieme, New York Stuttgart (Seminars in infectious disease, Vol IV, pp 89–96)

Rau RC, Dubin HV, Taylor WB (1976) Leishmania tropica. Infections in travellers. Arch Dermatol 112: 197–201

Recht K, Pfürtner-Bloos I, Gross R (1977) Importierte ostafrikanische Trypanosomiasis (Schlafkrankheit). Med Welt 28: 1378–1381

Regli P, Joller-Jemelka H, Grob PJ (1977) Hepatitisepidemiologie – Kanton Zürich und Umgebung. Schweiz Med Wochenschr 107: 769–779

Reichlin B, Gyr K, Giger M, Blum AL (1981) Diagnostik der intestinalen Amöbiasis. Schweiz Med Wochenschr 111: 210–214

Reid D (1982) Tourism and illness. Proc Roy Soc Edin 82 B: 23–35

Reid D, Grist NR, Najera R (1978) Illness associated with „package tours": A combined Spanish-Scottish study. Bull WHO 56: 117–122

Reid HA (1975) Bites and stings in travellers. Postgrad Med J 51: 830–837

Reilly PC (1980) Risk of malaria among travelers. N Engl J Med 303: 587–588

Relyveld EH, Henocq E, Bizzini B (1979) Studies on untoward reactions to diphtheria and tetanus toxoids. Dev Biol Stand 43: 33–37, 43–44

Rentchnick P (1972) Médecin à Madère. Une épidémie de poliomyélite camouflée par le Ministère de la santé: Med Hyg 1021: 1173–1177

Reves R, Bass P, DuPont HL, Sullivan P, Mendiola J (1983) Failure to demonstrate effectiveness of an anticholinergic drug in the symptomatic treatment of travelers' diarrhea. J Clin Gastroenterol 5: 223–227

Rice PA, Baine WB, Gangarosa EJ (1977) Salmonella typhi infections in the United States. 1967–1972: Increasing importance of international travelers. Am J Epidemiol 106: 160–166

Rich JD, Shesol BF, Horne DW (1980) Basal cell carcinoma arising in a smallpox vaccination site. J Clin Pathol 33: 134–135

Richards DA (1970) A controlled trial in travellers' diarrhoea. Practitioner 204: 822–824

Richards DA (1971) Prophylactic value of clioquinol agains travellers' diarrhoea. Lancet I: 44–45

Richarz A (1967) Prophylaktische und therapeutische Wirkung von Aethacridinlaktat bei unspezifischen Durchfallerkrankungen. Med Klin 62: 1308–1310

Ringertz O (1971) Some aspects of the epidemiology of hepatitis in Sweden. Postgrad Med J 47: 465–472

Ringertz O, Mentzing LO (1968) Salmonella infection in tourists. 1. An epidemiological study. Acta Pathol Microbiol Scand 74: 397–404

Rische H, Ziesché K (1975) Einschleppung von Shigellosen in die Deutsche Demokratische Republik. Z Gesamte Hyg 21: 52–54

Roberts SH, Mathias RG (1978) Giardiasis in travellers and their families. Can J Public Health 69: 60–63

Robins-Browne RM, Schneider J, Metz J (1975) Thrombocytopenia in trypanosomiasis. Am J Trop Med Hyg 24: 226–231

Robinson RG, Williams HE (1980) To Russia with care. Br Med J 280: 1074–1076

Röllinghoff W (1964) Einfluß des Tropenaufenthaltes auf die Entstehung und den Verlauf von Nierensteinerkrankungen. Z Tropenmed Parasitol 15: 255–261

Röllinghoff W (1968) Psychische Probleme der sogenannten Tropentauglichkeit. Med Klin 63: 986–990

Röllinghoff W (1980) Gastroenterologische Erkrankungen. In: Diesfeld HJ (Hrsg) Importierte Krankheiten und ärztliche Untersuchungen vor und nach Tropenaufenthalt. Lang, Frankfurt S 129–135

Röllinghoff W, Wolfers W (1976) Europäische Säuglinge und Kleinkinder in den Tropen. MMW 35: 1083–1084

Rolfe E (1978) Many travel personnel lax about warning against risk of malaria. Can Med Assoc J 119: 497–502

Rondle CJM, Ramesh B, Krahn JB, Sherriff R (1978) Cholera: Possible infection from aircraft effluent. J Hyg (Camb) 81: 361–371

Rosemeyer B (1982) Gefahren durch Schwimmen und Surfen. Fortschr Med 100: 1173–1174

Rosenberg ML, Weissman JB, Gangarosa EJ, Reller B, Palmer Beasley R (1976 a) Shigellosis in the United States: Ten-year review of nationwide surveillance, 1964–1973. Am J Epidemiol 104: 543–551

Rosenberg ML, Hazlet KK, Schaefer J, Wells JG, Pruneda RC (1976 b) Shigellosis from swimming. JAMA 236: 1849–1852

Ross M (1977) Some aspects of health hazards to seafaring men. Cent Afr J Med 23: 264

Ross Institute (1981) Malaria prevention in travellers from the United Kingdom. Br Med J 283: 214–218

Rosten MJ (1979) Prophylaxis of tourists' diarrhea. West J Med 130: 78

Rowe B, Ross RJG (1976) Shiga dysentery in England and Wales. Br Med J I: 532

Rowe B, Taylor J, Bettelheim KA (1970) An investigation of travellers' diarrhoea. Lancet I: 1–5

Rozman RS, Canfield CJ (1979) New experimental antimalarial drugs. Adv Pharmacol Chemother 16: 1–43

Ruddell WSJ, Axon ATR, Findlay JM, Bartholomew BA, Hill MJ (1980) Effect of cimetidine on the gastric bacterial flora. Lancet I: 672–674

Rudelic J (1971) Choleraschutzimpfung in der Schwangerschaft. Ärztl Prax 23: 2863–2866

Rumans LW, Dennis DT, Atmosoedjono S (1979) Fansidar resistant falciparum malaria in Indonesia. Lancet II: 580–581

Ruppin H (1983) Motilitätshemmer und Sekretionshemmer. Schweiz Med Wochenschr [Suppl] (im Druck)

Russell FE, Gans C, Minton S (1978) Poisonous snakes. Clin Med 85: 13–30

Ryder RW, Blake PA (1979) Typhoid fever in the United States. 1975 and 1976. J Infect Dis 139: 124–126

Ryder RW, Wells JG, Gangarosa EJ (1977) A study of travelers' diarrhea in foreign visitors to the United States. J Infect Dis 136: 605–607

Ryder RW, Oquist CA, Greenberg H et al. (1981) Travelers' diarrhea in panamian tourists in Mexico. J Infect Dis 144: 442–448

Saberi MS, Assaee M (1983) Oral hydration of diarrhoeal dehydration. Acta Paediatr Scand 72: 167–170

Sack DA (1978) Doxycycline for travelers' diarrhea: Risks and benefits. N Engl J Med 299: 1412–1413

Sack DA, Kaminsky DC, Sack RB et al. (1977) Enterotoxigenic escherichia coli diarrhea of travelers: A prospective study of American Peace Corps Volunteers. Johns Hopins Med J 141: 63–70

Sack DA, Kaminsky DC, Sack RB et al. (1978) Prophylactic doxycycline for travelers' diarrhea. N Engl J Med 298: 758–763

Sack RB (1979) Prophylactic antibiotics? The individual versus the community. N Engl J Med 300: 1107–1108

Sack RB, Froehlich JL, Zulich AW et al. (1979) Prophylactic doxycycline for travelers' diarrhea. Gastroenterology 76: 1368–1373

Sacks HN, Williams DN, Eifrig DE (1976) Loaiasis. Arch Intern Med 136: 914–915

Salvato JA (1977) Guide d'hygiène dans les établissements touristiques. Organisation Mondiale de la Santé, Genève, pp 77–88

Sanchez Leyva R (1981) Prevalencia de portadores de salmonella y shigella en manipuladores de alimentos. Salud Publica Mex 23: 353–363

Sandhu BK, Tripp JH, Milla PJ, Harries JT (1983) Loperamide in severe protracted diarrhoea. Arch Dis Child 58: 39–43

Sankalé M (1980) Le malade chronique peut-il voyager? Union Med Can [Suppl] 109 2: 7–9

Santosham M, Sack RB, Froehlich J (1981) Biweekly prophylactic doxycycline for travelers' diarrhea. J Infect Dis 143: 598–602

Saphra I, Winter JW (1957) Clinical manifestations of salmonellosis in man. N Engl J Med 256: 1128–1134

Satterwhite TK, DuPont HL, Evans DG, Evans DJ (1978) Role of escherichia coli colonisation factor antigen in acute diarrhoea. Lancet II: 181–184

Schachter J, Causse G, Tarizzo ML (1976) Chlamydiae as agents of sexually transmitted diseases. Bull WHO 54: 245–254

Schäfer E (1979) Schutzimpfungen für warme Zonen damals und heute. Wehrmed Monatsschr 2: 50–54

Schär M (1973) Kompendium der Schutzimpfungen. Karger, Basel München

Scherwitz C, Knickenberg M, Meigel WN, Rassner G (1976) Zum Krankheitsbild der Tinea nigra. Mykosen 19: 429–437

Schindel H-J, Plentz K (1977) Erfahrungen aus Salmonellose-Erkrankungen bei Flugreisen von und nach den Kanarischen Inseln (Spantax, Februar 1976). Oeff Gesundheitswes 39: 706–710

Schipper H, McClarty BM, McRuer KE, Nash RA, Penney CJ (1980) Tropical diseases encountered in Canada: 1. Chagas' disease. Can Med Assoc J 122: 165–172

Schmerin MJ, Gelston A, Jones TC (1977) Amebiasis. An increasing problem among homosexuals in New York City. JAMA 238: 1386–1387

Schneller GH (1977) Montezuma's revenge: A status report for pharmacists. J Am Pharm Assoc 11: 234–236

Schomerus P, Holzer E (1982) Tsutsugamushi-Fieber. MMW 124: 133–135

Schonberger LB, Bregman DJ, Sullivan-Bolyai JZ et al. (1979) Guillain-Barrc syndrome following vaccination in the National Influenza Immunization Program, United States, 1976–1977. Am J Epidemiol 110: 105–123

Schüz R, Meyer-Glauner W (1976) Häufigkeit der Virushepatitis bei Tropenreisenden. MMW 118: 1093–1096

Schüz R, Meyer-Glauner W (1979) Quantitative Verlaufskontrolle der humoralen Immunreaktion bei Virushepatitis A bei Tropenreisenden. MMW 121: 911–912

Schüz R, Röllinghoff W (1975) Zur Frage der Gammaglobulin-Prophylaxe der infektiösen Hepatitis. MMW 117: 77–80

Schultz MG (1982) Emporiatrics – travellers' health. Br Med J 285: 582–583

Schumann SH, Arnold AT, Rowe JR (1982) Giardiasis by inhalation? Lancet I: 53

Schwarz U, Conen D (1981) Neun Falle von eingeschlepptem Maltafieber in Basel. Schweiz Med Wochenschr 111: 38–41

Seah SKK, Flegel KM (1972) African trypanosomiasis in Canada. Can Med Assoc J 106: 902–903

Seeff LB, Hoofnagle JH (1979) Immunoprophylaxis of viral hepatitis. Gastroenterology 77: 161–182

Seeliger HPR (1979) Systemmykosen als Risikofaktor für den Besucher warmer Länder. Wehrmed Monatsschr 2: 45–49

Seifert J (1980) Gammaglobulinpräparate – Unterschiede, Indikationen und Nebenwirkungen. Med Monatsschr Pharm 11: 329–334

Seiler KU, Thiel HJ (1977) Die Chloroquinkeratopathie als Beispiel einer arzneimittelinduzierten Phospholiposis. Klin Monatsbl Augenheilkd 170: 64–73

Seto DSY (1979) Viral hepatitis. Pediatr Clin North Am 26: 305–314

Shedlofsky S, Freter R (1974) Synergism between ecologic and immunologic control mechanisms of intestinal flora. J Infect Dis 129: 296–303

Sheehy TW (1968) Digestive disease as a national problem. Gastroenterology 55: 105–112

Sheehy TW, Cohen WC, Wallace DK, Legters LJ (1965) Tropical sprue in North Americans. JAMA 194: 1069–1076

Sheffield FW, Ironside AG, Abbott JD (1978) Immunisation of adults against diphteria. Br Med J II: 249–250

Shore EG, Dean AG, Holik KJ, Davies BR (1974) Enterotoxin-producing escherichia coli and diarrheal disease in adult travelers: A prospective study. J Infect Dis 129: 577–582

Sigg-Farner C (1979) Tropenmedizinische Probleme von Schwangerschaft und Geburt. Ther Umsch 36: 211–215

Simona R, Keller H, Spengler G, Gerber H, Weiss M, Steck F (1979) Revakzination gegen Lyssa beim Menschen: Wirksamkeit verschiedener Boosterschemata. Schweiz Med Wochenschr 109: 1702–1708

Simpson DIH (1978) Viral haemorrhagic fevers of man. Bull WHO 56: 819–832

Sindermann F (1978) Expeditionsarzt bei Bergtouren in Asien. Med Welt 29: 985–989

Singal M, Shaw PK, Lindsay RC, Roberto RR (1977) An outbreak of introduced malaria in California possibly involving secondary transmission. Am J Trop Med Hyg 26: 1–9

Singhi S, Singhi P, Singh M (1977) Chlorquine-induced involuntary movements. Br Med J II: 520

Skinhøj P, Gluud C, Ramsøe K (1981) Traveller's hepatitis. Origin and characteristics of cases in Copenhagen 1976–1978. Scand J Infect Dis 13: 1–4

Smith CC, Aurelian L, Santosham M, Sack RB (1983) Rotavirus-associated traveler's diarrhea: Neutralizing antibody in asymptomatic infection. Infect Immun 41: 829–833

Smith DH, Isaacson M, Johnson KM et al. (1982) Marburg-virus disease in Kenya. Lancet I: 816–817

Snell JA, Cordner EP (1977) Sprionolactone and acute mountain sickness. Med J Aust 1: 828

Snyder JD, Blake PA (1982) Is cholera a problem for US travelers? JAMA 247: 2268–2269

Snyder JD, Merson MH (1982) The magnitude of the global problem of acute diarrhoeal disease: A review of active surveillance data. Bull WHO 60: 605–613

Somaini B (1983) Infektionen bei Flüchtlingen aus Südostasien. Schweiz Ärztez 64: 254–256

Sommer A, Mosley WH (1973) Ineffectiveness of cholera vaccination as an epidemic control measure. Lancet I: 1232–1235

Sommer A, Mosley WH, Khan M (1973) Efficacy of vaccination of family contacts of cholera cases. Lancet I: 1230–1232

Sorokin M, Payda C (1975) The tourist as patient. Med J Aust 2: 182–185

Souney PF, Horton TE (1978) Travelers' diarrhea. N Engl J Med 299: 261

Speckhard ME (1977) Altitude decompression sickness. SAM Aeromed Rev 4–77

Spencer HC, Gibson JJ, Brodsky RE, Schultz MG (1975) Imported African trypanosomiasis in the United States. Ann Intern Med 82: 633–638

Spencer HC, Poulter NR, Lury JD, Poulter CJ (1982) Chloroquine associated pruritus in a European. Br Med J 285: 1703–1704

Sprinz H (1969) Pathogenesis of intestinal infections. Arch Pathol 87: 556–562

Stadelmann W, Gasser M, Löffler H (1980) Die Häufigkeit von Antikörpern gegen Hepatitis-A-Virus bei verschiedenen Altersgruppen der Basler Bevölkerung 1978/79. Schweiz Med Wochenschr 110: 975–978

Stahel E, Degrémont A, Lagler U (1982) Pyrimethamine sulfadoxine resistant falciparum malaria acquired at Dar es Salaam, Tanzania. Lancet I: 1118–1119

Stahel E, Somaini B, Steffen R, Darioli R, Schrafl C, Holdener F (1983) Malariaprophylaxe 1983. Schweiz Ärztez 64: 553–555

Stahel P, Aeberhard P, Pedrinis E, Halter F (1975) Klinische Probleme der Amöbiasis. Schweiz Med Wochenschr 105: 709–714

Stamm WP (1970) Amoebic aphorisms. Lancet II: 1355–1356

Stamm WP (1976) Amoebiasis: A neglected diagnosis. J R Coll Physicians 10: 294–298

Stanfield JP, Reid D (1980) Imported infections in children. J R Coll Physicians Lond 14: 232–237

Stanisic M, Wegmann T, Kuhn E (1979) Parakokzidioidomykose in der Schweiz. Schweiz Med Wochenschr 109: 693–698

Steele T, Kaminski G, Hansman D (1977) A case of coccidioidomycosis in Australia. Med J Aust 1: 968–969

Steffen R (1976) Probleme der Patientenbetreuung im Helikopter. Praxis 65: 1007–1009

Steffen R (1977) Antacids – A risk factor in travellers brucellosis? Scand J Infect Dis 9: 311–312

Steffen R (1980a) Reisemedizinstatistiken. In: Gsell O, Holtmeier HJ (Hrsg) Importierte Infektionskrankheiten, Epidemiologie und Therapie. Thieme, Stuttgart New York S 58–68

Steffen R (1980b) Gesundheitliche Probleme bei Tropenrückkehrern. In: Diesfeld HJ (Hrsg) Importierte Krankheiten und ärztliche Untersuchungen vor und nach Tropenaufenthalt. Lang, Frankfurt (Medizin in Entwicklungsländern, Bd 6) S 67–78

Steffen R (1982) Typhoid vaccine, for whom? Lancet I: 615–616

Steffen R (1983a) Epidemiology. Scand J Gastroenterol 18 [Suppl] 84: 5–17

Steffen R (1983b) Vorbeugende Maßnahmen gegen Reisediarrhöe. Schweiz Med Wochenschr [Suppl] (im Druck)

Steffen R, van der Linde F (1981) Intercontinental travel and its effect on pre-existing illnesses. Aviat Space Environ Med 52: 57–58

Steffen R, Gsell O (1981) Prophylaxis of traveller's diarrhea. J Trop Med Hyg 84: 239–242

Steffen R, Regli P, Grob PJ (1977) Wie groß ist das Risiko einer Reisehepatitis? Retrospektive Studie in der Region Zürich 1971–1976. Schweiz Med Wochenschr 107: 1300–1307

Steffen R, van der Linde F, Meyer HE (1978) Erkrankungsrisiken bei 10500 Tropen- und 1300 Nordamerika-Touristen. Schweiz Med Wochenschr 108: 1485–1495

Steffen R, Schär G, Mosimann J (1981) Salmonelloses and shigelloses in Switzerland, with special consideration of typhoid vaccination for travellers. Scand J Infect Dis 13: 121–127

Steffen R, van der Linde F, Gyr K, Schär M (1983) Epidemiology of diarrhea in travelers. JAMA 249: 1176–1180

Stelzmüller H (1982) Verbesserungsbedürftig: ABC-Abwehr. Wehrtechnik, Heft 12, S. 71

Sterner G, Nåsander L (1977) African trypanosomiasis: A danger for tourists visiting Gambia? Scand J Infect Dis 9: 154–156

Stevens RH, Saxon A (1979) Reduced in vitro production of anti-tetanus toxoid antibody after repeated in vivo immunization with tetanus toxoid. J Immunol 122: 592–598

Stickl H (1980a) Impfungen bei Auslandreisen. Z Hautkr 55: 1425–1434

Stickl H (1980b) Verhalten bei Reisen in tropische Länder. Med Monatsschr Pharm 7: 193–196

Stierli J, Steffen R (1978) Amöbiasis – retrospektive Analyse von 453 Fällen in der Region Zürich. Schweiz Med Wochenschr 108: 1310–1317

Stille W (1971) Zeckenbiß-Fleckfieber („Fièvre boutonneuse") als Importinfektion. Dtsch Med Wochenschr 96: 1116–1118

Stille W, Bastert G, Helm EB (1968) Reisediarrhoen und andere Reise-Infektionen. Dtsch Med Wochenschr 93: 1350–1354

Stokes J, Farquhar JA, Drake ME, Capps RB, Ward CS, Mills O, Kitts AW (1951) Infectious hepatitis. Length of protection by immune serum globulin (gamma globulin) during epidemics. JAMA 147: 714–719

Stoll BJ, Glass RI, Huq MI et al. (1982) Epidemiologic and clinical features of patients infected with Shigella who attended a diarrheal disease hospital in Bangladesh. J Infect Dis 146: 177–183

Stoll BJ, Glass RI, Banu H, Huq MI, Khan MU, Ahmed M (1983) Value of stool examination in patients with diarrhoea. Brit Med J 286: 2037–2040

Stransky M, Schwarzenbach FH (1979) Doppelblindversuch mit Difenoxin-Hydrochlorid bei Tropenreisenden. Ther Umsch 36: 267–270

Straumann A, Gyr N, Thommen A, Müller R (1983) Typhus abdominalis nach Impfung mit dem Lebend-Impfstoff Vivotif. Schweiz Med Wochenschr 113: 1205

Streltzer J (1979) Psychiatric emergencies in travelers to Hawaii. Compr Psychiatry 20: 463–468

Stürchler D (1981) Endemiegebiete tropischer Infektionskrankheiten. Karten und Texte für die Praxis. Huber, Bern Stuttgart Wien

Stürchler D, Degrémont A (1976) Filariosen bei Tropenrückkehrern. Schweiz Med Wochenschr 106: 682–688

Stürchler D, Imbach P, Gartmann J, Degrémont A (1978) Klinik, Diagnostik und Therapie der tropisch pulmonalen Eosinophilie. Schweiz Med Wochenschr 108: 1461–1464

Stuttaford IT (1980) The infected traveller. Practitioner 224: 1127–1129

Sulianti-Saroso I, Bahrawi W, Witjaksono H et al. (1978) A controlled field trial of plain and aluminium hydroxide-adsorbed cholera vaccines in Surabaya, Indonesia, during 1973–1975. Bull WHO 56: 619–627

Sutton JR (1977) Spironolactone in acute mountain sickness. Lancet I: 856

Sutton JR, Jones NL, Houston CS (1982) Hypoxia: Man at altitude. Thieme-Stratton, New York

Sutton RGA (1974) An outbreak of cholera in Australia due to food served in flight on an international aircraft. J Hyg (Camb) 72: 441

Svanborg-Edén C, Sandberg T, Stenqvist K, Ahlstedt S (1979) Effects of subinhibitory amounts of ampicillin, amoxycillin and mecillinam on the adhesion of escherichia coli bacteria to human urinary tract epithelial cells: A preliminary study. Infection 7: 5452–5455

Svennerholm A-M, Bäck E, Holmgren J (1977) Enterotoxin antibodies in relation to diarrhoea in Swedish soldiers in Cyprus. Bull WHO 55: 663–668

Svennerholm A-M, Holmgren J, Sack DA, Bardhan PK (1982) Intestinal antibody responses after immunisation with cholera B subunit. Lancet I: 305–308

Symmers WSC (1972) Histoplasmosis in Southern and South-Eastern Asia. Ann Soc Belg Med Trop 52: 435–452

Symmers WSC (1979) Imported mycoses: Some diagnostic problems. Postgrad Med J 55: 598–602

Szmuness W (1981) Hepatitis B vaccine (Merck) studies coordinated by the laboratory of epidemiology, The New York Blood Center. In: Krugman S, Sherlock S (eds) Proceedings of the European Symposium on Hepatitis B. Merck Sharp & Dohme, Rahway, pp 151–162

Tanimoto-Weki M (1975) New experiments in hamsters on the effect of oestrogen in liver amebiasis. Trop Dis Bull 72: 145

Tannock GW, Savage DC (1976) Indigenous microorganisms prevent reduction in cecal size induced by Salmonella typhimurium in vaccinated gnotobiotic mice. Infect Immun 13: 172–179

Tashima CK, Fillhart M, Cunanan A (1974) Jet lag ketoacidosis. JAMA 227: 328

Tauraso NM, Myers MG, Nau EV, O'Brien TC, Spindel SS, Trimmer RW (1972) Effect of interval between inoculation of live smallpox and yellow-fever vaccines on antigenicity in man. J Infect Dis 126: 362–371

Taylor J (1966) Entero-vioform' in traveller's diarrhoea. Practitioner 196: 873

Tec L (1981) Depression and jet lag. Am J Psychiatry 138: 858

Tewari M (1936) A secondary reaction after anti-cholera inoculation. Lancet I: 572

Theiler M, Smith HH (1937) The effect of prolonged cultivation in vitro upon the pathogenicity of yellow fever virus. J Exp Med 65: 767–787

Thérizol M, Levy R, Coulbois J, Brochard C, Berque A, Bétourné C (1975) Trichinose aigue. A propos de quelques cas récents importés d' Egypte. Bull Soc Pathol Exot Filiales 68: 407–415

Thom Love J, Caruso VG (1978) Civilian air travel and the otolaryngolist. Laryngoscope 88: 1732–1741

Thomas JEP, Abson CP, Cairns NJW (1981) Pulmonary embolism. A hazard of air travel. Cent Afr J Med 5: 85–87

Thomas PM, Howell DJ (1976) Vibrio parahaemolyticus gastroenteritis associated with international travel. Med J Aust 2: 823–825

Timmermanns PM, Hess U, Jones ME (1982) Pyrimethamine sulfadoxine resistant falciparum malaria in East Africa. Lancet I: 1181

Tjoa WS, DuPont HL, Sullivan P et al. (1977) Location of food consumption and travelers' diarrhea. Am J Epidemiol 106: 61–66

Toffler A (1971) Future shock. Bantam New York pp 75, 102

Tomkins AM, James WPT, Walters JH, Cole ACE (1974) Malabsorption in overland travellers to India. Br Med J 3: 380–384

Tothill A (1968) Clioquinol for diarrhoea? Lancet I: 821

Towse G (1980) Cinnarizine – a labyrinthine sedative. J Laryngol Otol 94: 1009–1015

Trojan H (1978) Tropische Augenkrankheiten. Dtsch Ärztebl 75: 440–443

Trumbull R, Chinn HI, Maag CH et al. (1960) Effect of certain drugs on the incidence of seasickness. Clin Pharmacol Ther 1: 280–283

Tsubaki T, Honma Y, Hoshi M (1971) Neurological syndrome associated with clioquinol. Lancet I: 696–697

Tuberculosis Prevention Trial, Madras (1979) Trial of BCG vaccines in south India for tuberculosis prevention. Indian J Med Res 70: 349–363

Turner AC (1967) Traveller's diarrhoea: A survey of symptoms, occurrence, and possible prophylaxis. Br Med J 4: 653–654

Turner AC (1972) Motion sickness and travellers' diarrhoea. J Soc Health 92: 146

Turner AC (1975) Travel medicine. A handbook for practitioners. Churchill Livingstone, Edinburgh London New York, pp 22–35

Turner AC (1976) Traveller's diarrhoea. Lancet II: 320
Turner AC (1977) The health of the traveller and the spread of disease. R Soc Health J 97: 210–213
Turner AC (1978) Immunization for overseas travel. Practitioner 220: 921–926
Turner AC (1979) The traveller's health guide, 2nd edn. Lascelles, London, p 24
Turner AC (1980) Holiday hazards – Europe and the Mediterranean area. J Pharmacother 3: 30–35
Tyrrell DAJ (1975) Respiratory virus infections in travellers. Postgrad Med J 51: 843–844
USAID/WHO (1983) Development of malaria vaccines. Bull WHO 61: 81–92
U.S. Department of Health and Human Services (1982) Health information for international travel. U.S. Government Printing Office, Washington
U.S. Department of Transportation, American Medical Association (1981) Air ambulance guidelines. U.S. Government Printing Office, Washington
Vadhanasin S, Poomchatra A, Pan-Urai MLR, Foopanichpuck C, Thudsri P (1976) A bacteriological survey of foods from the flight and restaurant kitchens serving Bangkok international airport. J Med Assoc Thai 59: 156–161
Van der Heide RM (1982) Ein Patient mit Lassafieber aus Obervolta (holländisch). Ned Tijdschr Geneeskd 126: 566–569
Vanek E, Abt C, Keppler A (1981) Hepatitis-B-Virus-Infektionen durch Akupunktur. Therapiewoche 31: 788–793
Van Heukelen HA, de Geus A, Thijs LG (1979) Leptospirosis acquired in Surinam. Trop Geogr Med 31: 301–304
Van Wijngaarden I, Soudijn W (1972) Difenoxine (R 15403), the active metabolite of diphenoxylate (R 1132). Arzneimittelforsch 22: 513–516
Varela G, Kean BH, Barrett EL, Keegan CJ (1959) The diarrhea of travelers. II. Bacteriologic studies of U.S. students in Mexico. Am J Trop Med Hyg 8: 353–357
Varner MW, McGuinness GA, Galask RP (1982) Rabies vaccination in pregnancy. Am J Obstet Gynecol 143: 717–718
Velimirovic B (1973) Mass travel and health problems. J Trop Med Hyg 76: 2–7
Viranuvatti V (1973) Management of travellers' diarrhoea. Drugs 6: 406–412
Viranuvatti V, Kalayasiri C, Chearani O (1972) Effects of capsicum solution on human gastric mucosa as observed gastroscopically. Am J Gastroenterol 58: 225–232
Vollet JJ III, DuPont HL, Pickering LK (1980) Nonenteric sources of rotavirus in acute diarrhea. J Infect Dis 144: 495
Von Haller E (1981) Ärztlicher Rat für Tropenreisende, 8. neubearb. und erw. Aufl. Thieme, Stuttgart
Vosbeck K, Handschin H, Menge E-B, Zak O (1979) Effects of subminimal inhibitory concentrations of antibiotics on adhesiveness of escherichia coli in vitro. Rev Infect Dis 1: 845–851
Wadström T, Faris A, Lindahl M, Hjertén S, Ågerup B (1981) A new principle for prevention of diarrhoea caused by enterotoxigenic escherichia coli (ETEC) possessing colonization factor antigen (CFA/1) Scand J Infect Dis 13: 129–132
Wahdan MH, Sérié C, Germanier R et al. (1980) A controlled field trial of live oral typhoid vaccine Ty21a. Bull WHO 58: 469–474
Wahdan MH, Sérié C, Cerisier Y, Sallam S, Germanier R (1982) A controlled field trial of live salmonella typhi strain Ty 21a oral vaccine against typhoid: Three-year results. J Infect Dis 145: 292–295
Walder M (1982) Epidemiology of campylobacter enteritis. Scand J Infect Dis 14: 27–33
Wallace M, MacDonald D (1980) Legionnaires' disease: Report of a sporadic case in New Zealand. NZ Med J 91: 453–454
Walters J (1970) Points of clinical importance in amoebiasis, leishmaniasis and trypanosomiasis. Trans R Soc Trop Med Hyg 64: 220–222
Walzer PD, Wolfe MS, Schultz MG (1971) Giardiasis in travelers. J Infect Dis 124: 235–237
Warren KS (1974) Helminthic diseases endemic in the United States. Am J Trop Med Hyg 23: 723–730
Warren KS, Mahmoud AAF, Cummings P, Murphy DJ, Houser HB (1974) Schistosomiasis Mansoni in Yemeni in California: Duration of infection, presence of disease, therapeutic management. Am J Trop Med Hyg 23: 902–909
Waters TD, Anderson PS, Beebe GW, Miller RW (1972) Yellow fever vaccination, avian leukosis virus, and cancer risk in man. Science 177: 76–77

Weber A (1982) Compylobacter jejuni, ein „neuer", zu beachtender Krankheitserreger. Fortschr Med 100: 1486–1490

Wegmann T, Zollinger HU (1959) Tuberkuloide Granulome in Mundschleimhaut und Halslymphknoten: Südamerikanische Blastomykose. Schweiz Med Wochenschr 44: 1151–1153

Weiland O, Berg JVR, Bäck E, Lundbergh P (1979) Immunglobulin prophylaxis against hepatitis A among Swedish UN soldiers in an endemic region. Infection 7: 223–225

Weiland O, Berg JVR, Flehmig B, Lindh G, Lundbergh P (1981) Acute viral hepatitis, types A, B and non-A, non-B: A prospective study of the epidemiological, laboratory and prognostic aspects in 280 consecutive cases. Scand J Infect Dis 13: 247–255

Weise H-J (1971) Zur Epidemiologie des Q-Fiebers beim Menschen in der BRD. Ergebnisse einer Erhebung über 230 Fälle (1967–1969). Bundesgesundheitsblatt 14: 71–75

Weise H-J (1976) Tourismus und Infektionsrisiko. MMW 118: 1016–1068

Weise H-J (1980) Malariasituation in Deutschland. In: Diesfeld HJ (Hrsg) Medizin in Entwicklungsländern. Importierte Krankheiten und ärztliche Untersuchungen vor und nach Tropenaufenthalt. Kongreßbericht über die X. Tagung der Deutschen Tropenmedizinischen Gesellschaft e. V. vom 22. bis 24. März 1979 in Heidelberg. Lang, Frankfurt a. M. S 79–87

Weise H-J (1981a) Die meldepflichtigen Zoonosen in der Bundesrepublik Deutschland einschl. Berlin (West) 1970–1979. Bundesgesundheitsblatt 24: 395–403

Weise H-J (1981b) Krankheitseinschleppungen in die Bundesrepublik Deutschland einschließlich Berlin (West) 1976–1980. Bundesgesundheitsblatt 24: 241–250

Weise H-J (1982a) Die Entwicklung des internationalen Tourismus und des nationalen Urlaubsverhaltens. Bundesgesundheitsblatt 25: 275–279

Weise H-J (1982b) Internationaler Reiseverkehr und meldepflichtige Krankheiten in der Bundesrepublik Deutschland einschl. Berlin (West) 1976–1980. Fortschr Med 100: 771–777

Weise H-J (1983) In die Bundesrepublik Deutschland importierte Virusinfektionen. Gemeinsame Tagung der Deutschen Tropenmedizinischen Gesellschaft, Österreichischen Gesellschaft für Tropenmedizin und Parasitologie, Schweizerischen Gesellschaft für Tropenmedizin und Parasitologie, Garmisch-Partenkirchen 22./23. April. (Abstract)

Weise H-J, Anders W (1970) Typhus-Einschleppungen aus dem Mittelmeergebiet. MMW 112: 1091–1100

Weller WA (1980) In transit illness. Practitioner 224: 798–799

Weniger BG, Blumberg RS, Campbell CC, Jones TC, Mount DL, Friedmann SM (1982) High-level chloroquine resistance of plasmodium falciparum malaria acquired in Kenya. N Engl J Med 307: 1560–1562

Werner GT (1978a) Giftschlangen-Bisse. Fortschr Med 96: 296–298

Werner GT (1978b) Reisedurchfälle – Ursachen und therapeutische Möglichkeiten. Med Monatsschr Pharm 8: 225–229

Werner GT (1980) Studies of poxvirus infections in irradiated animals. Arch Virol 64: 247–256

Werner GT (1981) Kleine Touristik- und Tropenmedizin. Deutscher Apotheker Verlag, Stuttgart

Werner GT, Stickl H (1975) Tropenkrankheiten bei Auslandreisenden. Fortschr Med 93: 561–567

Werner GT, Stickl H (1976) Die Amöbiasis. Med Klin 71: 2218–2223, 2254–2259

Werner GT, Walterspiel JN (1978) Reisedurchfälle. Med Klin 38: 1310–1319

Werner GT, Wohlfahrt A (1982) Das Risiko von parasitären Infektionen nach Arbeitseinsatz in tropischen Ländern. Arbeitsmed Sozialmed Praventivmed 9: 218–221

Werner GT, Frühwein N, Spiess F, Ulm K (im Druck) Tetanusimmunität im Alter. Z Gerontol

Wernsdorfer WH (1981) Prospects for the development of malaria vaccines. Bull WHO 59: 335–341

Wernsdorfer WH, Kouznetsov RL (1980) Drug-resistant malaria – occurrence, control and surveillance. Bull WHO 58: 341–352

Wessenberg H (1974) The pathogenicity of entamoeba histolytica: Is heat stress a factor? Perspect Biol Med 17: 250–266

Wetsteyn JCFM (1979) Loaiasis als Importkrankheit in Holland (holländisch). Ned Tijdschr Geneeskd 123: 1937–1941

Weyer F (1976) Fleckfieber und Tourismus. Bundesgesundheitsblatt 19: 313–321

Weyer F (1980) Rickettsiosenimport (Nach Europa eingeschleppte Rickettsiosen). In: Gsell O (Hrsg) Importierte Infektionskrankheiten – Epidemiologie und Therapie. 15. Symposium der Deutschen Gesellschaft für Fortschritte auf dem Gebiet der Inneren Medizin, Freiburg i. Br. Thieme, Stuttgart New York. S 11–16

Wheldon DB, Edwards B (1982) South African tick typhus. Br Med J 285: 223
White FMM (1977) Imported diseases: An assessment of trends. Can Med Assoc J 117: 241–245
WHO (1969) Amoebiasis. WHO Tech Rep Ser 421: 5–52
WHO-Regionalbüro für Europa (1976) Hygieneaspekte der Bordverpflegung im Flugverkehr. Bericht über eine Arbeitsgruppentagung. Torremolinos 30. Nov.–3. Dez.
WHO (1980) L'éradication mondiale de la variole. Organisation Mondiale de la Santé, Genf
WHO (1982) Vaccination certificate requirements for international travel and health advice to travellers. World Health Organization, Genf
WHO Meeting (1983) Hemorrhagic fever with renal syndrome. Bull WHO 61: 269–275
WHO Scientific Working Group (1980a) Escherichia coli diarrhoea. Bull WHO 58: 23–36
WHO Scientific Working Group (1980b) Parasite-related diarrhoeas. Bull WHO 58: 819–830
WHO/UNICEF (1983) The management of diarrhoea and use of oral rehydration therapy. Geneva
Widmer UK, Villaverde A, Grob PJ (1980) Hepatitisepidemiologie 1977 bis 1979. Schweiz Med Wochenschr 110: 978–984
Wiedermann G (1979) Mikrobiologische und parasitäre Risiken des Aufenthaltes in warmen Ländern. Zentralbl Bakteriol Mikrobiol Hyg [B] 168: 165–174
Wiedermann G, Ambrosch F, Wustinger E, Gnan F (1978) Hepatitisprophylaxe mit Immunglobulin beim österreichischen UNO-Bataillon. Bundesgesundheitsblatt 21: 467–471
Wiedermann G, Stemberger H, Leimer R (1983) Ergebnisse einer Langzeitstudie mit Fansidar. Gemeinsame Tagung der Deutschen Tropenmedizinischen Gesellschaft, Österreichischen Gesellschaft für Tropenmedizin und Parasitologie, Schweizerischen Gesellschaft für Tropenmedizin und Parasitologie, Garmisch-Partenkirchen, 22./23. April. (Abstract)
Wiemann K (1982) Tiere als Krankheitserreger und -überträger. Referat am Symposium „Tourismus, Reisen, Gesundheit", München, Mai 1982. (Abstract)
Wiesmann E, Keller HP, Steiner P (1972) Die Diphterieimpfung Erwachsener. Schweiz Med Wochenschr 102: 41–43
Williams JE, Altieri PL, Berman S, Lowenthal JP, Cavanaugh DC (1980) Potency of killed plague vaccines prepared from avirulent Yersinia pestis. Bull WHO 58: 753–756
Williamson WA, Greenwood BM (1978) Impairment of the immune response to vaccination after acute malaria. Lancet I: 1328–1329
Wills W, London WT, Werner BG et al. (1977) Hepatitis-B virus in bedbugs (cimex hemipterus) from Senegal. Lancet II: 217–219
Wilmot AJ (1962) Clinical amoebiasis. Blackwell, Oxford
Wilson JM, Hettiarachchi J, Wijesuriya LM (1975) Presenting features and diagnosis of rabies. Lancet II: 1139–1140
Winkle S, Rohde R (1979) Epidemiologische und seuchenprophylaktische Erfahrungen aus der 25jährigen Tätigkeit der Hamburger Salmonella-Zentrale. Zentralbl Bakteriol Mikrobiol Hyg [A] 243: 392–411
Wittig JR, Pfeiffer E (1979) Reisediarrhoe. I. Feldstudie über die Häufigkeit und Ursachen bei deutschen Touristen. Zentralbl Bakteriol Mikrobiol Hyg [B] 168: 157–164
Wolfe MS (1978) Giardiasis. N Engl J Med 298: 319–320
Wolfe MS, Mishtowt GJ (1972) Entero-vioform in travelers' diarrhea. JAMA 220: 275–276
Wolff HL, Croon JJAB (1968) The survival of smallpox virus (variola minor) in natural circumstances. Bull WHO 38: 492–493
Wood CD (1979) Antimotion sickness and antiemetic drugs. Drugs 17: 471–479
Woodruff AW (1978) Airline imported disease: A new community hazard. J R Coll Physicians Land 12: 323–328
Woodruff AW, Monath TP, Mahmoud AAF, Pain AK, Morris CA (1973) Lassa fever in Britain: An imported case. Br Med J 3: 616–617
Woodruff AW, Ansdell VE, Bowen ETW (1977) Le Dantec virus infection in a patient who had not been to West Africa. Br Med J II. 1632–1633
Woodruff AW, Bowen ETW, Platt GS (1978) Viral infections in travellers from tropical Africa. Br Med J I: 956–958
Woodson RD, Cahill KM (1972) Viral hepatitis abroad. JAMA 219: 1191–1193
Woodson RD, Jarrett Clinton J (1969) Hepatitis prophylaxis abroad. JAMA 209: 1053–1058
Woodward WE (1980) Volunteer studies of typhoid fever and vaccines. Trans R Soc Trop Med Hyg 74: 553–556

WTO (1980) World tourism development in 1980. WTO BCT/3, Madrid, Dec 1980

WTO (1976) Development of Intraregional and Interregional Tourism in the six WTO Regions. WTO, Madrid

Wyatt RG, Dolin R, Blacklow NR et al. (1974) Comparison of three agents of acute infectious non-bacterial gastroenteritis by cross-challenge in volunteers. J Infect Dis 129: 709

Yancey RJ, Willis DL, Berry LJ (1978) Role of motility in experimental cholera in adult rabbits. Infect Immun 22: 387–392

Yugoslav Typhoid Commission (1964) A controlled field trial of the effectiveness of acetone-dried and inactivated and heat-phenol-inactivated typhoid vaccines in Yugoslavia. Bull WHO 30: 623–630

Zahradnik JM, Cherry JD, Rachelefsky G (1979) Atypical measles acquired abroad. JAMA 241: 1711–1712

Zuidema PJ (1976) Diarrhö bei Indien-Trekkern (holländisch). Ned Tijdschr Geneeskd 120: 901–905

Zuidema PJ (1981) The Katayama syndrome; an outbreak in Dutch tourists to the Omo National Park, Ethiopia. Trop Geogr Med 33: 30–35

Zweighaft RM, Fraser DW, Hattwick AW et al. (1977) Lassa fever: Response to an imported case. N Engl J Med 297: 803–807

# 9 Sachverzeichnis*



---

* Ausnahmsweise ist auf der angegebenen Seite nicht das betreffende Stichwort, sondern ein sinn-
gemäß verwandtes angegeben. Geographische Bezeichnungen sind im Register keine enthalten

# Infektions- und Tropenkrankheiten, Schutzimpfungen

Von H. Blaha, W. D. Germer, H. C. Huber, H. Stickl,
G. T. Werner
Bandherausgeber: **W. D. Germer, H. Stickl**
2., völlig überarbeitete und erweiterte Auflage. 1982.
35 Abbildungen, 15 Tabellen, 40 Nachschlagtafeln.
XVI, 264 Seiten. (Taschenbücher Allgemeinmedizin)
DM 34,-. ISBN 3-540-11371-1

**Inhaltsübersicht:**
Infektionskrankheiten in der Praxis. – Tuberkulose. –
Protozoenerkrankungen. – Wurmerkrankungen des
Menschen. – Schutzimpfungen. – Nachschlagtafeln:
Anhang A. Anhang B (spezielle Probleme).

Die erste Auflage dieses Taschenbuches fand dank
ihrer zahlreichen Tips und Hinweise für den ärztlichen Alltag rasch eine weite Verbreitung. Auf wenig
mehr als 200 Seiten findet der Arzt alle Fragen zu
Diagnose und Therapie der häufigsten Infektions-und
Tropenkrankheiten abgehandelt. Der Tabellenteil zu
den verschiedenen Schutzimpfungen wurde in der 2.
Auflage wesentlich erweitert. Diese von vielen Lesern
gewünschte Erweiterung erleichtert die rasche Orien-
tierung über Fragen zu Schutzimpfungen erheblich.

**Aus den Besprechungen:**

„Den Autoren ist ohne Zweifel das schwierige Unter-
fangen gelungen, die ganze Skala der Infektionskrankheiten, der Tropenkrankheiten und die Probleme der
Schutzimpfungen auf gut 200 Seiten eines Taschenbuches unterzubringen… Der an sich enorm
umfangreiche Stoff wird gestrafft, übersichtlich und
informativ angeboten." *Der praktische Arzt*

„Der besondere Wert des Büchleins liegt in seiner
Eignung zur raschen Basisorientierung."
*Kongreßzentralblatt für die gesamte Innere Medizin*

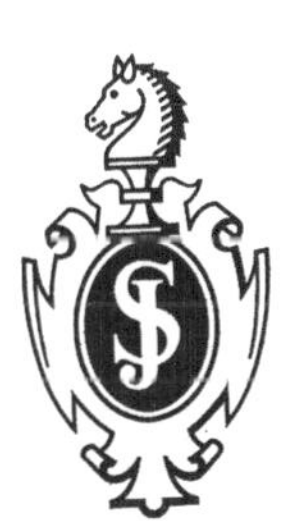

Springer-Verlag
Berlin
Heidelberg
New York
Tokyo